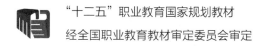

"十二五"职业教育国家规划教材

经全国职业教育教材审定委员会审定

ERTONG HULI

U0310964

儿童护理

（第2版）

王朝晖　王玉香　主编

高等教育出版社·北京

内容提要

本书是"十二五"职业教育国家规划教材。

本书共17章,包括绪论,儿科基础,儿童护理基础,儿童护理技术操作,营养与营养障碍性疾病患儿的护理,新生儿与新生儿疾病患儿的护理,消化、呼吸、循环、泌尿、造血、神经、内分泌系统疾病患儿的护理,免疫性疾病患儿的护理,遗传性疾病患儿的护理,传染性疾病患儿的护理和常见急症患儿的护理。本书的编写以思想性、科学性、启发性、先进性、适用性相结合为原则,充分体现职业教育、护理专业两个特性。以"必需、够用"为出发点,力求全面反映有关儿童护理的基本理论、基本知识和基本技能。体例新颖,图表丰富,习题实用。

本书供三年制高职高专护理专业学生使用,也可作为国家护士执业资格考试参考用书,对在职护理人员也有一定参考价值。

图书在版编目(CIP)数据

儿童护理 / 王朝晖,王玉香主编 .--2 版 .-- 北京:
高等教育出版社,2015.1(2016.12重印)
ISBN 978-7-04-041724-1

Ⅰ.①儿… Ⅱ.①王…②王… Ⅲ.①儿科学－护理学－高等职业教育－教材 Ⅳ.① R473.72

中国版本图书馆 CIP 数据核字(2014)第 296489 号

策划编辑 肖 娴	责任编辑 肖 娴	封面设计 李小璐	版式设计 于 婕
插图绘制 杜晓丹	责任校对 李大鹏	责任印制 赵义民	

出版发行	高等教育出版社	网 址	http://www.hep.edu.cn
社 址	北京市西城区德外大街4号		http://www.hep.com.cn
邮政编码	100120	网上订购	http://www.landraco.com
印 刷	北京市白帆印务有限公司		http://www.landraco.com.cn
开 本	787mm×1092mm 1/16		
印 张	22.5	版 次	2010 年 5 月第 1 版
字 数	550 千字		2015 年 1 月第 2 版
购书热线	010-58581118	印 次	2016 年 12 月第 2 次印刷
咨询电话	400-810-0598	定 价	38.00 元

本书如有缺页、倒页、脱页等质量问题,请到所购图书销售部门联系调换
版权所有 侵权必究
物 料 号 41724-00

《儿童护理》(第2版)编写人员

主　编　王朝晖　王玉香

副主编　王敬华　陆　莉

编　者　(以姓氏汉语拼音为序)

何　方(南阳医学高等专科学校)

姜宪辉(大连大学职业技术学院)

陆　莉(襄阳职业技术学院)

申　琳(聊城职业技术学院)

王朝晖(襄阳职业技术学院)

王敬华(唐山职业技术学院)

王玉香(山西医科大学汾阳学院)

徐小卒(四川卫生康复职业学院)

薛燕萍(山西医科大学第一临床医学院)

张嫦娥(山西职工医学院)

张元元(华中科技大学附属协和医院)

钟文娟(武汉轻工大学医学技术与护理学院)

出版说明

　　教材是教学过程的重要载体,加强教材建设是深化职业教育教学改革的有效途径,推进人才培养模式改革的重要条件,也是推动中高职协调发展的基础性工程,对促进现代职业教育体系建设,切实提高职业教育人才培养质量具有十分重要的作用。

　　为了认真贯彻《教育部关于"十二五"职业教育教材建设的若干意见》(教职成〔2012〕9号),2012 年 12 月,教育部职业教育与成人教育司启动了"十二五"职业教育国家规划教材(高等职业教育部分)的选题立项工作。作为全国最大的职业教育教材出版基地,我社按照"统筹规划,优化结构,锤炼精品,鼓励创新"的原则,完成了立项选题的论证遴选与申报工作。在教育部职业教育与成人教育司随后组织的选题评审中,由我社申报的 1 338 种选题被确定为"十二五"职业教育国家规划教材立项选题。现在,这批选题相继完成了编写工作,并由全国职业教育教材审定委员会审定通过后,陆续出版。

　　这批规划教材中,部分为修订版,其前身多为普通高等教育"十一五"国家级规划教材(高职高专)或普通高等教育"十五"国家级规划教材(高职高专),在高等职业教育教学改革进程中不断吐故纳新,在长期的教学实践中接受检验并修改完善,是"锤炼精品"的基础与传承创新的硕果;部分为新编教材,反映了近年来高职院校教学内容与课程体系改革的成果,并对接新的职业标准和新的产业需求,反映新知识、新技术、新工艺和新方法,具有鲜明的时代特色和职教特色。无论是修订版,还是新编版,我社都将发挥自身在数字化教学资源建设方面的优势,为规划教材开发配备数字化教学资源,实现教材的一体化服务。

　　这批规划教材立项之时,也是国家职业教育专业教学资源库建设项目及国家精品资源共享课建设项目深入开展之际,而专业、课程、教材之间的紧密联系,无疑为融通教改项目、整合优质资源、打造精品力作奠定了基础。我社作为国家专业教学资源库平台建设和资源运营机构及国家精品开放课程项目组织实施单位,将建设成果以系列教材的形式成功申报立项,并在审定通过后陆续推出。这两个系列的规划教材,具有作者队伍强大、教改基础深厚、示范效应显著、配套资源丰富、纸质教材与在线资源一体化设计的鲜明特点,将是职业教育信息化条件下,扩展教学手段和范围,推动教学方式方法变革的重要媒介与典型代表。

　　教学改革无止境,精品教材永追求。我社将在今后一到两年内,集中优势力量,全力以赴,出版好、推广好这批规划教材,力促优质教材进校园、精品资源进课堂,从而更好地服务于高等职业教育教学改革,更好地服务于现代职教体系建设,更好地服务于青年成才。

高等教育出版社

2014 年 9 月

第2版前言

本书是"十二五"职业教育国家规划教材,亦是普通高等教育"十一五"国家级规划教材修订版。

从2005年作为"卫生职业学校技能型紧缺人才培养培训系列教学用书"首次出版,到2009年被遴选为普通高等教育"十一五"国家级规划教材,再到此次入选"十二五"职业教育国家规划教材,《儿童护理》始终伴随我国经济社会的快速发展,紧跟高等职业教育教学改革的步伐,在教学实践中接受检验,广泛吸取各方的意见与建议,吐故纳新,不断完善。此次修订有以下变化和特点。

1. 坚持职业教育特色 根据行业与社会发展对护理人才的能力需求及培养规格变化,将原版教材中附后的温箱使用法、光照疗法、小儿心肺脑复苏等知识作为正式内容编排,以强调其重要性。

2. 与护士执业资格考试紧密接轨 结合最新《护士执业资格考试大纲》,增加新生儿低血糖、新生儿低钙血症、感染性喉炎、猩红热、流行性乙型脑炎等护士执业资格考试内容。课后思考题取消原来的配伍题,保留A1、A2、A3、A4型题,与护士执业资格考试题型一致,并配有参考答案。

3. 注重知识更新 紧跟现代医学及护理学发展新趋势、新理念,对小儿心肺复苏、预防接种等内容进行更新,删除已显过时和陈旧的文字及图片。

4. 凸显本课程特点 适当增加"儿童护理"重点疾病如新生儿黄疸、维生素D缺乏病等内容的深度和广度,以凸显本课程特点。

5. 对原版书风格不统一之处进行了认真梳理并加以更正。

本书的第一章由王朝晖编写,第二章由何方编写,第三、四章由王玉香编写,第五章由姜宪辉编写,第六章由张元元编写,第七章由申琳、徐小卒共同编写,第八、十四章由陆莉编写,第九章由钟文娟编写,第十章由薛燕萍编写,第十一、十二章由王敬华编写,第十三、十五章由张嫦娥编写,第十六章由张元元、何方共同编写,第十七章由薛燕萍编写。

感谢各编写人员所在单位领导的大力支持,感谢高等教育出版社多年来的信任与帮助,感谢所有编写人员的辛勤付出!

由于高等职业教育教学改革仍处于不断探索完善阶段,加之编者水平有限,时间仓促,所以教材错误之处在所难免,敬请各位专家及广大师生批评、指正。

王朝晖

2014年8月

第1版前言

为适应我国现代化的飞速发展以及护理教学改革的需要,我们编写了这本《儿童护理》,供三年制高职高专护理专业学生使用。本书是普通高等教育"十一五"国家级规划教材。

本书在编写过程中以高职高专护理专业学生的培养目标为依据,以培养学生技能为重点,坚持思想性、科学性、启发性、先进性、适用性相结合的原则,充分体现职业教育和护理专业两个特性。同时,以"必需、够用"为度,对教材内容进行了选择与调整,力求全面反映有关儿童护理的基础知识、基本理论和基本技能。与当前使用的同类教材相比,保留了儿童护理基础、儿童护理技术操作等传统内容;各系统疾病中删去了新生儿破伤风、百日咳、寄生虫病等发病率明显下降的疾病,增加了碘缺乏、支气管哮喘、白血病等近年来由于疾病谱改变而凸显出来的疾病;并附有婴儿游泳与抚触、外周静脉留置针使用、手足口病等内容,以适应新形势的需要,使本书不仅能作为配套教材,也可独立使用。

在编写体例上,本教材突出"以人为中心,以护理程序为框架,以护理诊断为核心"的模式,将有关儿童护理的医疗、护理内容融为一体。以疾病概要的形式,对疾病的定义、病因及治疗原则做了简单介绍,部分疾病适当涉及发病机制。将护理部分内容按护理程序重点展开,每章均有护理评估、护理诊断、护理措施的内容,为避免重复,每章只选一个典型病例作为代表,列出护理目标。同时将"健康指导"单独列出,以突出其重要性。书中使用较多的图表,力求达到简洁明了、吸引学生的目的。章后附有思考题,题型与国家执业护士考试接轨。

本书的第一章由王朝晖编写,第二章由何方编写,第三、四章由王玉香编写,第五章由叶华编写,第六章由张元元编写,第七章由申琳编写,第八、十四章由陆莉编写,第九章由钟文娟编写,第十章由冉伶编写,第十一、十二章由王敬华编写,第十三、十五章由黄吉春编写,第十六章由张元元、何方共同编写,第十七章由刘腊梅编写。

本书在编写过程中得到各编委所在单位有关领导的大力支持,在此深表感谢!

由于护理教学改革尚处于尝试阶段,加之编者水平有限、时间仓促,教材不足之处在所难免,敬请各位专家同仁及广大师生批评、指正。

王朝晖

2010 年 1 月

目 录

第一章 绪 论

学习目标

1. 熟悉 儿童护理的范围和特点。
2. 了解 儿童护理人员的素质要求。

儿童护理是一门研究小儿生长发育、卫生保健、疾病预防和护理,以促进小儿身心健康的护理科学。

第一节 儿童护理的范围和任务

一、儿童护理的范围

一切涉及小儿时期健康和卫生的问题都属于儿童护理的范围。儿童护理的研究对象包括从精、卵细胞结合至青春期。我国国家卫生和计划生育委员会目前规定,从出生至满14周岁的小儿为儿科临床服务对象。随着医学模式和护理模式的转变,儿童护理已与心理学、社会学、教育学等多门学科建立广泛联系。与以往相比,儿童护理的内涵和外延均发生了很大的变化,表现在以下几个方面:① 由单纯的医疗保健机构承担其任务,发展为全社会都来参与小儿的保健、疾病预防和护理工作;② 由单纯的疾病护理,发展为以小儿及其家庭为中心的身心整体护理;③ 由单纯的患病儿童护理,发展为对所有小儿的各方面护理。

儿童护理的范围具体有以下两个方面。

1. 医院 ① 营造一个适合小儿生理、心理特点的就医环境;② 对住院患儿进行生活护理;③ 收集、整理患儿资料,分析存在的健康问题及需要,采取相应的护理措施;④ 巩固并促进小儿新技能的发展;⑤ 对患儿及家长开展健康教育。

2. 社区 社区儿童护理涉及托幼机构、儿童福利机构、学校等集体单位以及散居儿童。① 以预防保健为主,帮助不同年龄阶段的小儿,促进其正常生长发育,保持与增进健康;② 对家长及保育人员进行育儿指导,开展慢性病、残疾患儿的家庭护理与指导等。

二、儿童护理的任务

(1)促进正常小儿的体格、智能、行为等各方面的健康发展。

(2)开展小儿疾病的预防与保健,降低发病率和死亡率。

(3)对患病儿童实施护理。

(4)通过康复护理,帮助残障小儿有效地恢复其残留功能。

（5）关怀和护理临终患儿。

（6）开展育儿方面的健康教育咨询及指导，达到优育的目的。

（7）进行儿童护理研究工作。

儿童护理要达到保障和促进儿童健康的目的，必须将科学育儿知识普及到每个家庭，并取得社会各方面的支持。

第二节　儿童护理的特点

一、儿科的特点

儿童时期是机体处于不断生长发育的阶段，个体差异、性别差异和年龄差异都非常大，对疾病造成损伤的恢复能力较强，自身防护能力较弱，与成人相比有显著不同。

（一）基础医学方面

1. 解剖　随着体格生长发育的进展，小儿身体各部位逐渐长大，头、躯干和四肢的比例发生改变，各器官的发育也遵循着一定规律。熟悉小儿的正常发育规律，才能做好保健护理工作。如新生儿和小婴儿头部相对较大，颈部肌肉和颈椎发育相对滞后，抱婴儿时应注意保护头颈部。

2. 功能　各系统器官的功能随小儿年龄增长逐渐发育成熟，当其功能尚未成熟时易患某些疾病。如婴儿营养的需求量相对较高，但是胃肠的消化吸收功能尚不完善，易发生消化不良。此外，不同年龄的小儿生理、生化正常值各自不同（如心率、呼吸频率、血压、周围血象、体液成分等）。熟悉各年龄阶段小儿的功能变化特点，是儿童护理工作的基本要求。

3. 病理　对同一致病因素，小儿与成人的病理反应和疾病过程有相当大的差异。如由肺炎球菌所致的肺炎，婴儿常表现为支气管肺炎，而成人和年长儿则引起大叶性肺炎；维生素 D 缺乏时，婴儿患佝偻病，成人则患骨软化症。

4. 免疫　小儿的非特异性免疫、体液免疫和细胞免疫功能都不成熟，防御能力差。如婴儿时期 SIgA 和 IgG 水平较低，容易发生呼吸道和消化道感染。适当的预防措施对小儿特别重要，护理中应注意消毒隔离。

5. 心理　小儿身心未成熟，依赖性强，合作性差，易发生各种意外，需特别保护和照顾。护理中应根据不同年龄儿童的心理特点，采取相应的护理措施。小儿时期是心理、行为形成的基础阶段，可塑性非常强，此时给予耐心的引导和正确的教养，可以培养小儿良好的个性和行为习惯。

（二）临床方面

1. 疾病种类　小儿疾病的种类与成人有非常大的差别，先天性疾病、遗传性疾病和感染性疾病较成人多见。如心血管疾病，儿童主要以先天性心脏病为主，而成人则以冠心病居多；又如恶性肿瘤，儿童多患急性白血病，而成人则以其他系统肿瘤居多。

2. 临床表现　婴幼儿易患急性传染病或感染性疾病。由于免疫功能不完善，感染容易扩散甚至发展成败血症,病情发展快,来势凶险。年幼体弱儿对疾病的反应差,往往表现为体温不升、外周血白细胞不升反降,且无明显定位症状和体征。儿童护理人员必须密切观察病情。

3. 诊断　儿童对病情的表述常有困难且不准确,因此必须详细倾听家长陈述病史,同时依靠全面准确的体格检查及必要的辅助检查才能得出正确的临床诊断。不同年龄阶段小儿疾病有其各自的临床特点,故在诊断时应重视年龄因素。

4. 治疗　儿科的治疗应强调综合治疗,不仅要重视对主要疾病的治疗,也不可忽视对各类并发症的治疗;不仅要进行临床的药物治疗,还要重视护理和支持疗法,尤应注意对患儿及其家长进行心理支持。小儿的药物剂量必须按体重和体表面积仔细计算。

5. 预后　小儿疾病虽然起病急、变化多、进展快,但是如能及时处理,度过危重期后,恢复也较快,且较少转成慢性或留下后遗症。因此,临床的早期诊断和治疗显得特别重要,适时正确的处理不仅有助于患儿转危为安,也有益于病情的转归和预后。

6. 预防　加强预防措施是降低小儿发病率和病死率的重要环节。通过重视儿童保健工作,开展计划免疫和加强传染病管理,已使许多传染病、多发病、常见病的发病率和病死率明显下降。目前许多成人疾病或老年性疾病的儿童期预防已经受到重视。如动脉粥样硬化引起的冠心病、高血压和糖尿病等,都与儿童时期的饮食有关;成人后的心理问题也与儿童时期的环境条件和心理卫生有关。

二、儿童护理的特点

1. 必须实施整体护理　儿童护理工作不应仅限于满足小儿的生理需要或维持已有的发育状况,还应包括维护和促进小儿心理行为发展和精神心理的健康。除注意小儿机体各系统或各器官功能的协调平衡外,还应使小儿的生理、心理活动状态与周围社会变化相适应。要重视周围环境带给小儿的影响。护理人员需与家长、幼教保育者、教师共同配合,保障和促进小儿身心健康成长。

2. 针对小儿自身特点开展护理　由于小儿在解剖、功能、病理、免疫、心理,疾病的种类、临床表现、诊断、治疗、预后及预防等方面与成人有显著不同,因此,必须采取有针对性的护理措施。如小儿代谢旺盛,水的需要量相对较多,应充分供给水分,以免发生脱水。

3. 各年龄阶段护理重点不同　小儿处于持续生长发育的动态阶段,各年龄阶段有着不同的生长发育特点,护理重点也有所不同。如新生儿期要注意保暖,青春期应注意生理卫生教育等。

4. 护理难度大、任务重、要求高　由于儿科疾病大多发病急、进展快,而小儿往往不能准确表达其痛苦,生活不能自理,不配合治疗和护理,因此,护理评估难度大,病情观察任务重,临床护理项目多,对护理操作要求高。

第三节　儿童护理人员的角色和素质要求

儿童护理人员接触的是长身体、长知识的小儿,他们的身心发育与成人差别较大,有些小儿还处于疾病的折磨中。儿童护理人员充当着直接护理者、患儿及其家庭的代言人、患儿与家长的教育者、康复与预防的指导者及合作与协调者的角色。要很好地担任这些角色,必须具备多方面的素质。

一、思想品德素质

热爱护理事业,有为儿童护理事业奋斗终生的决心;有高度的责任感,对小儿的身心健康负责;具备较高的医德修养,同情、爱护小儿。

二、职业素质

掌握系统的专业理论知识和过硬的实践操作技能,具有敏锐、冷静、和蔼、严谨、高效、求实的工作作风。

三、科学文化素质

具有较高的文化素养,掌握一定的自然科学、社会科学、人文科学等多学科知识,熟悉儿童心理学、儿童教育学的原理。

四、人际沟通能力

具有较强的人际沟通能力,善于与患儿及家长进行交流。

五、其他素质

具有良好的心理素质和身体素质,有一定的组织管理能力等。

本 章 小 结

儿童护理是一门研究小儿生长发育、卫生保健、疾病预防和护理,以促进小儿身心健康的护理科学。一切涉及小儿时期健康和卫生的问题都属于儿童护理的范围,具体包括医院和社区两部分。

儿童护理的特点是:必须实施整体护理;针对小儿自身特点开展护理;各年龄阶段小儿的护理重点不同;护理难度大、任务重、要求高。

儿童护理人员充当着直接护理者、患儿及其家庭的代言人、患儿与家长的教育者、康复与预防的指导者及合作与协调者的角色,必须具备相应的思想素质、职业素质、科学文化素质和人际沟通能力。

第二章 儿科基础

学习目标

1. 掌握 小儿年龄分期,体格生长常用指标,计划免疫程序。
2. 熟悉 生长发育规律,各年龄期保健重点。
3. 了解 影响小儿生长发育的因素,预防接种反应的护理。

第一节 小儿年龄分期

小儿处于不断生长发育的动态变化过程之中。根据其不同阶段的特点,将小儿年龄划分为 7 个时期。各时期之间既有区别,又有联系。

一、胎儿期

从受精卵形成到胎儿出生的时期,称胎儿期,约 40 周。此期胎儿完全依赖母体而生存,孕母的健康、营养、情绪以及生活习惯都直接影响到胎儿的生长发育,内外环境的各种不利因素均可导致死胎、流产、畸形或宫内发育不良等。因此,应做好孕母、胎儿保健及产前检查。

二、新生儿期

自胎儿娩出、脐带结扎时开始至 28 天之前,称新生儿期。此期小儿脱离母体开始独立生活,体内外环境变化巨大,全身各系统对外界适应和调节能力不够成熟;另外,受宫内发育和分娩等影响,易发生窒息、产伤、感染、先天畸形等疾病,死亡率较高。因此,新生儿期应特别加强护理,如保温、喂养、清洁卫生、消毒隔离等。

胎龄满 28 周(体重 ≥ 1 000 g)至出生后 7 天,称围生期。围生期包括胎儿晚期、分娩的时间过程和新生儿早期。围生期死亡率最高。因此,须重视优生优育,抓好围生期保健。

三、婴儿期

自出生至满 1 周岁前,称婴儿期,又称乳儿期。此期小儿生长发育极其迅速,身长在一年内增长了 50%,体重增加 2 倍,为第一个生长高峰期。营养素和能量需要较多,但消化吸收功能尚未完善,易发生营养和消化功能紊乱。6 个月后,婴儿从母体获得的被动免疫逐渐消失,而自身免疫功能尚不成熟,抗感染能力较弱,易发生各种感染性疾病。因此,应提倡母乳喂养,合理添加辅食,有计划地接受预防接种,培养良好的卫生习惯,注意消毒隔离。

四、幼儿期

自 1 周岁至满 3 周岁之前,称幼儿期。此期体格生长发育速度较前减慢,智能发育突出,思维、语言和社会适应能力日渐增强。乳牙渐出齐,饮食从乳类过渡到混合食物。与外界环境接触增多,对危险事物的识别和自我保护能力有限,意外伤害发生率较高。机体免疫功能和消化功能仍较差,易患感染性疾病和消化功能紊乱。因此,应防止意外创伤、中毒、营养缺乏、消化功能紊乱、感染性疾病。

五、学龄前期

自 3 周岁至 6~7 岁(入小学前),称学龄前期。此期小儿体格稳步增长,智能发育更加迅速;语言和思维能力进一步发展,自理能力和社交能力增强;好奇多问,模仿性强,具有较大的可塑性。抗病能力逐渐提高,但仍可发生传染病和各种意外。应根据这些特点,做好预防保健工作。

六、学龄期

自 6~7 岁(入小学始)至 11~12 岁(青春期前),称学龄期。本期小儿除生殖系统外,各器官的发育已接近成人水平,智能发育较前更成熟,是长知识、受教育的重要时期,也是小儿心理发育过程中的一个重大转折时期。应注意儿童坐、立、行的姿势,避免学业过重和精神过度紧张导致异常心理发生,保证足够的营养和体育锻炼,防止龋齿,保护视力,把儿童培养成为德、智、体、美、劳全面发展的学生。

七、青春期

女孩从 11~12 岁开始到 17~18 岁,男孩从 13~14 岁开始到 18~20 岁为青春期。进入或结束青春期的年龄个体差异较大,可相差 2~4 岁。此期出现第二个生长高峰期,第二性征也逐渐显现。可出现良性甲状腺肿、痤疮、贫血,女孩出现月经不规则和痛经。由于神经内分泌的调节功能尚不稳定,导致心理、行为、精神方面的不稳定,显示出半幼稚、半成熟的特点。因此,对进入青春期的青少年应进行正确的人生观、世界观教育,道德修养教育,生理卫生教育和健康生活方式教育。

第二节　生长发育

生长发育是指从受精卵到成人的成熟过程,是小儿不同于成人的重要特点。生长是指小儿身体各器官、系统的长大,是量的变化,可用相应的测量值来表示;发育是指细胞、组织、器官的分化与功能的成熟,为质的改变。生长和发育两者紧密相关,生长是发育的物质基础,生长量的变化可在一定程度上反映身体器官、系统的成熟情况。生长发育过程十分复杂,受许多因素影响,因此,监测和促进小儿生长发育是儿童护理工作的重要内容。

一、生长发育规律及影响因素

(一)生长发育规律

1. 生长发育的阶段性和连续性　生长发育是一个连续的过程,但各年龄阶段又有其特点。以体重和身高为例,出生后第 1 年,尤其前 3 个月增长速度最快,1 周岁后稳步发育,至青春期速度又加快,形成第二个高峰期。各年龄阶段生长发育不能截然分开,前一个年龄段是下一个年龄段的基础和条件(图2-1)。

2. 生长发育的个体差异 儿童生长发育虽按一定规律发展,但在一定范围内受诸多因素的影响,存在相当大的个体差异。所以在评价时应充分考虑各种因素对个体的影响,并作连续动态的观察。

3. 各系统器官发育不平衡但统一协调 各系统器官发育遵循一定规律。如神经系统发育较早;生殖系统发育较晚;淋巴系统在儿童时期迅速发育,于青春期前达高峰,以后逐渐下降;其他系统的发育基本与体格生长相平行(图2-2)。

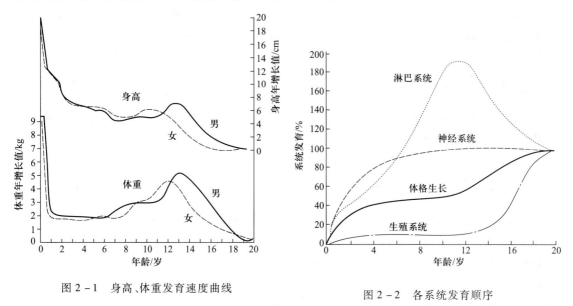

图2-1 身高、体重发育速度曲线

图2-2 各系统发育顺序

4. 生长发育的一般规律 由上到下(先抬头、后抬胸,最后坐、立、行),由近到远(从臂到手,从腿到脚的活动),由粗到细(从全手掌抓握到手指拾取),由简单到复杂(先会画线,再会画圈),由低级到高级(先会看、听和感觉,再会记忆、思维、分析和判断)。

(二)影响生长发育的因素

影响生长发育的因素很多,其中遗传因素和环境因素是影响小儿生长发育的两个最基本因素。遗传决定了小儿生长发育的潜力,这种潜力又受到环境因素的作用和调节,两方面相互作用,决定每个小儿生长发育的水平。

1. 遗传 父母双方的遗传因素决定小儿生长发育的特征、潜力、趋向、气质。如皮肤和头发的颜色、面型特征、身材的高矮、四肢的比例、性成熟的早晚以及对传染病的易感性等。

2. 性别 性别的不同也可造成生长发育的差异。女孩青春期要比男孩早2年,此期的身高、体重超过男孩;男孩青春期晚,持续时间长,最终女孩身高、体重落后于男孩。另外,男孩和女孩的骨骼、肩距、皮下脂肪、肌肉发育均不同。因此,在评估小儿生长发育时应分别按男孩、女孩标准进行。

3. 孕母情况 胎儿在宫内的发育受孕母生活环境、营养、情绪、健康状况等因素的影响。

母孕期感染病毒、接触放射线环境污染以及服用药物等,均可影响胎儿的发育。

4. 营养　要使小儿的生长潜力得到最好的发挥,必须供给充足合理的营养素。宫内营养不良的胎儿不仅体格生长落后,严重时还影响到脑的发育。出生后(特别是婴幼儿时期)发生营养不良,会影响体重、身高及智能的发育。

5. 生活环境　良好的居住环境(如阳光充足、空气新鲜、水源清洁、无噪声)配合健康的生活方式、科学的护理、正确的教养、适当的锻炼以及完善的医疗保健服务,是促进儿童生长发育达到最佳状态的重要因素。

6. 疾病　疾病对生长发育的阻碍作用十分明显。急性感染,常使体重减轻;慢性疾病,则影响体重和身高的增长;先天性疾病,影响小儿身心发育;内分泌疾病,常引起骨骼生长异常和神经系统发育迟缓。一些药物和治疗手段(如放射线治疗、肿瘤化疗)亦可影响小儿生长发育。

二、体格生长

一般常用的形态指标有体重、身高(长)、坐高、头围、胸围、上臂围和皮下脂肪厚度等。为了观察和比较的需要,对这些指标的测量要力求准确,以便能及时发现其偏离和不足,追查原因并予以纠正,保证小儿正常生长发育。

(一)体重的增长及测量

1. 体重　体重是指身体各器官、系统、体液重量的总和。体重是反映小儿生长与营养状况的敏感指标,也是临床计算药量、液体量的重要依据。正常新生儿出生时体重平均为 3.20 ~ 3.30 kg,一般男婴比女婴重 100 g。新生儿出生后数天内,可出现生理性体重下降(参见第六章第二节)。小儿体重增长不是等速的,出生后前 3 个月生长非常迅速,每周增加 200 ~ 300 g;以后 3 个月内每周增加 100 ~ 200 g,形成生长发育的第一个高峰期。3 ~ 4 个月时体重是出生时的 2 倍(6 kg),1 周岁时婴儿体重约为出生时的 3 倍(9 kg),2 岁时达 4 倍(12 kg),4 周岁时约为 5 倍。第 2 年以后至 12 岁以前,每年约递增 2 kg。小儿体重计算公式如下:

$$1 ~ 6 \text{ 个月:体重(kg)} = \text{出生时体重(kg)} + \text{月龄} \times 0.7$$
$$7 ~ 12 \text{ 个月:体重(kg)} = 6 + \text{月龄} \times 0.25$$
$$2 ~ 12 \text{ 岁:体重(kg)} = \text{年龄} \times 2 + 8$$

12 岁以后进入青春期,体重增长很快,为生长发育的第二个高峰期。因存在个体差异,只能按实测体重计算。

2. 体重测量方法

(1)测量用具　小婴儿用载重量 10 ~ 15 kg 的盘式杠杆秤,准确读数至 10 g;1 ~ 3 岁幼儿用载重量 20 ~ 30 kg 的坐式杠杆秤,准确读数至 50 g;3 ~ 7 岁小儿用载重量 50 kg、7 岁以上用载重量 100 kg 的站式杠杆秤,准确读数不超过 100 g。测量前必须校正秤。

(2)婴儿测量法　把尿布铺在婴儿磅秤盘上,调节指针到零点,脱去婴儿衣服及尿布,将婴儿轻放在秤盘上,观察重量,准确读数。天气寒冷时或体温偏低及病重婴儿,先称出婴儿的衣服、尿布、毛毯的重量,然后给婴儿穿衣,包好毛毯再测量,所测体重减去衣物重量即得婴儿体重(图 2 - 3)。

（3）儿童测量法　年龄较大的小儿可在坐式或成人磅秤上测量,测量者待小儿坐稳或站稳后,观察重量并记录(图2-4)。不合作者或病重不能站立的患儿,由护理人员或家长抱着小儿一起称重,称后减去患儿衣服及成人体重即得小儿体重。

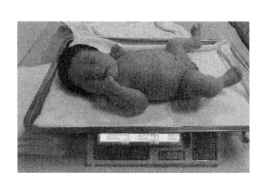
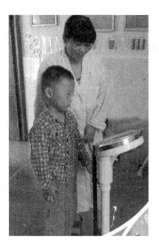

图2-3　婴儿体重测量　　　　　　　　　图2-4　儿童体重测量

（4）注意事项　测量体重在晨起空腹排便或进食后2 h进行,脱去鞋帽和外套。每次测量应在同一磅秤、同一时间进行。测量时不可摇动或接触其他物体,以免影响准确性。所测数值与前次差异较大时,应重新测量核对。

（二）身高(长)的增长及测量

1. 身高(长)　身高指头部、脊柱与下肢长度的总和。3岁以下儿童立位测量不易准确,应仰卧位测量,称为身长。正常新生儿出生时平均身长为50 cm;出生后前3个月增长10 cm,1周岁时身长可达75 cm;2岁时身长约85 cm;以后平均每年增长5~7 cm。2~12岁身高(长)可按下列公式计算:

$$身高(长)(cm) = 年龄(岁) \times 7 + 75$$

12岁以后小儿进入青春期,身高增长加速。

2. 3岁以下儿童身长测量法　小儿脱去帽子和鞋袜,仰卧于测量板中线上。助手将小儿头部扶至面向上,头顶轻贴测量板的顶端;测量者一手按直小儿双膝使两下肢紧贴底板,一手推动滑板贴于足底,读出身长厘米数(图2-5)。

3. 儿童身高测量法　小儿脱去鞋帽,站在立式测量器或有身高测量杆的磅秤上,立正姿势,双眼平视正前方,两臂保持正直位自然下垂,足跟靠拢,足尖分开60°,足跟、臀部、两肩胛、枕骨粗隆均同时紧贴测量杆;测量者站在被测者右侧,右手将推板轻轻移至头顶,推板与测量杆呈90°,读出身高厘米数(图2-6)。

4. 上部量、下部量及测量法　头、躯干(脊柱)、下肢三部发育速度不一致,各年龄期头、躯干、下肢所占身高(长)的比例不同(图2-7)。以耻骨联合为分界,从头顶至耻骨联合上缘为上部量;从耻骨联合上缘至足底为下部量。上部量与脊柱生长有关,下部量与下肢长骨生长有关。

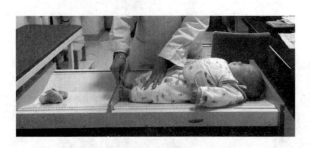

图 2-5 3 岁以下儿童身长测量

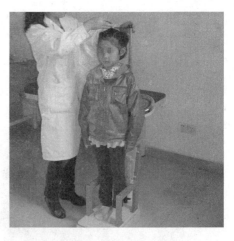

图 2-6 3 岁以上儿童身高测量

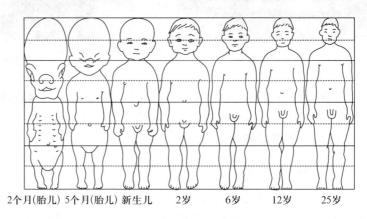

2个月(胎儿) 5个月(胎儿) 新生儿 2岁 6岁 12岁 25岁

图 2-7 胎儿至成人时期各部比例

测量方法:小儿取卧位或立位。用软尺或硬尺测量出耻骨联合上缘至足底的垂直距离为下部量,读刻度至 0.1 cm;身高(长)减去下部量即为上部量。

（三）坐高的增长及测量

1. 坐高(顶臀长) 坐高是头顶到坐骨结节的长度,3 岁以下儿童仰卧位测量的值称为顶臀长。坐高增长代表头颅与脊柱的生长。

2. 测量方法 ①3 岁以下小儿仰卧于量板上,测量者一手握住小儿小腿使其膝关节屈曲,骶骨紧贴底板,大腿与底板垂直;另一只手移动足板紧压臀部,量板两侧相等时读数,记录至小数点后一位数。②3 岁以上小儿可以坐在坐高计凳上,身躯先前倾使骶部紧靠量板,再挺身坐直,大腿靠拢紧贴凳面,与躯干呈 90°,膝关节屈曲呈 90°,两脚平放于地面;测量者移下头板与头顶接触,精确读数至 0.1 cm(图 2-8)。

（四）头围的增长及测量

1. 头围 经眉弓上方、枕后结节绕头一周的长度为头围,与脑和颅骨发育有关。脑在胎儿期发育居各系统领先地位,故相对较大。正常新生儿头围平均 34 cm,6 个月时为 42 cm,1 岁时为 46 cm,2 岁时为 48 cm,5 岁时为 50 cm,15 岁以后接近成人,为 54 ~ 58 cm。头围测量在 2 岁以内最有价值,如头围小于均值的 2 个标准差,提示小脑畸形;头围增速过快,提示脑积水。

2. 测量方法 小儿取立位或坐位,用左手拇指将软尺 0 点固定于小儿头部右侧眉弓上缘,左手中、示指固定软尺与枕骨粗隆,手掌稳定小儿头部,右手将软尺紧贴头皮(头发过多或有小辫时,将其拨开)绕枕骨结节最高点及左侧眉弓上缘回至 0 点,读数记录至 0.1 cm(图 2 - 9)。

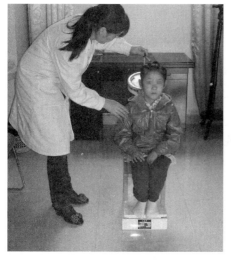

图 2 - 8 3 岁以上小儿坐高测量

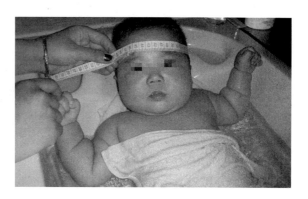

图 2 - 9 头围测量

(五)胸围的增长及测量

1. 胸围 沿乳头下缘水平绕胸一周的长度为胸围,胸围的大小反映肺、胸廓和胸部肌肉的发育程度。出生时胸围比头围小 1 ~ 2 cm,平均为 32 cm;1 岁时胸围与头围相等;以后胸围超过头围,其差数约等于岁数减 1。营养较差、佝偻病和缺乏锻炼的小儿,胸围超过头围的时间可推迟到 1.5 岁以后。

2. 测量方法 小儿取卧位或立位,平静呼吸,两手自然平放或下垂,测量者一只手将软尺 0 点固定于小儿一侧乳头下缘(乳腺已发育的女孩,固定于胸骨中线第 4 肋间),另一只手将软尺紧贴皮肤,经背部沿两侧肩胛骨下缘绕胸一周回至 0 点,取平静呼吸时的中间读数,或吸、呼气时的平均数,精确读数至 0.1 cm(图 2 - 10)。

(六)上臂围的增长及测量

1. 上臂围 指沿肩峰与尺骨鹰嘴连线中点的水平绕上臂一周的长度,代表肌肉、骨骼、皮下脂肪和皮肤的生长状况。常用于评估小儿营养状况:> 13.5 cm 为营养良好,12.5 ~ 13.5 cm 为营养中等,< 12.5 cm 为营养不良。

2. 测量方法 小儿上臂放松下垂,将软尺 0 点固定于上臂外侧肩峰与尺骨鹰嘴连线中点,沿该点水平将软尺轻沿皮肤绕上臂一周回至 0 点,精确读数至 0.1 cm(图 2 - 11)。

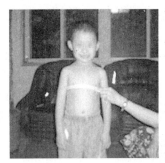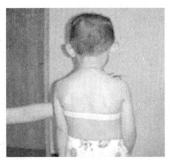

沿乳头下缘　　　　　　　　沿肩胛骨下缘

图 2 - 10　胸围测量

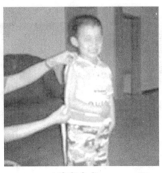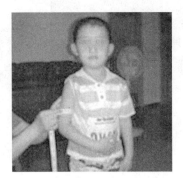

确定中点　　　　　　　　　绕臂一周

图 2 - 11　上臂围测量

三、与体格生长有关的其他系统的发育

(一)骨骼的发育

1. 颅骨的发育　颅骨及脑的生长发育情况可根据头围的大小,骨缝闭合情况及前、后囟闭合迟早来评价。婴儿出生时颅骨骨缝很小,于 3~4 个月时闭合。两块顶骨和两块额骨形成的菱形空隙为前囟(图 2 - 12)。前囟大小以两个对边中点连线的长短表示(图 2 - 13),出生时为 1.5~2 cm,以后随颅骨发育而增大,6 个月以后逐渐缩小,12~18 个月时闭合。脑发育不良时,前囟小或关闭早;佝偻病、甲状腺功能减退时,前囟闭合延迟;颅内压增高时,前囟饱满;脱水时,前囟凹陷。后囟为顶骨与枕骨边缘形成的三角形间隙,婴儿出生时后囟已闭合或很小,一般于出生后 6~8 周闭合。

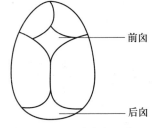

　　　　　　　　　　　　　　── 前囟

　　　　　　　　　　　　　　── 后囟

图 2 - 12　前囟与后囟

　　测量方法:儿童可取卧位或立位,用软尺测量其前囟对边连线中点。手法要轻,不可重压(图 2 - 14)。

2. 脊柱的发育　脊柱的增长反映脊椎骨的生长,出生后 1 岁以内,脊柱增长比四肢快。新生儿时期脊柱无弯曲,仅轻微后凸,3 个月左右,随抬头动作发育出现颈椎前凸;6 个月会坐

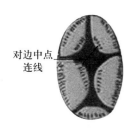

图 2 - 13　前囟大小

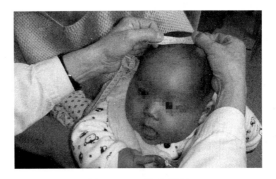

图 2 - 14　前囟测量

时,出现胸椎后凸;1 岁能行走时,出现腰椎前凸;至 6 ~ 7 岁韧带发育后,脊柱的这 3 个自然弯曲才为韧带所固定。脊柱所形成的上述 3 个自然弯曲有利于身体平衡(图 2 - 15)。

3. **骨化中心**　正常小儿骨化中心随年龄按一定顺序有规律地出现,骨化中心的出现可反映长骨的生长成熟程度。通过 X 射线检查测定不同年龄儿童长骨干骺端骨化中心出现的时间、数目、形态的变化,并将其标准化,即为骨龄。腕部骨化中心共 10 个,到 10 岁时出齐;计算方法为其岁数加 1,如 5 岁骨化中心数目为 6 个。骨龄明显落后,见于生长激素缺乏症、甲状腺功能减退症等;骨龄超前,见于先天性肾上腺皮质增生症、性早熟等(图 2 - 16)。

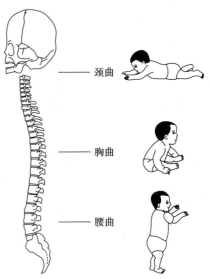

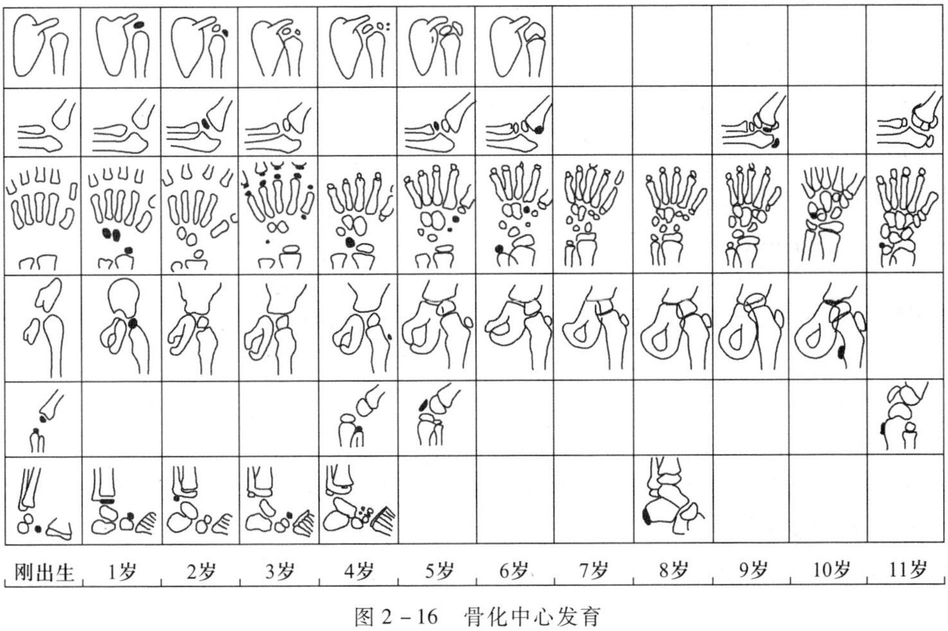

颈曲

胸曲

腰曲

图 2 - 15　脊柱发育与运动关系

| | 刚出生 | 1岁 | 2岁 | 3岁 | 4岁 | 5岁 | 6岁 | 7岁 | 8岁 | 9岁 | 10岁 | 11岁 |

图 2 - 16　骨化中心发育

（二）牙齿的发育

小儿牙齿分为乳牙和恒牙两种,乳牙有 20 个。乳牙于出生后 4 ~ 10 个月开始萌出,2 ~ 2.5 岁出齐(图 2 - 17)。12 个月后未萌出者为乳牙萌出延迟。2 岁以内小儿的乳牙数 = 月龄 -(4 ~ 6)。一般乳牙按时间顺序成对出现。6 岁左右开始出第一颗恒牙即第一磨牙;7 ~ 8 岁后乳牙按长出的先后次序逐个脱落,代以恒牙;12 岁左右出现第二磨牙;18 岁以后出现第三磨牙(智齿)。

出牙为生理现象,但个别小儿出牙时可有低热、流涎、睡眠不安、烦躁等症状,不需特殊处理。较严重的营养不良、维生素 D 缺乏性佝偻病、甲状腺功能减退症、唐氏综合征患儿,可有出牙迟缓、顺序颠倒,牙质差等情况。

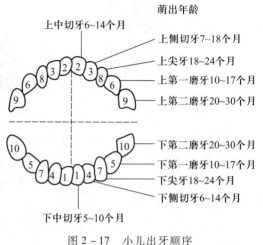

图 2 - 17　小儿出牙顺序

萌出年龄

上中切牙6~14个月
上侧切牙7~18个月
上尖牙18~24个月
上第一磨牙10~17个月
上第二磨牙20~30个月

下第二磨牙20~30个月
下第一磨牙10~17个月
下尖牙18~24个月
下侧切牙6~14个月
下中切牙5~10个月

（三）脂肪组织与肌肉的发育

1. 脂肪组织的发育　脂肪厚度反映全身脂肪量的多少,可以作为诊断营养不良和肥胖症的依据。

2. 肌肉的发育　肌肉的发育与营养、运动等密切相关。当小儿会坐、爬、站、走、跑、跳以后,肌肉组织开始加速发育,到青春期加速更明显。肌肉生长异常可见于重度营养不良或进行性肌萎缩。

（四）生殖系统的发育

男性胎儿 8 ~ 12 周形成附睾、输精管、精囊、前列腺芽胚,出生后睾丸大多已降至阴囊;女性胎儿 12 周形成卵巢、输卵管、子宫,出生后卵巢发育已较完善,乳房出现硬结。到青春期前一直缓慢生长,功能处于静止期。女孩 9 ~ 11 岁、男孩 11 ~ 13 岁开始,性腺、性器官发育,出现第二性征;女孩 13 ~ 16 岁、男孩 14 ~ 17 岁第二性征全部出现,性器官在解剖和生理功能上均已成熟;女孩 17 ~ 21 岁、男孩 18 ~ 24 岁,生殖系统完全发育成熟。

四、神经心理发育及评价

神经心理发育包括感知、运动、语言和心理功能的发育,以神经系统的发育和成熟为物质基础。

（一）神经系统的发育

胎儿时期神经系统发育最早,尤其是脑的发育最为迅速。新生儿大脑已形成主要的沟和回,但比成人浅;已具备了大脑皮质的基本组织结构,但功能还在不断地完善。出生时脑重量已达到 370 g;6 个月时达 600 ~ 700 g;2 岁时达 900 ~ 1 000 g;7 岁时脑重量接近成人。3 岁时神经细胞基本分化完成;8 岁时接近成人。神经纤维髓鞘化到 4 岁时才完成。婴儿时期髓鞘形成不完善,当外界刺激作用于神经传入大脑时,因无髓鞘的隔离,兴奋可传于邻近的纤维,所以神经冲动传导缓慢,且易泛化和疲劳,不易形成明显的兴奋灶。生长时期的脑组织耗氧量较大,基础代谢状态下,小儿脑耗氧占总耗氧量的 50%,而成人仅为 20%。脑对营养不足尤为敏感,营养不足不仅会影响大脑的功能,而且也会影响到大脑的重量和形态。

小儿出生时脊髓已较成熟,以后随年龄增长而增长。出生时脊髓下端平第 3 腰椎水平,4 岁时上移至第 1~2 腰椎水平,对小儿行腰椎穿刺时应注意避免损伤脊髓。

小儿出生时即具有觅食、吸吮等先天性反射和对强光、寒冷、疼痛等刺激的防御性反应。出生后终身存在的有角膜反射、瞳孔反射和对光反射,出生后即有、尔后逐渐消失的有吸吮、握持、觅食、拥抱等反射,出生后逐渐出现的反射有腹壁反射、提睾反射等。这些反射如果减弱、消失或不出现,提示神经系统出现病理变化。另外,小儿肌张力较高,凯尔尼格征可为阳性,2岁以下小儿巴宾斯基征阳性亦可为生理现象。

(二)感知的发育

感知是各种感觉器官从环境中选择性地获取信息的能力。包括视感知、听感知、嗅觉、味觉、皮肤感觉等。

1. 视感知 新生儿出生后已有视觉感应功能,但不敏锐,只在 15~20 cm 范围内最清晰(表 2-1)。检测小儿有无视力有三种方法:① 用手电筒突然照小儿眼睛,可见其瞳孔突然缩小,这种瞳孔对光反应说明小儿有视力;② 小儿仰卧,可拿一支笔突然移向小儿面部(注意不能刺到眼睛和面部),小儿会眨眼,说明能看到物体;③ 小儿仰卧,用线系一个红色小球,举在小儿正上方 20 cm 处,如能盯着看,再把小球左右移动,如眼能跟踪,说明小儿有视力(图 2-18)。

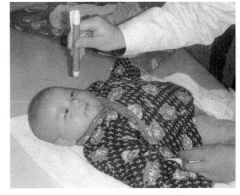

图 2-18 婴儿视力检查

表 2-1 婴儿视力范围表

年龄	视力范围
出生	最清晰的距离 15~20 cm
4 周	可以看见 90°范围的物体
6~12 周	可以看见 180°范围的物体
12~20 周	头眼协调,并能认识妈妈、奶瓶
20~28 周	可以注视远距离的物体,如汽车、飞机
28~44 周	可以注视非常小的物体,喜看图画
2 岁	视力 0.5
5 岁	视力 0.6~0.7
6 岁	视力 1.0

2. 听感知　胎儿后期已有听觉并可记忆,出生后即可辨认母亲心音和节律。出生时因鼓室内无空气及外耳道有羊水潴留,听觉不太灵敏;3 天后听觉发育已相当好。听感知的发育和儿童的语言发育直接相关,听力障碍如果不能在语言发育关键期内或之前得到干预,则可因聋致哑(表 2 - 2)。

表 2 - 2　婴幼儿听觉反应表

年龄	听觉反应
出生	大声音可引起惊吓反射、眨眼或啼哭
8 ~ 12 周	头可转向耳旁声源
12 ~ 16 周	头转向声源,听到悦耳的声音会微笑
16 ~ 24 周	唤名字有反应
24 ~ 32 周	能听懂自己的名字
32 ~ 40 周	开始区别语言的意义,两眼迅速看向声源
1 ~ 2 岁	听懂简单的吩咐
4 岁	听觉发育完善

3. 嗅觉　新生儿出生后即能分辨母亲身体的气味,并对喜欢和不喜欢的气味表现出不同的应答。

4. 味觉　新生儿出生后味觉发育已很完善。对食物的各种味道很敏感,对酸、甜、苦等不同味道的物质已有不同的反应,对甜味表现吸吮,对苦味表现皱眉。4 ~ 5 个月是小儿味觉发育最敏感的时期,应及时添加辅食。

5. 皮肤感觉　皮肤感觉包括触觉、痛觉、温度觉及深感觉等。触觉是引起某些反射的基础。新生儿眼、口周、手掌、足底等部位的触觉很灵敏,触之即有瞬眼、张口、缩回手足等反应。温度觉也很灵敏,接触过冷、过热的牛奶或水都会出现反应;环境温度骤降会啼哭,保暖后即安静。新生儿对痛觉反应较迟钝,2 个月后开始对刺激反应增强。

(三) 运动功能的发育

妊娠后期出现的胎动为小儿最初的运动形式。新生儿运动是无规律、不协调的。随着大脑皮质功能逐渐发育成熟和神经髓鞘的形成,运动功能发育渐趋完善。出生后小儿运动分为大运动(包括平衡)和精细运动两大类。

1. 大运动　大运动包括颈肌及腰肌的平衡能力,以及爬、行、跑、蹦、跳等。小儿 2 个月会抬头;4 个月俯卧位会抬胸(图 2 - 19);6 ~ 7 个月能独自坐稳;7 个月会翻身(图 2 - 20),扶站时小儿能高兴蹦跳;8 个月会用上肢往前爬;11 个月可扶物站立;12 个月在坐位时能左右旋转取物而不跌倒,一般会走;1 岁半能跑及退步走;2 岁会跳;3 岁能快跑;4 岁半时能跳稳。

2. 精细运动(又称小运动)　是指手指的精细动作,需要视感知的协调。新生儿双手紧握,3 ~ 4 个月手指可以活动;6 ~ 7 个月出现换手与捏、敲等探索性动作;9 ~ 10 个月可用示指和拇指拾物(图 2 - 21),喜撕纸;1 岁时会用笔在纸上乱涂画;2 ~ 3 岁会堆积木、翻书;4 岁能学画画(图 2 - 22)。

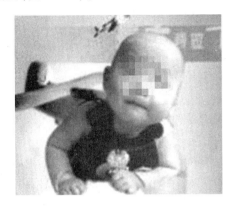

图 2 - 19　4 个月抬胸

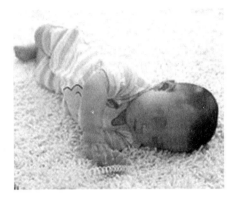

图 2 - 20　7 个月翻身

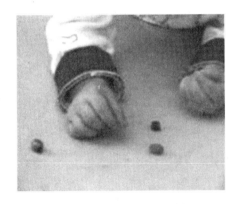

图 2 - 21　9 ~ 10 个月会拾物

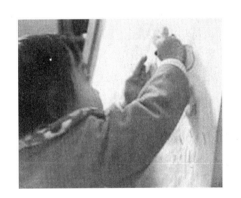

图 2 - 22　4 岁学画画

(四)语言功能的发育

正常儿童天生具备发展语言技能的机制和潜能。小儿语言的发育需要正常的语言中枢、听觉和发音器官,以及与周围人群进行语言交流的环境,并与其先天气质、活动度及母亲的育儿能力有密切关系。小儿的语言发育需经历发音、理解和表达 3 个阶段。

(五)心理活动的发展

1. **注意的发展**　注意是人对某一部分或某一方面环境的选择性警觉,或对某一刺激的选择性反应。注意可分为无意注意和有意注意,前者为自然发生的;后者为自觉的、有目的的行为。新生儿已出现非条件性的定向反射,婴儿时期以无意注意为主。随年龄增长、活动范围扩大以及动作语言的发展,小儿逐渐出现有意注意,但幼儿时期注意的稳定性差,易分散、转移;5 ~ 6 岁的小儿才能较好地控制自己的注意力。注意力是一切认知的开始,从婴儿起应及时培养注意力。

2. **记忆的发展**　记忆是指人们将感觉器官获得的信息,经过神经系统的过滤存储,并随时恢复重现的神经活动过程,包括识记、保持和回忆。回忆又可分为再认和重现。再认是以前感知的事物在眼前重现时能认识;重现是以前感知的事物虽不在眼前出现,但可在脑中重现,即被想起。婴幼儿记忆的特点是时间短、内容少,对带有欢乐、愤怒、恐惧的事物容易记忆,且以机械记忆为主。小儿记忆的持久性与精确性随年龄而增长。

3. 想象的发展　想象也是一种思维活动,是在客观事物影响下,在大脑中创造出以往未遇到过的或将来可能实现的事物形象的思维活动。想象易受客观事物的影响。新生儿没有想象力;1～2岁想象力处于萌芽状态;3岁后想象力发展,但仅有片段、零散的想象;学龄前期儿童以无意想象和再造想象为主,想象的主体易变,具有夸大性;学龄期小儿有意想象和创造性想象迅速发展。

4. 情绪(情感)发展　情绪是活动时的兴奋心理状态,是人们对事物情景或观念所产生的主观体验和表达。新生儿对饥饿、寒冷表现出不安、啼哭等消极情绪,而哺乳、拥抱使其情绪愉快。随月龄的增长,婴儿6个月能辨认陌生人时,明显地表现出对母亲的依恋以及分离性焦虑,9～12个月时依恋达到高峰。1岁后逐渐出现初步的爱、憎,见人害羞,怕黑,嫉妒,爱发脾气等表现。婴幼儿情绪特点为时间短暂、易变化、易冲动。随着年龄增长,情绪反应逐渐稳定。婴幼儿情绪表达能力的正常发展与正确的教育方式有关。

5. 意志的发展　意志为自觉主动克服困难,以完成预期目标或任务的心理过程。新生儿无意志,婴幼儿期开始出现意志的萌芽。随年龄增长,语言思维不断发展,社会交往越来越多,加上成人教育的影响,小儿意志逐步形成和发展。积极的意志,主要表现为自觉、坚持、果断和自制等;消极的意志,则表现为依赖、顽固和冲动等。成人应通过日常生活、游戏和学习等过程培养孩子积极的意志。

各年龄期小儿运动、语言和智能发育过程见表2-3。

表2-3　各年龄期小儿运动、语言和智能发育过程

年龄	动作	语言	适应周围人物的能力与行为
新生儿	无规律、不协调动作,紧握拳	能哭叫	铃声可使全身活动减少
2个月	直立及俯卧位时能抬头	发出和谐的喉音	能微笑,有面部表情,眼随物转动
3个月	仰卧位变为侧卧位	咿呀发音	头可随看到的物品或听到的声音转动180°,注意自己的手
4个月	扶着髋部时能坐,在俯卧位时用两手撑起胸部,手能握持玩具	发出声音	抓面前物体,自己玩弄手,见食物表示喜悦,有意识地哭和笑
5个月	扶腋下能站立,两手各拿一玩具	能"喃喃"地发出单词音节	可伸手取物,能辨别人声,望镜中人像笑
6个月	能独坐一会儿,用手摇玩具		能认识熟人和陌生人,自拉衣服,自握足玩
7个月	会翻身,自己独坐很久,能将玩具从一手换入另一手	能无意识发"爸爸""妈妈"等复音	能听懂自己的名字,自握饼干吃

续表

年龄	动作	语言	适应周围人物的能力与行为
8 个月	会爬,能自己坐起来、躺下去,会扶着栏杆站起来,会拍手	能重复大人所发简单音节	注意观察大人的行动,开始认识物体,两手会传递玩具
9 个月	试独站,能从抽屉中取出玩具	能懂几个较复杂的词语,如"再见""欢迎"等	看见熟人会伸手要人抱,能与人合作做游戏
10～11 个月	能独站片刻,扶椅或推车能走几步,拇、示指对指拿东西	开始用单词,用一个单词表示很多意义	模仿成人的动作如招手再见,拿奶瓶自食
12 个月	独走,弯腰拾东西,能将圆圈物体套在小棍上	能叫出物品的名字,如灯、碗;指出自己的手、眼、鼻、嘴等	对人和事物有喜憎之分,穿衣服能配合,用杯喝水
15 个月	走得好,能蹲着玩,能叠两块积木	说出几个词和自己的名字	能表示同意、不同意
18 个月	能爬台阶,有目标地扔皮球	能认识和指出身体的部位	会表示大小便,懂命令,自己进食
2 岁	能双脚跳,手的动作更准确,会用勺吃饭	会说 2～3 个字构成的句子	能完成简单的动作,如拾起地上的物品,能表达喜、怒、怕、懂
3 岁	能跑,会骑三轮车,会洗手、洗脸,脱、穿简单衣服	能说短歌谣,数几个数	能认识画上的东西,认识男、女,自称"我",表现自尊心、同情心,害羞
4 岁	能爬梯子,会穿鞋	能唱歌	能画人像,初步思考问题,记忆力强、好发问
5 岁	能单腿跳,会系鞋带	开始识字	能分辨颜色,数 10 个数,知物品用途及性能
6～7 岁	参加简单劳动,如扫地、擦桌子、剪纸、做泥塑等	能讲故事,开始写字	能数几十个数,可简单加减,喜独立自主

（六）神经心理发育的评价

小儿神经心理发育的水平表现在感知、运动、语言和心理过程以及性格形式方面,其能力随年龄增长而不断完善成熟。对神经心理发育的评价依靠心理测验,国内外采用的心理测验方法主要包括筛查性测验和诊断性测验两大类。

1. 筛查性测验　方法简便、快捷,可在短时间内筛出正常或异常指标,方法有以下几种。

（1）丹佛发育筛查测验　以分布于个人—社会、精细动作—适应性、语言、大运动 4 个能区的 104 项横条代表测试内容,检测评定儿童神经心理发育状况。评定结果分为正常、可疑、异常、无法判断。检测结果为后 3 项者,2～3 周复测或做诊断性测验。适用于 6 岁以下儿童,方法简便、快速。

（2）图片词汇测验　是按一定词汇绘制印刷的 150 张图片,每张有黑线条画四幅。检查时测试者讲一词汇,让小儿指出其对应的一幅画。方法简便,测试时间短,适用于 4～9 岁儿童有语言或运动障碍者。

(3) 绘人测验 检测时要求小儿根据自己的想象在一张白纸上画一全身人像,然后根据身体部位及各部位比例和表达方式等进行评分。方法简便,10～15 min 可完成,不需过多语言交流,适用于 5～9 岁儿童。

2. 诊断性测验 测试范围广、内容多而详细,需要时间比较长,评定较复杂,但比较精确,可得出发育商和智商。通常采用以下几种发育量表进行测量。

(1) 贝莉(Bayley)婴儿发育量表 测试内容含精神发育量表、运动量表和婴儿行为记录 3 项,适用于 2～30 个月婴幼儿。测试时间为 45～60 min。

(2) 盖瑟尔(Gesell)发育量表 测试内容包含大运动、精细动作、个人—社会、语言能和适应性 5 个方面,以出生 4 周、16 周、28 周、40 周、52 周、18 个月、24 个月、36 个月关键年龄段为测试时段,测得结果以发育商数表示。每次检查约 60 min。

(3) 斯坦福—比奈(Stanford-Binet)智能量表 测试内容含幼儿的具体智能(如感知、认知和记忆),以及年长儿的抽象智能(如思维、逻辑、数量和词汇等),测得结果以智商表示。适用于 2.5 岁至青春期儿童,测试时间年幼者为 30～40 min,年长儿约为 1.5 h。

(4) 韦氏(Wechsler)学龄前儿童智力量表 测试内容含词语类和操作类两部分,得分综合后提示儿童全面智力才能,并客观反映学龄前儿童智力水平。适用于 4～6.5 岁小儿,测试时间为 40～50 min。

(5) 韦氏儿童智力量表中国修订本 测试内容同(4),适用于 6～16 岁儿童,测试时间为 1～1.5 h。

儿童发展理论

关于儿童发展的理论很多,生物学家、社会学家及心理学家从不同角度研究儿童的发展。我国有关专家学者对儿童发展也有诸多研究。这些研究理论对于帮助人们了解儿童的发展过程,正确认识并指导对儿童的培养教育起着重要的作用。这里简要介绍国际上著名的三种理论学说,即弗洛伊德(Freud S)的性心理发展理论、艾瑞克森(Erikson E)的心理社会发展理论以及皮亚杰(Piaget J)的认知发展理论。

(一) 弗洛伊德的性心理发展理论

弗洛伊德是奥地利精神病学家,被誉为“现代心理学之父”,他通过精神分析法研究人的行为,创建了性心理发展理论。他把儿童性心理发展分为以下 5 个阶段。

1. 口腔期(0～1 岁) 小儿通过吸吮、吞咽、咀嚼等口腔活动获得快乐与安全感。口腔欲望得到满足,有助于儿童情绪及人格的正常发展;否则会造成自恋、悲观、退缩、嫉妒、猜疑、苛求等人格特征及不良行为。

2. 肛门期(1～3 岁) 儿童的愉快感主要来自于排泄及对排泄的控制。此期对小儿大小便训练得当,孩子能与父母形成和谐的关系,这是成人后搞好人际关系的基础;反之,则会形成缺乏自我意识或自以为是、冷酷无情、顽固、吝啬、暴躁等人格特征。

3. 性蕾期(3～6 岁) 此期小儿对自己的性器官感兴趣,并察觉到性别差异。男孩、女孩易分别形成恋母、恋父情结。如不注意培养建立同性别的认同感,就会产生性别认同困难和其他心理障碍问题。

4. 潜伏期(6～12岁) 儿童的注意力从自身向周围环境事物发展,喜欢同伙伴一起活动和体验外界事物。这一时期是获得人际交往的认知时期,如果发展不顺利,会形成强迫型人格。

5. 生殖期(12岁以后) 进入青春期会出现性欲冲动,对异性发生兴趣,独立意识增强,逐渐萌生与性别有关的职业发展目标、婚姻理想。此期如果性心理发展不健康,容易导致严重性功能不全和病态人格。

性心理发展理论的主要贡献是发现了潜意识及其在人类行为中所起的作用。人们容易忽视潜意识,因而往往无法认清一些影响人们情绪和支配人们行为的真正动机。学习这一理论有助于护理人员正确理解和评估儿童不良情绪及反常行为的真正心理动机,根据不同年龄阶段儿童心理发展特点,及时采取有效的措施。

(二)艾瑞克森的心理社会发展理论

艾瑞克森是美籍丹麦裔心理学家。他通过研究文化及社会环境对人发展的影响,形成了心理社会发展理论。这一理论将出生至青春期划分为5个发展阶段。

1. 婴儿期(0～1岁) 此期小儿必须依靠他人来满足自己的需要,从而对外界和他人建立信任感;反之,如果经常感受到的是无人爱抚甚至危险和痛苦,便会产生不信任感,影响到下一阶段的人格发展。

2. 幼儿期(1～3岁) 小儿开始觉察到自己的行为会影响到周围环境和其他人,从而形成独立自主感。此期小儿任性行为达到高峰,父母如果缺乏耐心,动辄呵斥,会使小儿产生羞愧感和疑虑。

3. 学龄前期(3～6岁) 随着身体活动能力和语言的发展,小儿开始对周围环境、事物感到好奇。成人如果不支持、鼓励、引导他们去探究、尝试,就会使其缺乏自信,遇事态度消极,过于限制自己的行为。

4. 学龄期(6～12岁) 儿童对文化知识和各种技能产生浓厚的兴趣,并开始学习遵守规则,从学习和完成任务中获得乐趣。如果在学习上不顺利,就会产生自卑感或厌学情绪。

5. 青春期(12～18岁) 青少年开始关注自我,会去思考自己适合什么样的社会职业,也很关注别人对自己的看法,为追求个人价值观与社会观念的统一而困惑。青春期是人生观确立的转型期。如果社会环境不适宜,引导不正确,就会出现心理健康、道德情操方面的问题。

心理社会发展理论有助于护理人员认识儿童发展过程中所面临的矛盾或问题,认识到疾病常常会引起这些矛盾的激化,进而影响和改变儿童生活及心理的正常发展。这一理论能使护理人员更好地理解儿童心理行为,更准确地发现护理中的问题,采取有效的护理措施。

(三)皮亚杰的认知发展理论

皮亚杰是瑞士心理学家。他通过对小儿行为的长期观察,认为小儿的智力起源于他们的动作和行为,智力的发展是儿童与外部环境相互作用的结果。他将小儿认知发展过程分为4个阶段。

1. 感觉运动期(0～2岁) 此期是形成自主协调运动、区分自我及周围环境的时期。小儿通过一些简单的运动认识周围事物,出现简单思考心理活动和空间概念,能将事物具体化。

2. 前运思期(2～7岁)　此期小儿在思考和看待事物上,以自我为中心,呈现单维不可逆趋向,不能理解他人的观点、事物的多面性或逆向运动。

3. 具体运思期(7～11岁)　此期小儿能比较客观地看待周围事物,能理解事物的转化,能进行逻辑推理活动和可逆性思维,形成守恒概念等。

4. 形成运思期(12岁以上)　此期儿童的思维能力开始接近成人水平,具有抽象思维、综合性思维、逻辑推论能力和决策能力。

认知发展理论可以帮助护理人员了解不同发展阶段小儿思维的能力和行为方式,设计出刺激和促进儿童发展的活动,并选择小儿能接受的语言和方法与之沟通。

五、生长发育中的特殊问题

在适宜的环境下,大多数小儿都能遵循一定的规律或轨道正常生长发育,但有些小儿在发育过程中可能出现非遗传因素偏离正常规律或轨道的现象。家长、儿童护理人员应及早发现这些特殊问题,寻找原因,加以干预。

(一)体格生长偏离

1. 低体重或消瘦　指小儿体重低于同年龄、同性别小儿体重均值减2个标准差,或第3百分位以下。凡在生长监测过程中发现小儿体重增长速度减慢、体重呈低水平或下降趋势时,要积极寻找原因并处理。常见原因为喂养不当,摄食过少,挑食、偏食,心理压抑及急、慢性疾病等。处理原则为积极治疗原发病,去除有关不良心理因素,及时补充营养物质,培养良好的饮食习惯。

2. 体重过重　指小儿体重超过同年龄、同性别正常小儿体重均值加2个标准差,或第97百分位以上。常见原因为营养摄入过多、活动量过少。处理原则为减少高热能食物摄入,加强运动量。

3. 矮身材　指小儿身高(长)低于同年龄小儿身高(长)均值减2个标准差,或第3百分位以下。常见原因是长期喂养不当、慢性疾病以及严重畸形所致的重症营养不良。处理原则为分析原因,早期干预。

(二)心理行为异常

1. 吮拇指癖、咬指甲癖　3个月后的婴儿在生理上有吸吮的要求,吸吮手指多出现在饥饿时和睡前,随年龄增长而消失。长期吸吮拇指称吮拇指癖,可影响牙齿、牙龈及下颌发育,致下颌前突、齿列不齐,妨碍咀嚼。咬指甲癖的形成过程与吮拇指癖相似。

干预:对这类小儿应多加关心和爱护,消除其抑郁孤单心理。当小儿吸吮拇指或咬指甲时应分散其注意力,鼓励小儿多参加娱乐和学习活动。吸吮手指、咬指甲的行为减少时,则予以鼓励和表扬。多数小儿入学后受同学的影响,会自然放弃此不良习惯。

2. 屏气发作　是表现为呼吸暂停的一种异常性格行为,多见于6～18个月的婴幼儿,常在发怒、悲伤、剧痛、剧烈叫喊等情绪急剧变化时出现。发作时为换气过度,哭喊时屏气,脑血管扩张,如有缺氧则可出现晕厥、意识丧失、口唇青紫、四肢抽动等,持续0.5～1 min后呼吸恢复,症状缓解,口唇恢复正常颜色,全身肌肉松弛而清醒。一天可发作数次。

干预:应加强家庭教育,遇矛盾冲突时应耐心解释,避免粗暴打骂儿童等诱发因素。

3. 儿童擦腿综合征 是小儿通过摩擦引起兴奋的一种运动行为障碍。有人认为是因外阴局部受刺激后引起,逐渐养成的不良习惯。发作时神志清醒,两腿伸直交叉夹紧,两手握拳或抓住东西使劲。多在睡前、醒后或玩耍时发作,可因分散注意力而终止。

干预:合理安排小儿睡前与醒后的活动,保持小儿生活愉快,鼓励小儿参加各种游戏。注意会阴部清洁卫生,解除局部不良刺激,避免感染,避免穿紧身内裤。发作时家长不要责备小儿,应转移其注意力,多随年龄增长而逐渐自行缓解。

4. 遗尿症 正常小儿 2~3 岁时已经能控制膀胱排尿,如 5 岁以后仍出现原因不明的、不能自主控制的排尿,即为遗尿症。可分为原发性和继发性两类:原发性遗尿症多因控制排尿的能力迟滞所致,并无器质性病变,70%~80% 有阳性家族史,男孩多于女孩,多在劳累、过度兴奋、紧张、精神受刺激、心理障碍时加重,部分患儿可持续至青春期;继发性遗尿多由全身性疾病或泌尿性疾病引起,通过治疗原发病可使症状消失。

干预:对遗尿症患儿首先应询问家族史,排除全身或局部疾病,了解周围环境情况及训练小儿排尿的过程;还应鼓励小儿树立信心,消除心理因素,指导家长合理安排生活和排尿训练。

5. 学习障碍 是指在获得和运用听、说、读、计算、推理等特殊技能上有明显困难,并表现出相应的多种障碍综合征。可表现为:① 学习能力的偏异;② 协调运动障碍;③ 听觉辨别能力差;④ 语言表达能力差;⑤ 知觉转换障碍;⑥ 视觉—空间知觉障碍。学习困难的原因比较复杂,有先天遗传因素,也可因产伤、窒息、大脑发育不全和心理问题等造成。

干预:应仔细了解情况,分析原因,取得家长的理解和密切配合,针对小儿的心理障碍进行重点矫治。

6. 攻击性行为 指小儿在游戏中屡次咬、抓、打伤别人。导致攻击性行为的原因较复杂,多数是受家庭、环境、儿童的气质等因素的影响。如生长在不和睦家庭的孩子,会学自己父母的争吵和打架行为;小儿犯错误受到父母的惩罚、讥讽等;通过伤害兄弟姐妹或其他小朋友,以获得父母和老师的关注。

干预:家庭应注意正确教养,教育孩子学会控制自己。家长不要采用体罚方式管教孩子,要尊重理解孩子,帮助孩子通过适当的方式发泄情绪,帮助他们获得团体的认同。

7. 破坏性行为 指小儿在无法控制或者发泄愤怒、嫉妒情绪,或因好奇、精力旺盛及无助时而采取的有意破坏行为和无意中破坏东西的行为。

干预:发现小儿破坏性行为时,应仔细分析原因,给予正确的引导,避免斥责和体罚。

第三节 儿童保健

儿童保健同属儿科学与预防医学的分支,为两者的交叉学科,是研究儿童生长发育规律及其影响因素的一门科学,旨在通过有效措施,保障和促进儿童生长发育、健康成长。目前,我国已建立起比较完善的妇幼卫生保健机构和网络,健全了各项工作制度和保健制度,通过对不同年龄阶段的儿童及其家庭进行计划免疫、健康监测和预防保健指导,达到增强小儿体质、促进小儿身心健康以及降低小儿发病率和死亡率的目的。

一、各年龄期小儿的保健

（一）胎儿期保健

胎儿的发育与孕母的躯体健康、心理卫生、营养状况和生活环境等密切相关,孕母如受到各种不良因素的影响,会累及胎儿的发育,甚至导致胎儿死亡、流产、早产或先天畸形等不良结果。胎儿期保健重点是通过对孕母的保健,达到保护胎儿在宫内健康发育,直至安全娩出的目的。

1. 预防遗传性疾病与先天畸形　大力提倡和普及婚前检查及遗传咨询,禁止近亲结婚,孕期避免接触放射线、药物、烟酒、化学物质等,避免孕期感染。患心肾疾病、糖尿病、甲状腺功能亢进症、结核病等慢性疾病的育龄妇女应在医生的指导下确定妊娠与否并进行治疗,已妊娠者定期接受产前检查,必要时中止妊娠。

2. 保证充足营养　妊娠后期应加强营养,注意膳食搭配,保证各种营养物质的摄入,注意铁、锌、钙、维生素 D 的补充。

3. 预防感染　孕早期应预防风疹病毒、巨细胞病毒、单纯疱疹病毒等感染。

4. 给予良好的生活环境　孕妇应有规律地生活,保持心情愉快,保证睡眠充足,做到劳逸结合,防止意外损伤。

（二）新生儿期保健

新生儿脱离母体后,对外界环境变化的适应和调节能力差,抵抗力弱,生后 1 周内发病率和死亡率极高,故新生儿期保健重点应在出生后 1 周内。

1. 出生时保健　娩出后迅速清除口腔内的黏液,保持呼吸道通畅,严格消毒,结扎脐带,用干毛巾擦干皮肤后包裹。记录出生时 Apgar 评分。

2. 日常生活保健

（1）保暖　居室应阳光充足,通风良好,温湿度适宜。室内温度保持在 22 ~ 24 ℃,湿度保持在 55% ~ 65%。冬季可以用热水袋保暖,夏季应避免室内温度过高。随季节的变化及时调节室内温度,增减衣被、包裹。

（2）科学喂养　宣传与指导正确的哺乳方法和技巧,如母乳确系不足或无法哺乳者,应指导选用配方奶喂养及调配方法。

（3）日常护理　① 指导家长观察新生儿的精神状态、面色、呼吸、体温、大小便、体重和身长等情况;② 衣着应简单、宽松,尿布要勤洗勤换,保持皮肤清洁干燥,防止损伤和感染。

（4）预防疾病　母亲哺乳前和护理小儿前应洗手,家人患感冒时应戴口罩后才能接触新生儿,如患传染病应与新生儿隔离。按时接种卡介苗和乙肝疫苗。

（5）早期教养　鼓励家长多拥抱和抚摸新生儿,多与其说话和唱歌,增进父母与新生儿的情感连接,培养亲子感情,促进新生儿心理发育。

（三）婴儿期保健

婴儿期是小儿出生后第一个生长发育高峰期,需要的营养物质相对较多,但消化功能发育不完善,易患消化功能紊乱和营养缺乏性疾病;从母体获得的免疫力逐渐消失,自身的免疫功能尚未成熟,容易患传染性和感染性疾病。

1. 合理喂养　4~6个月内的婴儿提倡母乳喂养,4个月以后要及时添加辅食,为断奶打下基础。正确指导人工喂养,选择配方奶粉。

2. 日常护理

(1) 清洁卫生　每日早晚给婴儿洗脸、脚和臀部。有条件的可以每天沐浴。

(2) 保证睡眠　睡眠充足是保证婴儿健康的先决条件之一。婴儿随年龄增长睡眠时间逐渐减少,两次睡眠间隔时间逐渐延长。要从小培养良好的睡眠习惯。

(3) 萌牙护理　4~10个月乳牙萌出时,婴儿会出现吸吮手指、咬东西、烦躁等不舒服的表现,可给予奶嘴安抚或给予较硬的饼干、馒头片等食物进行咀嚼,同时应注意防止误吸、误食。

(4) 户外活动　根据具体情况安排每日户外活动,呼吸新鲜空气、晒太阳等;增强体质,预防维生素 D 缺乏病。

3. 早期教育

(1) 视、听、说训练　从3个月开始,在婴儿床上悬吊颜色鲜艳、能发声及转动的玩具,如风铃、摇铃等逗引婴儿注意;每天定时放悦耳的音乐,家人经常面对婴儿说话、唱歌以刺激其视觉和听觉发育。利用一切机会逗引婴儿咿呀学语,9个月开始注意培养婴儿有意识地模仿发音。

(2) 动作的发展　2个月时开始训练空腹俯卧,并逐渐延长时间,慢慢将头抬起,扩大视野;3~6个月时用玩具训练其抓握能力,做翻身训练;7~9个月时用滚动的、颜色鲜艳的玩具逗引婴儿爬行、站立、坐下、迈步;10~12个月时与婴儿玩游戏来鼓励其走。

4. 体检监测　定期进行健康检查及生长发育监测,及早发现问题,及时纠正。

5. 预防疾病　按时进行计划免疫,积极预防呼吸道感染、腹泻等感染性疾病和贫血、佝偻病等营养性疾病。

(四) 幼儿期特点和保健

幼儿期神经心理发育迅速,行走和语言能力增强,自主和独立性不断发展,活动范围增加,传染性和感染性疾病发病率仍较高,意外伤害发生率增加。

1. 合理安排膳食　应供给足够的热量和优质蛋白质,营养要全面,比例要平衡。食物的烹调应细、烂、软,易咀嚼和消化。注意食物色、香、味,以促进幼儿的食欲。同时培养良好的进食习惯和主动进餐的技能。

2. 日常护理

(1) 合适衣着　衣着应颜色鲜艳,便于识别,宽松、保暖,穿脱简单。3岁左右学习自己穿脱衣服、整理用物。

(2) 保障睡眠　晚间睡 10~12 h,白天睡 1~2 h。睡眠前不要剧烈活动或讲述情节紧张的故事,可给予孩子喜欢的玩具或有人陪伴,以增加其安全感。

(3) 口腔保健　3岁后小儿可以在家长的指导下自己刷牙,早、晚各1次,饭后漱口。少吃糖果等易导致龋齿的食物。定期做口腔检查。

3. 早期教育

(1) 大小便训练　18~24个月的幼儿可以自己控制肛门和尿道括约肌,能表达便意,理解应在何时何地排泄。家长训练时应多赞赏和鼓励,不要责备和失望。

(2)促进动作和语言发展　根据不同年龄选择合适的玩具。1~2岁选择发展走、跳、投掷、攀登的玩具,如球类、拖拉车、积木等;2~3岁选择能发展动作、注意、想象、思维能力的玩具,如积木、能拆装的玩具等。成人要多与其交谈,通过游戏、讲故事、唱歌来促进语言发展。还可借助广播、电视扩大词汇量和纠正发音。

(3)培养卫生习惯　培养饭前、便后洗手,不吃掉在地上的食物,不喝生水,不食未洗净的瓜果,不随地吐痰和大小便,不乱扔果皮、纸屑等习惯。

(4)品德教育　成人应树立良好的榜样,培养幼儿尊老爱幼、团结友爱、助人为乐、礼貌用语等良好品格。

4.预防疾病和意外　每隔3~6个月为幼儿做一次健康检查,预防龋齿,筛查听、视力异常,进行生长发育系统监测。讲解安全知识,防止误吸、误食、烫伤、跌伤、中毒、电击伤等。

(五)学龄前期特点和保健

学龄前期体格生长速度减慢,但神经心理发育速度仍较快,运动发育开始有较好的平衡。能模仿绘画,已掌握生活常用语言,能参加小集体游戏。

1.合理安排膳食　学龄前儿童饮食接近成人,食品制作要多样化,并做到粗、细、荤、素食品搭配,保证能量和蛋白质的摄入。注意培养儿童的饮食习惯和良好的进餐礼仪。

2.日常护理

(1)培养自理能力　学龄前儿童已有部分自理能力,如进食、洗脸、刷牙、穿衣、如厕等,但常需他人帮助,此时仍应给予鼓励,使他们更加独立。

(2)辅助睡眠　学龄前儿童想象力极其丰富,可导致夜间怕黑、做噩梦等现象,成人可在儿童入睡前与其进行一些轻松、愉快的活动,还可以在卧室内开一盏小灯,以减轻紧张情绪。

3.学前教育　培养儿童关心集体、遵守纪律、团结协作、热爱劳动等品质。安排儿童学习手工制作、绘画、弹奏乐器,参观动物园、植物园和博物馆等活动,培养他们多方面的兴趣,陶冶情操。引导儿童进行较复杂的智力游戏,增强其思维能力和动手能力。

4.预防疾病和意外　每年对小儿进行1~2次健康检查,连续监测其生长发育。按时预防接种,预防各种意外事故。同时注意防治常见的心理行为问题。

(六)学龄期特点和保健

学龄期小儿大脑皮质功能发育更加成熟,理解、分析、综合能力增强,认知和心理社会发展非常迅速。抵抗力增强,发病率较低。

1.合理营养　膳食要粗、细、荤、素搭配,营养充分均衡。小学生要重视早餐和课间餐,以保证体格发育,减少疲劳,促进精力集中,提高学习效率。

2.体格锻炼　每天进行户外活动和系统的体格锻炼,如体操、赛跑、球类、游泳等活动,但要循序渐进,持之以恒。劳动也可增强体质,促进生长发育,培养爱劳动的习惯和思想,同时培养毅力和意志力。

3.预防疾病和意外

(1)定期进行健康检查,按时进行预防接种,宣传常见传染病的知识,预防传染病,并对传染病做到早发现、早报告、早隔离、早治疗。

（2）注意口腔卫生，预防龋病；注意保护视力，预防近视。

（3）学校和家庭要注意培养儿童正确的坐、立、行、读书、写字的姿势，预防脊柱异常弯曲等骨骼畸形。

（4）对儿童进行法制教育，学习交通规则和意外事故的防范知识，预防各种意外事故，减少伤残的发生。

4. 品德教育　培养良好的性情和品格，陶冶高尚情操，加强素质教育。

5. 注意防治常见的心理行为问题。

（七）青春期特点和保健

青春期体格生长发育又一次加速，是决定其一生的体格、体质、心理和智力发育的关键时期。此期认知、心理社会和行为能力发展日趋成熟，生殖系统渐趋成熟；但神经内分泌调节不稳定，心理、社会压力增加。

1. 加强营养　青春期是生长发育的第二次高峰期，须保证供给充足的营养，维持营养均衡，保持良好的饮食习惯。

2. 卫生保健　培养良好的卫生习惯，保证充足的睡眠，养成健康的生活方式。

3. 体格锻炼　开展体育锻炼，以增强体质，锻炼意志。

4. 生理卫生教育　学校应开设生理卫生课，举办青春期卫生专题讲座，让学生了解青春期发育特点及第二性征发育的规律。对手淫等自慰行为给予正确引导。指导女学生重视经期卫生和防止早孕带来的危害。

5. 法制和品德教育　给予系统的法制教育，加强思想工作，抵制腐化堕落思想的影响，树立社会主义的道德观、人生观。爱护集体、遵纪守法。防止打架斗殴。

6. 预防疾病和意外　定期健康检查，防治结核病、风湿病、沙眼、龋齿、肥胖、月经不调和脊柱弯曲等疾病。防治常见的心理、行为问题。防止创伤、车祸、溺水等。

二、社区儿童的保健

随着社会经济的发展和医学模式、护理模式的转变，社区卫生服务和医疗保健工作发展迅速，社区儿童保健工作越来越受到重视。已经开展的社区儿童保健工作有以下几个方面，范围正在逐渐扩大深化。

（一）新生儿访视

1. 目的　协助家长做好新生儿护理保健工作，指导科学育儿方法，及时发现问题并处理。

2. 访视次数　对出生后 28 天内正常足月新生儿访视 2 次，时间分别为出生后 3～7 天（或出院后 1～3 天）、27～28 天。对体重低于 2 000 g、体温不正常、生活能力差的新生儿每天访视 1 次，情况好转后每周访视 1～2 次。

3. 访视内容

（1）询问　新生儿出生时情况、分娩方式、出生体重、母亲孕期情况；喂养、睡眠、哭声、吸吮力、大小便等，以及母乳分泌情况；有无接种乙肝疫苗和卡介苗。

（2）体检　重点观察和检查面色、精神、呼吸、体温、体重、脐带、皮肤颜色、黄疸等情况有无异常。在检查之前，社区护士需洗净双手，剪短指甲，动作轻柔，勿过多暴露小儿。按以下顺序进行检查：头面部→全身皮肤→心肺听诊→脐带情况→四肢活动、肌张力→测量体重→听力筛查。

（3）处理　发现异常后，及时和社区医生联系，并向家长说明孩子的病情和注意事项，预约下次访视时间。

4. 喂养及护理指导

（1）喂养指导　宣传母乳喂养的优点，提倡和支持母乳喂养，教授哺乳的方法和技巧。如确系无母乳或母乳不足者，可指导采取科学的人工喂养方法（参见第五章第二节）。

（2）护理指导　主要包括保暖、皮肤护理、预防感染等（参见第六章第二节）。

（二）定期健康检查与生长监测

1. 目的　尽早发现在护理和喂养中存在的问题，采取相应的措施进行干预。

2. 定期检查时间　生后第 1 年，每 3 个月检查 1 次（即出生后第 3、6、9、12 个月）；生后第 2 年、第 3 年，每 6 个月检查 1 次（即出生后第 18、24、30、36 个月）；3 岁以上儿童，每年检查 1 次。以上称之为"4－2－2－1 体检"。

3. 体检内容　① 测量身高和体重，2 岁以下增加头围和胸围；② 全身各系统检查：包括心、肝、脾、肺、四肢、皮肤、五官、淋巴结；③ 询问父母喂养孩子的方式、精神状况及患病情况；④ 6~9 个月的婴儿检查 1 次血红蛋白，1 岁以后每年检查 1 次。

（三）营养指导

1. 母乳喂养　母乳是婴儿出生后 4~6 个月最好的食品，4 个月以内的婴儿除乳汁外，不添加其他任何辅助食品（参见第五章第二节）。

2. 指导辅食添加　① 在添加辅食过程中仍提倡母乳喂养，断母乳不要断乳类；② 添加辅食应遵循由少到多、由稀到稠、由细到粗的原则，应在婴儿健康、消化功能正常时添加；③ 随着年龄增长，辅食的量要增加，种类尽可能多样化；④ 添加辅食要注意个体差异，小儿精神愉快、食欲良好、大便正常、生长发育状况正常是辅食添加成功的标志。

3. 培养进食习惯　预防偏食、挑食、异食和拒食，在继续进行营养供给量指导的同时，加强对儿童营养心理培育和进餐习惯礼仪的培养。

4. 指导预防营养素缺乏　① 钙：提倡食物补钙为主，需要使用钙剂补充时，应在医生指导下进行；② 铁：4 个月婴儿体内储存的铁已耗尽，需靠铁含量高的膳食来补充，如蛋黄、鸡肝等；③ 锌：预防缺锌的主要措施是坚持平衡膳食，不要盲目补锌，以免引起锌中毒；④ 维生素 A：主要通过补充含维生素 A 丰富的食物，并注意烹调方法；⑤ 维生素 D：3 岁以下小儿适量补充维生素 D 制剂，3 岁以上小儿坚持以户外活动和膳食补充为主。

（四）体格锻炼和体质测试

体格锻炼可以促进小儿生长发育、增强体质。出生后 2 周就可以开始锻炼，利用自然环境条件（阳光、水、空气）进行。随年龄增长，体育锻炼的形式可多样化。

1. 空气浴　利用气温和体表温度之间的差异来刺激小儿的身体。健康小儿从出生到成长的过程中都可进行空气浴。气温越低,作用时间越长,刺激强度就越大。空气浴可促进小儿新陈代谢,强壮呼吸器官和增强心脏功能。先在室内进行,开始室温不低于 20 ℃,逐渐减少衣服到只穿短裤,习惯后可移于户外。饭后 1~1.5 h 进行较好,每日 1~2 次,每次由开始 2~3 min,加至 2~3 h(夏季)。一般 3 岁以下及体弱儿所处户外气温不宜低于 15 ℃;3~7 岁不低于 12 ℃;学龄儿可降低至 10~12 ℃。小儿脱衣后先用干毛巾擦全身皮肤至微红以做好准备,空气浴要随时观察小儿反应,若小儿有寒冷表现,应立即增加衣物(图 2-23)。

2. 日光浴　日光浴可促进生长发育,预防佝偻病,适于 1 岁以上小儿。宜在气温 22 ℃ 以上无大风的环境下进行。小儿应躺在树荫或凉棚下,头戴白帽,眼戴遮阳镜。先晒背部,再晒身体两侧,最后晒胸腹部(图 2-24)。开始时每侧晒半分钟,以后逐渐增加,但每次日光浴不超过 30 min。日光浴时应避免日光直射,注意观察小儿的反应,如出现头晕、头痛、虚弱感,应限制或停止日光照射。

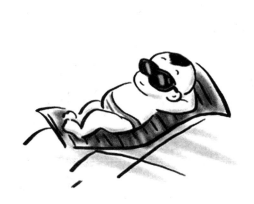

图 2-23　空气浴

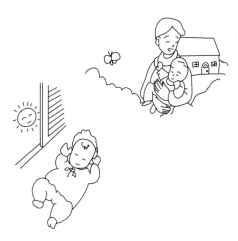

图 2-24　日光浴

3. 温水浴　由于水的传热能力比空气强,可提高皮肤适应冷热变化的能力,故温水浴可清洁皮肤,促进新陈代谢,增强食欲,有利于睡眠和生长发育。小儿从脐带脱落后即可开始采用水温在 37~37.5 ℃ 的温水浴,让小儿在温水中活动。3 岁以上小儿可淋浴,水不可直冲头部,每次 20~30 s。水温从 35~36 ℃ 开始,幼儿可降至 26~28 ℃,年长儿至 24~26 ℃。动作迅速,洗毕随即用干毛巾擦身至皮肤微红。

婴儿抚触与婴儿游泳

(一)婴儿抚触

1. 抚触　指经过科学指导对婴儿全身按摩,通过抚触者双手对被抚触者皮肤各部位进行有次序的、有手法技巧的按摩。抚触不是一种机械的操作,而是母子间充满爱的感情交流,是促进亲子互动,增强小儿智力、体力全面发展的基础,使婴儿肌肤饥渴得到满足。

2. 抚触优点　抚触是婴儿本能的需要。抚触可以促进婴儿生长发育;减轻机体对刺激的应激反应,增加免疫应答,利于疾病的治疗和恢复;可促进脑的神经细胞发育;密切的身体接触,可以促进情绪的调节及各种感觉的统一;抚触是母爱的"增效剂"(图2－25,图2－26)。

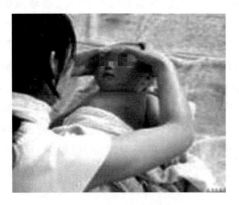
图2－25　面部抚触

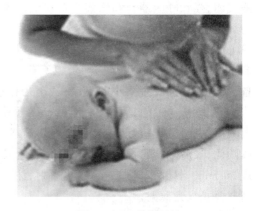
图2－26　背部抚触

3. 时间选择　在沐浴后、午睡和晚睡前和两次进食之间进行,不要在进食1 h内进行,应在小儿不疲倦、不饥饿、不烦躁、清醒时进行。

（二）婴儿游泳

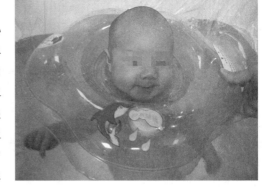

婴儿游泳是指婴儿出生当天,在婴儿游泳池即可使用婴儿游泳圈进行的一项特定的、阶段性的人类水中早期健康保健活动。这是在抚触的基础上更主动、更全面、更到位的运动。它不仅是皮肤与水的接触,而且是视觉、听觉、触觉、嗅觉、平衡觉的综合信息的传递(图2－27)。健康的婴儿天生就不怕水,而且是喜欢在水的环境中寻找刚刚失去不久的感觉,他们会把游泳当作在母亲子宫内羊水中生活的延续。

图2－27　婴儿游泳

游泳的优点:① 激发婴儿脑神经发育,为提高儿童智商、情商打下良好基础;② 增强婴儿心肺功能,提高儿童肺活量,调节免疫力;③ 增强婴儿消化功能,使胎便早排出,黄疸早消退,营养早吸收;④ 刺激婴儿骨骼、关节、韧带、肌肉发育,促进儿童身高增长,使儿童体格健壮。

三、计划免疫

计划免疫是根据小儿的免疫特点和传染病发生的情况而制定的免疫程序,通过有计划地使用生物制品进行预防接种,以提高人群的免疫水平,达到控制和消灭相应传染病的目的。

（一）免疫方式及常用制剂

1. 主动免疫及常用制剂

（1）主动免疫　是指给易感者接种特异性抗原,刺激机体产生特异性抗体,从而产生相应的免疫能力。主动免疫是预防接种的主要内容,目前广泛用于儿童传染病的预防,并有一定的

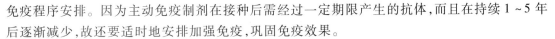

免疫程序安排。因为主动免疫制剂在接种后需经过一定期限产生的抗体,而且在持续1~5年后逐渐减少,故还要适时地安排加强免疫,巩固免疫效果。

（2）常用制剂

1）菌苗 用细菌菌体或细菌多糖体制成,包括死菌苗和活菌苗。① 死菌苗:其性质稳定、安全,需在冷暗处保存。由于死菌苗进入人体内不能生长繁殖,产生免疫力不强,因此,需多次重复注射,接种量大。死菌苗由免疫性好的菌种经灭活后稀释至一定浓度制成,如霍乱、百日咳、伤寒菌菌苗等。② 活菌苗:活菌苗接种到人体后,可生长繁殖,但不引起疾病,产生的免疫力持久且效果好。优点是接种量小、次数少。活菌苗由"无毒"或毒力很弱但免疫原性较强的菌种经繁殖后的活菌体制成,如卡介苗,鼠疫、布鲁菌菌苗等。缺点是有效期短,需冷藏保存。

2）疫苗 用病毒或立克次体接种于动物、鸡胚或在组织中培养,经处理后形成,包括死疫苗和活疫苗两种。① 死疫苗的特性与死菌苗相似,有乙型脑炎和狂犬病疫苗等;② 活疫苗的特性与活菌苗相似,有脊髓灰质炎和麻疹疫苗等。活疫苗不可在注射丙种球蛋白或胎盘球蛋白后的3周内应用,以防免疫抑制作用。

3）类毒素 用细菌所产生的外毒素加入甲醛变成无毒性而仍有抗原性的制剂,如破伤风和白喉类毒素等。

2. 被动免疫及常用制剂

（1）被动免疫 未接受主动免疫的易感者在接触传染源后,被给予相应的抗体,而立即获得免疫力,称为被动免疫。由于抗体留在机体中的时间短暂(一般约3周),故主要用于应急预防和治疗。如给未注射麻疹疫苗的麻疹易感儿注射丙种球蛋白,以预防麻疹;受伤时注射破伤风抗毒素,以预防破伤风。

（2）常用制剂 包括特异性免疫血清、丙种球蛋白、胎盘球蛋白等,其中特异性免疫血清又包括抗毒素、抗菌血清和抗病毒血清。此类制剂来自动物血清,对人体是一种异性蛋白,注射后容易引起过敏反应或血清病,重复使用时应慎重。

（二）儿童免疫程序

儿童免疫程序是指应该接种疫苗的先后顺序及要求。我国国家卫生和计划生育委员会对此有专门规定(表2-4)。实施预防接种制度可保证接种对象和接种项目能够准确、及时接种,避免发生错种、漏种和重种。

表2-4 扩大国家免疫规划疫苗免疫程序表

疫苗	接种对象	接种剂次	接种部位	接种途径	接种剂量	备注
乙肝疫苗	0、1、6月龄	3	上臂三角肌	肌内注射	酵母苗 5 μg/0.5 mL	出生后24 h内接种第1剂次,第1、2剂次间隔≥28天
卡介苗	出生时	1	上臂三角肌中部略下处	皮内注射	0.1 mL	

续表

疫苗	接种对象	接种剂次	接种部位	接种途径	接种剂量	备注
脊灰疫苗	2、3、4 月龄，4 周岁	4		口服	1 粒	第 1、2 剂次，第 2、3 剂次间隔均≥28 天
百白破疫苗	3、4、5 月龄，18~24 月龄	4	上臂外侧三角肌	肌内注射	0.5 mL	第 1、2 剂次，第 2、3 剂次间隔均≥28 天
白破疫苗	6 周岁	1	上臂三角肌	肌内注射	0.5 mL	
麻风疫苗（麻疹疫苗）	8 月龄	1	上臂外侧三角肌下缘附着处	皮下注射	0.5 mL	
麻腮风疫苗（麻疹疫苗）	18~24 月龄	1	上臂外侧三角肌下缘附着处	皮下注射	0.5 mL	
乙脑减毒活疫苗	8 月龄,2 周岁	2	上臂外侧三角肌下缘附着处	皮下注射	0.5 mL	
A 群流脑疫苗	6~18 月龄，间隔 3 个月	2	上臂外侧三角肌附着处	皮下注射	30 μg/0.5 mL	第 1、2 剂次间隔 3 个月
A + C 流脑疫苗	3 周岁,6 周岁	2	上臂外侧三角肌附着处	皮下注射	100 μg/0.5 mL	2 剂次间隔≥3 年，第 1 剂次与 A 群流脑疫苗第 2 剂次间隔≥12 个月
甲肝减毒活疫苗	18 月龄	1	上臂外侧三角肌附着处	皮下注射	1 mL	

（三）预防接种的注意事项

1. 接种场所光线明亮,空气流通,温度适宜;接种用品及急救用品摆放有序。

2. 做好解释、宣传工作,消除紧张、恐惧心理,争取家长和儿童的合作(图 2 - 28)。接种最好在饭后进行,以免晕厥。

3. 检查制品标签,包括名称、批号、有效期及生产单位,并做好登记;检查安瓿有无裂痕,药液有无发霉、异物、凝块、变色或冻结等。

4. 严格执行无菌技术操作。抽吸后安瓿内如有剩余药液,需用无菌干纱布覆盖安瓿口,在空气

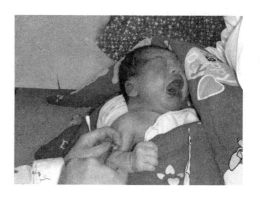

图 2 - 28　预防接种

中放置不能超过 2 h;接种后剩余药液应废弃,活菌苗应焚毁。

5. 仔细核对儿童姓名、年龄,询问儿童的病史及传染病接触史等健康状况,严格掌握禁忌证,必要时先进行体格检查。

6. 接种活疫苗、菌苗时,只用 75% 乙醇溶液消毒。因活疫苗、菌苗易被碘酊杀死,影响接种效果,所以不用碘酊。

7. 交代接种后的注意事项及处理措施。

(四)预防接种的反应及处理

1. 一般反应　分为局部反应和全身反应。

(1)局部反应　接种后数小时至 24 h 左右,注射部位出现红、肿、热、痛,有时还伴有局部淋巴结肿大或淋巴管炎。局部反应一般持续 2 ~ 3 天。接种活菌(疫)苗,则局部反应出现较晚,持续时间较长。红肿直径在 2.5 cm 以下为弱反应,2.5 ~ 5 cm 为中等反应,5 cm 以上为强反应。

(2)全身反应　一般于接种后 24 h 内出现不同程度的体温升高,多为中、低度发热,持续 1 ~ 2 天。体温 37.5 ℃ 以下为弱反应,37.5 ~ 38.5 ℃ 为中等反应;38.6 ℃ 以上为强反应。但接种活疫苗需经过一定潜伏期(5 ~ 7 天)才有体温上升。此外,还常伴有头晕、恶心、呕吐、腹泻、全身不适等反应。个别儿童接种麻疹疫苗后 5 ~ 7 天出现散在皮疹。

多数儿童的局部和(或)全身反应是轻微的,无须特殊处理,注意适当休息、多饮水即可。局部反应较重时,可用干净毛巾热敷,全身反应者可对症处理。如局部红肿继续扩大,高热持续不退,应到医院诊治。

2. 异常反应　发生于少数人,临床症状较重。

(1)过敏性休克　于注射免疫制剂后数秒钟或数分钟内发生。表现为烦躁不安、面色苍白、口周青紫、四肢湿冷、呼吸困难、脉细速、恶心呕吐、惊厥、大小便失禁以至昏迷。如不及时抢救,可在短期内危及生命。此时让患儿平卧,头稍低,注意保暖,给予氧气吸入,并立即皮下注射或静脉注射 1:1 000 肾上腺素溶液 0.5 ~ 1 mL,必要时可重复注射。病情稍稳定后,应尽快转至医院抢救。

(2)晕针　是由于各种刺激引起反射性周围血管扩张所致的一过性脑缺血。儿童在空腹、疲劳、室内闷热、紧张或恐惧等情况下,在接种时或接种后几分钟内,出现头晕、心悸、面色苍白、出冷汗、手足冰凉、心搏加快等症状,重者心搏、呼吸减慢,血压下降,知觉丧失。此时应立即让患儿平卧,头稍低,保持安静,饮少量热开水或糖水,必要时可针刺水沟(人中)、合谷穴,一般即可恢复正常。数分钟后不恢复正常者,皮下注射 1:1 000 肾上腺素溶液,每次 0.01 ~ 0.03 mL/kg。

(3)过敏性皮疹　荨麻疹最为多见,一般于接种后数小时至数天内出现,经服用抗组胺药物后即可痊愈。

(4)全身感染　有严重原发性免疫缺陷或继发性免疫功能遭受破坏者,接种活菌(疫)苗后可扩散为全身感染。

本 章 小 结

根据小儿不同阶段生长发育的特点及心理发育特征,将其年龄划分为胎儿期、新生儿期、婴儿期、幼儿期、学龄前期、学龄期、青春期7个时期。

生长发育是小儿机体的基本特征。生长发育规律具有连续性、阶段性、各系统器官发育的不平衡性、顺序性和个体差异性,并受遗传、性别、营养、疾病、孕母情况、生活环境等因素的影响。小儿体格生长有规律可循,其常用指标如身高、体重、头围等可测量和计算,并有一定临床意义。

各年龄期的小儿保健工作中均应注意合理喂养;做好日常护理,如保证睡眠、户外活动等;根据不同年龄的特点,做好品德教育,预防感染及意外;及时发现和防止常见心理问题。新生儿期还应做好访视,青春期进行科学的性教育。

计划免疫是根据小儿的免疫特点和传染病发生的情况而制定的免疫程序。预防接种应按时进行,全程足量,严格掌握禁忌证,注意观察接种后的反应并给予及时处理。

思 考 题

A1 型题

1. 我国采用的围生期概念是(　　)。
   A. 胎龄满28周至出生后1周　　　　　　　B. 胎龄满24周至出生后1周
   C. 胎龄满20周至出生后1周　　　　　　　D. 胎龄满20周至出生后4周
   E. 胎龄满28周至出生后4周

2. 小儿生长发育最快的时期是(　　)。
   A. 婴儿期　　　　　　B. 幼儿期　　　　　　C. 学龄前期
   D. 学龄期　　　　　　E. 青春期

3. 正常8个月小儿按体重公式计算,标准体重为(　　)。
   A. 5 kg　　　　　　B. 6 kg　　　　　　C. 7 kg
   D. 8 kg　　　　　　E. 9 kg

4. 关于头围,(　　)是错误的。
   A. 头围大小与脑的发育密切相关　　　　　B. 新生儿平均头围约34 cm
   C. 1岁时头围约46 cm　　　　　　　　　D. 2岁时头围约48 cm
   E. 3岁时头围约50 cm

5. 百白破三联疫苗接种时间是(　　)。
   A. 第一次3个月　　　　　　　　　　　　B. 第二次4个月
   C. 第三次5个月　　　　　　　　　　　　D. 以上都是
   E. 以上都不是

6. 关于胎儿期保健,(　　)是错误的。
   A. 应以孕母保健为重点　　　　　　　　　B. 预防和正确处理妊娠并发症
   C. 使用长效青霉素预防呼吸道感染　　　　D. 建立高危妊娠的筛查制度
   E. 以上都不是

7. 母乳是(　　)婴儿最佳食品。
   A. 半岁以前　　　　　　B. 4个月以前　　　　　C. 1岁以前
   D. 1岁半以前　　　　　　E. 2岁以前

A2 型题

8. 一健康小儿,扶物站立但尚不能独立,可用拇指、示指拾起小木块,能区别语言的意义,但听不懂自己的名字,其最可能的月龄为(   )。

    A. 3 个月   B. 6 个月   C. 9 个月

    D. 12 个月   E. 18 个月

9. 1 岁小儿头围 46 cm,可能是(   )。

    A. 小头畸形   B. 正常   C. 脑积水

    D. 大脑发育不全   E. 营养不良

10. 健康小儿能抬头,头随看到的物品或听到的声音转动,最可能的月龄是(   )。

    A. 2 个月   B. 3 个月   C. 4 个月

    D. 5 个月   E. 6 个月

11. 小波,男,3 个月。某日上午接种百白破三联混合制剂,当晚体温 38.5 ℃,并伴有呕吐、腹泻等全身不适反应。此时,护士应采取的措施是(   )。

    A. 用干净毛巾热敷   B. 给予休息,多饮水

    C. 给予氧气吸入   D. 立即注射肾上腺素

    E. 服用抗组胺的药物

12. 正常婴儿,体重 7.2 kg,前囟 2 cm×2 cm,能独坐一会儿,能区分熟人和陌生人,但不能听懂自己的名字,最可能的月龄是(   )。

    A. 4 个月   B. 5 个月   C. 6 个月

    D. 7 个月   E. 8 个月

A3 型题

13 ~ 15 题共用题干

男孩,会爬,乳牙萌出 4 个。

13. 此时最佳月龄应该是(   )。

    A. 4 个月   B. 5 个月   C. 6 个月

    D. 7 个月   E. 8 个月

14. 此时患儿语言发育正常的是(   )。

    A. 能喃喃地发出单调音节

    B. 重复大人所发简单音节

    C. 能发出"爸爸""妈妈"等复音,但无意识

    D. 开始用单词

    E. 能懂几个较复杂的词句,如"再见"等

15. 此期应该出现的动作有(   )。

    A. 会自己躺下,会扶着栏杆站起来

    B. 能独坐片刻,手摇玩具

    C. 试独站,会从抽屉中拿出自己的玩具

    D. 能拇、示指对拿东西

    E. 会翻身,自己独坐很久,将玩具从一手换入另一手

16～18题共用题干

出生3天新生儿,与之有关的接种疫苗的知识。

16. 应该接种的疫苗是(　　)。

    A. 百白破疫苗　　　　B. 麻疹疫苗　　　　C. 卡介苗

    D. 乙脑疫苗　　　　　E. 风疹疫苗

17. 对接种有关知识的描述,(　　)是错误的。

    A. 窗户密闭,防止灰尘进入　　　　　　B. 接种用品及急救用品要摆放有序

    C. 注射部位的皮肤应清洁、消毒　　　　D. 接种前要认真询问病史

    E. 近1个月内注射过丙种球蛋白者,不能接种活疫苗

18. 该患儿接种疫苗后出现了轻微局部反应,正确的护理措施是(　　)。

    A. 可用干净毛巾热敷　　　　　　　　　B. 涂抹肾上腺皮质激素软膏

    C. 静脉注射青霉素预防感染　　　　　　D. 局部应用抗生素软膏

    E. 立即住院治疗

实习一　小儿生长发育常用指标的测量

一、实习目标

1. 掌握小儿生长发育常用指标的测量方法。

2. 能叙述生长发育常用指标的意义。

二、实习内容

1. 体重测量方法。

2. 身高(长)测量方法。

3. 坐高(顶臀长)测量方法。

4. 头围、胸围测量方法。

三、用物准备

1. 实训模具。

2. 体重秤、量板、身高计、坐高计、软尺。

四、实习方法

1. 实习地点　儿科护理实训室。

2. 实习方法　先集中示教,然后将学生分为3～4个组进行操作。留20 min,抽出2～3名学生操作,老师给予评价。可配合录像指导教学或自我检查。

3. 条件不具备者可组织学生观看视频。

第三章 儿童护理基础

学习目标

1. 掌握 儿童护理程序,与小儿沟通的技巧,儿科常见症状的护理评估及护理措施,小儿给药的方法。

2. 熟悉 儿童医疗机构的设置与护理管理,住院儿童的心理反应及护理。

3. 了解 儿童护理病历的书写。

第一节 儿童医疗机构的设置与护理管理

在我国,儿童医疗机构的设置有三种形式:儿童医院、妇幼保健院和综合医院中的儿科。其中以儿童医院的设置最为全面,包括小儿内科、外科、五官科等不同科别的门(急)诊及病房。

一、小儿门诊

(一)设置与特点

1. 预诊处 它是儿童医疗机构的特有设置。其主要任务是鉴别传染病,区分急诊、平诊以及协助患儿家长选择就诊科室。通过预诊,减少患儿之间的交叉感染,缩短就诊时间,争取抢救机会。

预诊处一般设在距儿童医疗机构大门最近处或综合医院儿科门诊入口处,以保证患儿就诊时首先到达该处。预诊处设检查台,配备压舌板、手电筒、洗手设备等,随时对就诊患儿检查分诊,避免其长时间等候停留。预诊处应设两个出口,一个通向门诊候诊室,另一个通向隔离室。隔离室内应备消毒、隔离设备,如紫外线灯、洗手设备、隔离衣,其他物品尽量从简。如检出传染病或可疑传染病患儿,即在隔离室进行治疗处理,并在指定区域内挂号、交费、取药等,或由护士代为办理。

预诊主要为问诊、望诊及简单的体检。应力求抓住关键的病史、症状和体征,迅速做出判断,以避免小儿停留过久引起交叉感染。遇到急需抢救的危重患儿,预诊护士必须负责护送。因此,预诊护士一般应由责任心强、经验丰富、决断能力强的高年资护士担任。

2. 门诊部 一般应设体温测量处、导医咨询处、候诊大厅、诊查室、注射室、治疗室、处置室、饮水处等。根据条件设置普通诊室和专家诊室,并留有机动诊室,当遇到传染病或可疑传染病患儿时,将原诊室消毒关闭后利用机动诊室继续诊治。

由于儿童就诊均由家长陪伴,故候诊大厅应宽敞、明亮、空气流通,有足够的候诊椅。同时布置应符合儿童心理特点,放置易于清洗、消毒的玩具,张贴卡通图画以及防病和科学育儿的图片;大屏幕投影电视可放映儿童喜欢的电视片。营造轻松愉快的气氛,使患儿在娱乐中等待就诊,从而减轻患儿紧张不安的心理。

小儿患病后多数需要多饮水,门诊应有专人负责供应开水、一次性纸杯,便于饮水、服药、热奶等。门诊厕所应适合小儿使用,同时方便留取粪便、尿液标本。

（二）护理管理

陪伴患儿就诊的人员数量多是儿童门诊的特点之一,因此门诊人员流动量较大。根据这一特点,儿童门诊应做好以下护理管理工作。

1. 维护就诊秩序　护士要做好诊前准备、诊中协助及诊后解释工作,以保证就诊工作有条不紊进行,提高就诊质量。

2. 减轻患儿不安　护士应以诚挚热情的态度接待患儿及家属,在做各种治疗和检查前,做好解释工作,减轻患儿焦虑不安的情绪,争取其配合。

3. 观察病情变化　护士应注意观察患儿的面色、呼吸等变化,发现异常情况及时与医生联系,必要时就地或护送患儿至急诊室抢救。

4. 杜绝医疗差错　护士工作应认真负责,各项操作和给药严格执行查对制度和药品管理制度,避免忙中出错。

5. 预防交叉感染　制订并严格执行消毒隔离制度,尽早发现传染病的可疑征象并及时隔离,避免患儿之间交叉感染,消除可能使患儿感染的各种隐患。

6. 开展健康教育　根据季节、疾病流行及护理热点问题等,利用候诊时间,采取集体指导、个别讲解或咨询等方式,向患儿及家长宣传儿童保健知识和护理知识,同时进行相关疾病的健康教育。

二、小儿急诊

（一）设置

综合医院急诊室应设置诊查室、抢救室、治疗室、观察室、隔离观察室。儿童医院的急诊室应设有诊查室、抢救室、治疗室、隔离观察室、小手术室、药房、化验室、收费处等,形成独立的单位,以确保 24 h 连续工作。

（二）仪器设备

急诊是抢救患儿生命成功与否的关键,故急诊各诊室仪器设备必须配备齐全,以确保抢救工作顺利进行。

抢救室应设病床 2～4 张,并配备人工呼吸机、心电监护仪、气管插管用具、供氧设施、吸引装置、雾化吸入器等,以及必要的治疗用具如各种穿刺包、切开包、导尿包等。此外,应放置急救车 1 台,备有急救药品、物品、笔、记录本,以满足抢救的需要。

观察室的设备与病房相似,除床单位物品外,另备医嘱本、护理记录单、病历记录。有条件的可备监护仪、婴儿暖箱等。

小手术室除一般手术室的基本设备外,还应准备清创缝合小手术,大面积烧伤的初步处理,骨折固定,急诊胸、腹部手术等器械用物及抢救药品。

（三）护理管理

1. 急诊抢救应注意把握五要素 即人、医疗技术、急救药品、仪器设备和时间,其中人是最主要的。故要求急诊护士有高度的责任心、敏锐的观察力、精湛的技术。另外,药品种类齐全、仪器设备先进、争取时间也是保证抢救成功缺一不可的重要因素。

2. 建立岗位责任制度 护理人员应坚守工作岗位,主动巡视,及时发现病情变化,随时做好抢救准备。对抢救设备的使用、保管、补充、维护等应分工明确,做好交接班工作,使急救所需仪器、器械、急救药品处于完备状态,以确保高质量地完成抢救任务。

3. 建立抢救护理常规,提高抢救效率 平时组织护理人员学习、掌握并执行各科常见疾病的抢救程序、护理要点,不断提高抢救成功率。

4. 加强文件管理,完善护理记录 急诊病历应记录患儿就诊时间、一般情况、诊治过程等。紧急抢救时,对口头医嘱确保无误执行后,再补记在病历上。对经急诊进观察室或住院的患儿应做好登记,以便完善患儿的病历资料。

三、小儿病房

（一）设置

1. 病室 分为大小病室。依收治年龄大小,分为新生儿病室、儿童病室;据病情的严重程度,分为普通病室、危重监护病室以及隔离观察病室;根据消费水准,可分为一般病室和高级病室。大病室放置 4~6 张病床,床与床之间距离为 1 m;小病室放置 1~2 张床,便于观察、隔离使用。各病室间应以玻璃隔断,以便观察患儿病情变化及患儿间彼此交流。病室内应设自来水洗手设备及壁灯,便于洗手消毒和夜间照明。每张病床可安装"一"或"U"字形无轨输液架,床头安装呼叫对讲装置、吸氧和负压吸引装置。危重监护病室（图 3-1）主要用于收治病情危重、需要观察及抢救的患

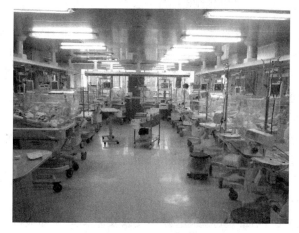

图 3-1 危重监护病室

儿,室内放置各种抢救设备如监护仪、呼吸机、负压吸引器等,患儿病情平稳后即转入普通病室。高级病室可设置电视、空调、电冰箱、卫生间等。

2. 医生办公室、护士站 设在病房中间,靠近危重监护病室,便于观察和抢救。

3. 治疗室 分内、外两间,供进行穿刺、各种治疗及换药等严格无菌操作时使用,各种注射、输液的准备工作在外间进行。

4. 配餐（奶）室 最好设在病房的入口处,方便将食物送入病房。室内应配备碗柜、消毒

锅、微波炉、餐车、电冰箱以及热奶的用具。

5. 游戏室　设在病房一端,供患儿游戏、活动使用(图3-2)。地面应使用防滑材料,桌椅大小应适合患儿使用,并摆设玩具及图书等,有条件者可放置电视机。也可以兼作饭厅,供小儿集体进餐使用。

此外,病房应设置库房、值班室、仪器室等。有一定规模的病房可设家长接待室、检验室、足月儿室、早产儿室(图3-3)、隔离室和备用房等。一般病房设置病床30~40张,按此数量备齐所有仪器设备。

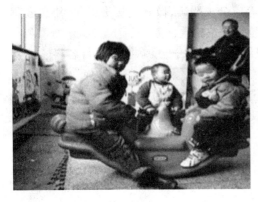

图3-2　游戏室

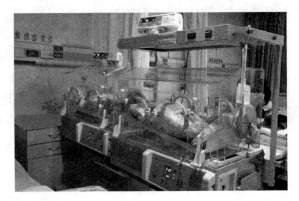

图3-3　早产儿室

(二)护理管理

1. 环境管理　病房环境应符合儿童心理、生理特点,在墙壁上张贴或悬挂卡通图画,用动物形象作为病房标志。病房窗帘及患儿被服应采用颜色鲜亮、图案生动的棉布制作。病房应安装地(壁)灯以免影响睡眠。新生儿适宜的室温为22~24 ℃,婴幼儿为20~22 ℃,相对湿度为55%~65%。儿童病房的温度略低,为18~20 ℃,相对湿度为50%~60%。

2. 生活管理　饮食应既符合患儿疾病治疗的需要,又能满足其生长发育的需要,每餐后应对食具进行消毒。同时根据患儿年龄、病情,合理安排作息时间,帮助患儿建立规律的生活习惯。医院给患儿提供的衣裤,应式样简单,布料柔软,并经常洗换,保持整洁。

3. 安全管理　由于患儿好动、好奇心强且防范意识差,故病房的安全管理十分重要。所有设施、设备均应有保护措施,如窗户设护栏,暖气加罩,病床应大小合适且带有床档,病房中物品、药品、开水瓶、电源开关以及床头牌等都应放在患儿不易触及处,防止发生意外。消防、照明器材位置应固定,紧急通道应畅通(有明显标识)。在治疗护理操作中应严格执行查对制度,杜绝医疗事故的发生。

4. 预防感染　由于患儿身体抵抗力差,易发生各种感染,故应积极预防。病室应每天定时通风,按时消毒,重视手的清洁,加强家长和探视人员的管理,预防交叉感染。

5. 传染病的管理　患儿在住院期间发生传染病,因病情不允许转院时,应立即执行消毒隔离制度,并对病房中的其他患儿隔离检疫,采取被动免疫或预防性服药等措施进行保护。同时加强管理,报告疫情,防止疾病传播与蔓延。

第二节 护理程序在儿童护理中的应用

护理程序是指导护理人员以满足护理对象身心需要、恢复或增进健康为目标,运用系统方法实施计划性、连续性、全面整体护理的一种理论和实践模式。

小儿时期生长发育是处在不断变化的动态时期,在生理、心理方面均不成熟,容易受到外界环境因素的影响。因此,在儿童护理中实施整体护理时,要充分考虑小儿身心特点,运用多学科知识来分析、判断患儿的健康问题,采取及时有效的护理措施,使患儿获得高质量的护理服务。由于小儿生长发育的特点,故在儿童护理过程中分析评估患儿健康问题时,应注意儿童与成人有很大的不同。

一、护理评估

评估是整个护理程序的基础。此阶段主要是从不同方面收集患儿的各项资料,并通过整理分析资料为确定护理诊断找出依据。

(一)收集资料

资料可来自患儿、家长和其他照顾者,其他医务人员的叙述和病案记载以及相关文献资料等,一般分为主观和客观两种资料。主观资料即患儿的主诉,多为患儿的主观感觉,如儿童叙述头痛、恶心等;客观资料即通过护理人员的观察、体格检查以及借助医疗仪器检查所获得的资料,如坐立不安、血压下降、体温过高等。

收集资料可通过交谈、观察、体格检查与阅读来完成。交谈是指与患儿、家长及照顾者进行有目的的谈话。由于小儿在不同年龄阶段,语言表达能力差别很大,与患儿交谈中所取得可利用的资料是有限的。因此,与患儿父母的交谈显得尤为重要。交谈前,护士要明确谈话目的,安排好地点、时间;交谈中护士应注意力集中,运用倾听技巧,不用暗示语言,避免使用医学术语,态度和蔼,以取得对方的信任,获得准确完整的资料,确保护理诊断准确。通过交谈得到的资料应包括患儿入院时的主要病史,既往史(包括出生情况、生长发育情况、喂养情况、预防接种情况等,这些资料必须详细询问与收集),过敏史,基本生活习惯(饮食、睡眠、排便、清洁卫生习惯、自理程度),性格特征及对住院的反应,家庭结构和功能,居住环境以及家庭对患儿关心支持情况等。

观察是通过视觉、触觉、听觉、嗅觉等感觉器官来收集资料的。如通过视觉了解患儿体态、表情、步态、姿势、行为表现等;通过听觉了解呼吸道有无痰液堵塞,是否咳喘,哭声是否有力等;通过触觉感觉皮肤的温湿度,了解是否有硬肿及有无器官大小改变;通过嗅觉了解呼吸的气味、排泄物的气味等。由于小儿的语言表达能力有限,故观察在儿科显得非常重要。

护理的体格检查是为了对患儿在身、心、社会各方面进行功能评估,提出护理诊断。与成人体检不同,应注意小儿生长发育情况,并需取得患儿和家长的配合。同时应考虑小儿年龄的特点及忍耐程度,对体检顺序、时间进行适当的调整。如给小婴儿检查时,先听诊心脏和肺,最后再查咽部;幼儿可先检查四肢后再检查其他部位,以减少小儿恐惧,来获得客观资料。患儿的体检也可以根据具体情况,做全面或部分检查。

护理人员通过阅读与患儿有关的病历,各种医疗、护理记录以及有关书籍、文献来获得一些其他方面的资料。

(二)分析和整理资料

所收集的资料常按需要层次论和健康型态进行分类,对有不清楚或有疑点的资料需重新调查、确认,补充新资料,然后通过与正常值或患儿健康时状态比较,发现健康问题,做出正确的护理诊断。

二、护理诊断

获得与患儿健康有关的全面资料后,进行评估,确定其主要的健康问题,做出护理诊断(包括现存的或潜在的),这些问题是在护理职能范围内,并能用护理方法可以解决的。

护理诊断的陈述包括健康问题(problem)、原因(etiology)、症状或体征(symptoms or signs)三个部分,简称 PES 公式。也常用 PE、PS 或 SE 公式。如腹泻患儿存在的健康问题之一为脱水,这一护理诊断可叙述为:"体液不足:皮肤、黏膜干燥,弹性差 与腹泻、呕吐丢失过多有关"。

目前在我国护理诊断尚无统一的名称,主要参考北美护理诊断协会(NANDA)制定的护理诊断 155 项,未能涵盖的以护理问题的形式提出。在为患儿做出护理诊断时,要充分考虑患儿生长发育的特点和家长在患儿护理中的重要性,帮助家长解决其存在的心理问题与护理知识的缺乏,这就需要儿科护士具有一定的理论水平、较高的专业素质以及丰富的工作经验。

三、护理计划

制订护理计划旨在指导护理行动,使护理工作适合患儿的具体需要,具有人文关怀。它是以护理诊断为依据,以使护理对象尽快恢复健康为目标。在计划中明确目标与措施,使执行与评估有了依据。

护理计划的制订分三步:① 排列护理诊断的优先次序;② 确定护理目标;③ 制定护理措施。

(一)排列护理诊断的优先次序

一个患儿可能有几个护理诊断,需根据病情的轻、重、缓、急排出先后次序。护理诊断可依照马斯诺需要层次理论进行排序,首先应满足机体最基本的生理需要,即维持生命的基本需要,然后才考虑更高层次的需要。一般来说,凡危及患儿生命,需立即解决的问题,如气体交换受损、体液不足,应置于最优先的地位;其他不直接威胁患儿生命,但导致精神或躯体上不健康或情绪、生活变化等问题,如活动无耐力、有皮肤完整性受损的危险等可置于次要位置。这样,护士可根据其严重性和紧迫性,确定执行护理措施的先后次序。随着患儿病情的变化,护理诊断排序的先后也会发生改变,在优先问题得到解决后,原来次要的问题也可转变为新的优先问题。

(二)确定护理目标(预期结果)

护理目标是护理活动预期的结果,分为短期目标和长期目标。短期目标是指在较短的时间内可达到的目标,长期目标是指需要相对较长时间才能实现的目标。长期目标常需通过多个短期目标才能逐步实现。由于患儿及家长能够在短期目标的不断实现下,增强实现长期目标的信心,故短期目标非常重要。护理目标应有针对性,必须具体、切实可行,并且可以观察与测量。如患儿每日摄入牛乳 800 mL 等。

(三)制定护理措施

确定预期目标以后,护士要制定相应的护理措施,以保证目标的实现。一个护理目标,往往需要由几项护理措施来实现。如针对体温过高的患儿,护士可以采取冷敷、乙醇擦浴、冷盐水灌肠,也可遵医嘱给退热剂或安乃近滴鼻剂滴鼻等措施来达到降温的目标。

四、执行计划或实施

实施是将护理计划付诸实际行动,帮助患儿解决现存的或潜在的健康问题的过程。一般来讲,实施在护理计划制定之后,但在抢救危重患儿时,实施常先于计划。故在执行计划时,要注意以下几点。

(一)熟悉患儿并充分调动患儿及家长的积极性

熟悉患儿的护理病史和护理评估的资料,才能正确落实护理措施。由于每个患儿的家庭环境、生活习惯、爱好等各不相同,故护士采取护理措施时,要考虑患儿的个性特征,在病情允许时,护士可指导患儿或家长参与部分护理工作,以减少患儿的焦虑、恐惧心理,增强信心,自觉与医护人员配合,使护理工作取得更好的效果。

(二)继续收集资料

在护理过程中,护士要密切观察患儿病情变化情况,了解患儿的问题是否得到解决,执行计划后患儿的反应,有无新的问题发生,及时收集资料,迅速、准确地处理一些新的健康问题与病情变化。并将护理措施的执行情况及患儿的反应准确进行记录,随时根据病情变化做出判断,重新制定护理措施。

五、护理评价

护理评价是将实施护理计划后所得到患儿健康状况的资料与预定的护理目标逐一对照,按评价标准对护士执行护理程序的效果、质量做出评定的过程。评价应贯穿于患儿住院的全过程。

评价按实现程度分:① 目标完全实现;② 目标部分实现;③ 目标未实现。根据达到目标的程度不同,下一步的护理工作亦有所不同。

通过评价,如完全实现了目标,则这一护理行动就可以结束。若患儿问题有所解决,目标部分实现,则有关护理行动应继续进行。若评价发现,采取护理措施后未实现预定的护理目标,应分析原因,考虑所收集的资料是否全面,护理诊断是否准确,护理目标是否恰当,护理措施是否有效。然后重新进行评估和确定护理诊断,或重新确定护理目标,采取更有效的护理措施,则下一个护理程序循环重新开始,直至患儿达到最佳健康状态。

护理程序是对患儿实施高质量、全面护理的一种方法。它的正确、广泛使用,不仅能保证护理质量的提高,促进患儿恢复健康;同时可以改善护患关系,护士也会在运用过程中逐渐提高逻辑思维、发现问题和解决问题的能力,不断提高业务知识及专业技术水平。

儿童护理病历的书写

(一)护理评估

1. 健康史

(1)一般情况

姓名＿＿＿＿ 乳名＿＿＿＿ 性别＿＿＿＿ 年龄满＿＿＿＿岁＿＿＿月＿＿＿天(小婴儿)

出生日期＿＿＿年＿＿＿月＿＿＿日 生于＿＿＿＿省＿＿＿(市)＿＿＿乡

民族＿＿＿＿ 通讯住址＿＿＿＿ 联系电话＿＿＿＿＿＿＿＿＿＿

入院日期＿＿＿年＿＿＿月＿＿＿日＿＿＿时

病历陈述者＿＿＿＿＿＿＿ 病史采集日期＿＿＿年＿＿＿月＿＿＿日＿＿＿时

主管护士＿＿＿＿＿＿＿ 主管医生＿＿＿＿＿＿＿

(2)现病史

主诉:(此次就诊的主要原因和发病经过、时间等)＿＿＿＿＿＿＿＿＿＿＿＿＿＿

现病史:(此次患病的详细情况,包括发病时间、主要症状、病情发展、严重程度,以及接受过何种处理等。还应该包括全身其他系统的伴随症状,以及伴发的疾病,如营养缺乏性疾病中的贫血和佝偻病等)＿＿＿＿＿＿＿＿＿＿＿＿＿＿＿＿＿＿＿＿＿＿＿＿＿＿＿＿＿＿＿＿＿

(3)既往史

1)出生史

第＿＿＿胎 第＿＿＿产 足月产＿＿＿＿ 早产＿＿＿＿

生产地点:① 医院生产＿＿＿＿ ② 在家生产＿＿＿＿＿＿＿

母亲孕期情况:＿＿＿＿＿＿＿＿＿＿＿＿＿＿

分娩经过:＿＿＿＿＿＿＿＿＿＿＿＿＿＿

出生时情况:窒息＿＿＿＿ 产伤＿＿＿＿ Apgar 评分＿＿＿＿ 体重＿＿＿＿

2)喂养史

乳儿期:

母乳喂养:每日＿＿＿＿次 其他＿＿＿＿＿＿＿

人工喂养:乳品种类＿＿＿＿ 冲调浓度＿＿＿＿ 每日＿＿＿次 每次＿＿＿mL

辅食添加(开始月龄和方法):果汁、菜汁＿＿＿＿ 蛋黄＿＿＿＿ 淀粉类＿＿＿＿ 肉类＿＿＿＿ 果菜类＿＿＿＿ 其他＿＿＿＿ 小儿反应＿＿＿＿

维生素 A、维生素 D 制剂:开始服用月龄＿＿＿＿ 每日剂量＿＿＿＿

进食方式:奶瓶＿＿＿＿ 杯子＿＿＿＿

较大儿童:

食品种类:＿＿＿＿ 每日＿＿＿次 每次食量＿＿＿＿ 食欲＿＿＿＿ 喜欢的食物＿＿＿＿ 不喜欢的食物＿＿＿＿

不良饮食习惯:挑食＿＿＿＿ 偏食＿＿＿＿ 吃零食＿＿＿＿ 其他＿＿＿＿

喂养问题:呕吐_____ 腹泻_____ 腹痛_____ 溢奶_____ 其他_____

3)生长发育史

以往体格生长指标记录:中等_____ 偏高_____ 偏低_____

开始出牙月龄:_____ 牙数_____ 换牙_____

动作能:开始会抬头_____ 翻身_____ 坐_____ 爬_____ 站_____ 走_____

语言能:无意识叫"爸爸""妈妈"_____ 有意识叫"爸爸""妈妈"_____ 现在_____

认知发展:时间概念_____ 空间概念_____

学业(幼儿园、学校):好_____ 中_____ 差_____

心理社会发展:个性:外向_____ 内向_____ 温和_____ 易激惹_____

对新环境适应:好_____ 不良_____

与他人交往:好_____ 中_____ 差_____

游戏发展:喜欢的玩具_____ 喜欢的游戏_____

4)既往健康史

预防接种:卡介苗_____ 乙肝疫苗_____ 百白破三联_____ 麻疹疫苗_____ 骨髓灰质炎疫苗_____ 流脑疫苗_____ 乙脑疫苗_____ 其他_____

患过何种疾病(时间、经过)_____ 意外伤害_____

住院史(时间、经过)_____

儿童对疾病、住院的反应(如退行性行为)_____

过敏史:药物_____ 食物_____ 其他_____

近期用药史(名称、剂量、服药方法等)_____

5)日常活动

活动环境:在家_____ 托儿所_____ 幼儿园_____ 学校_____ 照顾者_____

卫生习惯:洗澡_____ 换衣_____ 刷牙_____ 自理情况_____

睡眠与休息:每日睡_____小时 白天小睡_____次

睡眠习惯(如自己入睡、抱睡)_____

户外活动:每日_____小时

排泄习惯:大便_____次/日 便盆_____ 尿布_____ 其他_____

　　　　　小便_____次/日 便盆_____ 尿布_____ 其他_____ 自理情况_____

青少年:吸烟_____ 饮酒_____ 滥用药物_____

特殊行为问题:吮拇指_____ 咬指甲_____ 手淫_____ 其他_____

(4)家庭情况

父:姓名_____ 年龄_____ 职业_____ 文化程度_____ 工作单位_____ 健康状况_____

母:姓名_____ 年龄_____ 职业_____ 文化程度_____ 工作单位_____ 健康状况_____

妊娠次数和结果_____

父母是否为近亲婚配_____ 家庭成员有无毒物接触史_____

兄弟姐妹健康状况_____

传染性疾病状况_____ 遗传性疾病史_____

家庭经济状况：上等_____ 中等_____ 下等_____

居住环境（阳光、空气、水）：好_____ 中_____ 差_____

宗教信仰_____

家庭成员间关系：和谐_____ 冷漠_____ 经常争吵_____

家长对小儿的教养：严格_____ 一般_____ 放纵_____

对小儿的期望_____

家长对患儿疾病的了解程度_____

儿童住院后对家庭的影响_____

目前家长最关心的问题_____

2. 体格检查

一般情况：体温_____ 呼吸_____ 脉搏_____ 血压_____ 体重_____

　　　　　身高_____ 头围_____ 胸围_____ 发育_____ 营养_____

　　　　　四肢活动_____ 哭声_____ 病容_____ 精神状态_____

皮肤及皮下脂肪：皮疹_____ 黄疸_____ 弹性_____ 其他_____

淋巴结：_____

头部：头颅外形_____ 头发_____ 前囟_____ 骨缝_____ 颅骨软化_____ 眼睛_____ 耳_____ 鼻_____ 咽、口腔（黏膜、扁桃体、牙齿）_____

颈部：_____

胸部：胸廓_____ 鸡胸_____ 肋骨串珠_____ 郝氏沟_____ 肋缘外翻_____

呼吸系统：呼吸节律_____ 口周发绀_____ 鼻翼扇动_____ 三四征_____

　　　　　肺：望诊_____

　　　　　　　触诊_____

　　　　　　　叩诊_____

　　　　　　　听诊_____

循环系统：心：望诊_____

　　　　　　　触诊_____

　　　　　　　叩诊_____

　　　　　　　听诊_____

周围血管征：_____

消化系统：腹部：望诊_____

　　　　　　　触诊_____

　　　　　　　叩诊_____

　　　　　　　听诊_____

脊柱、四肢：_____

神经系统：生理反射（小婴儿）_____

　　　　　肌张力_____

　　　　　病理反射_____

辅助检查：_____

（二）护理诊断与护理计划（表 3-1）

表 3-1 护理计划单

日期	护理诊断	护理目标	护理措施	签名	效果评价	停止时间	签名

（三）护理计划的实施

（四）护理评价

评价内容包括是否达到护理计划中的目标以及出院小结。

第三节　与患儿的沟通

沟通是人与人之间传递信息、观念、态度或情感的交流过程，一般通过语言、非语言沟通等方法来交换彼此的想法、情感等。由于小儿处在不断的生长发育过程中，语言、心理发育尚不成熟，故与患儿沟通时需采用一些特殊沟通技巧。

一、小儿沟通的特点

（一）表达能力差

不同年龄阶段的小儿，由于发育水平不同，表达个人需求的方式也有差别。1 岁以内的婴儿在饥饿、需饮水、需换尿布、需被爱抚时，是以不同音调的哭声表示需要。1~2 岁的小儿因吐字不清、一词多用、叠音字较多，其语言表达别人难以理解。故与婴幼儿沟通时不能或不能完全采用语言沟通。3 岁以上小儿语言表达能力虽然逐渐增强，但缺乏逻辑思维能力，容易掺杂个人感受，受环境因素的影响，故表达往往不够准确。

（二）综合问题能力差

小儿在不同年龄阶段，对事物的认识、对问题的理解是从直觉活动思维和具体形象思维逐步过渡到抽象逻辑思维。至学龄儿童才学会正确地掌握概念，对问题给予合乎逻辑的推理和判断。因此，与成人相比，小儿认识、理解、判断、分析问题的能力差，易影响沟通效果。

二、与患儿沟通的方法

（一）与患儿的沟通

1. 语言沟通　分口头、书面沟通两种。口头沟通具有较清楚、准确、迅速传递信息的优点，故与患儿的语言沟通一般多采用面对面的口头沟通。如护士向患儿和家长详细介绍医院环境、治疗、护理情况等，患儿同时也能向护士倾诉自己的需求、感受等。

2. 非语言沟通　是指通过表情、姿势、体态、目光等进行的沟通。适合于语言表达力和理解力较差的患儿。护士面带微笑,亲切地问候,慈爱地抚摸,可以使患儿感到安全和舒适。

3. 游戏　对小儿来说,游戏和绘画是不可缺少的活动,小儿不仅可以通过游戏和绘画表达感受,宣泄情感,还可以从中学习知识、学会处理简单的人际关系。同时可以缩短护患距离,增进友谊,帮助患儿消除因陌生环境引起的不安。

(二)与患儿家长的沟通

通常情况下,与患儿的沟通需要其家长协助完成,患儿生病后家长常有内疚、紧张、焦虑的心理,而家长的不良情绪对患儿会产生直接影响。故与患儿家长进行沟通,既可促进与患儿的交流,又能为家长提供情感放松的机会,使患儿及其家长能够保持情绪稳定,积极配合治疗和护理。

与患儿家长的沟通,最好在轻松的氛围下进行,谈话开始时尽量少采用闭合式问题,它会限制彼此间的交谈。如"你是不是""你是否喜欢"等。而采用开放式问题较好,容易建立相互沟通的氛围。与患儿家长沟通可以采用如倾听、适当的沉默等方法。

三、与患儿沟通的技巧

(一)语言沟通技巧

1. 简单恰当的介绍　护士主动的自我介绍,可为进一步沟通奠定良好的基础。在初次见面时,用亲切的语言作介绍,询问一些患儿具体情况,如姓名、年龄、所喜欢的玩具和熟悉的事情,这样很快就会缩短与患儿之间的距离,建立初步的信任;同时应注意鼓励患儿表达,避免形成替代沟通的局面,影响患儿主动合作的积极性。

2. 尽量使用肯定句　在谈话前,护士应根据不同年龄阶段患儿语言表达及理解水平的特点,决定沟通方式。在沟通中,最好不用模棱两可、询问式、否定式的语言,而应使用肯定语句与患儿熟悉的语言,既可帮助患儿理解,又能使患儿主动配合。例如,体格检查需解开衣服时,对患儿可以这样解释:"我帮你听一下胸部,解开你的衣扣要我帮忙吗?"避免说:"我要检查身体,你要不要解开衣扣?"

3. 态度要真诚　诚恳态度是建立良好沟通的基础,对患儿幼稚甚至夸大的说法,应该理解和接受,不能敷衍,更不能讥讽、取笑,否则会损伤患儿自尊而失去其信任。谈话过程中,不时引导患儿谈话的中心内容,可以帮助患儿修正词句,在认真倾听的基础上,分析并弄懂患儿说话的意思,以获得准确资料。

(二)非语言沟通技巧

1. 面带微笑　护士面部表情会对患儿的情绪产生影响。护士发自内心的微笑会给患儿留下美好的印象,所以除治疗外一般不需戴口罩,这样患儿能经常看到护士的微笑,便于消除其紧张不安的情绪,增加交流的主动性。

2. 语气和蔼　不论采用哪种非语言沟通方式,亲切和蔼的情感表达是必不可少的。恰当的距离、适宜的音量、适中的速度、准确的语句等均能引起患儿的注意,故护士说话应注意声音效果、语言停顿,给患儿一定的时间去理解语意、理顺思路,这样有助于沟通的顺利进行。

3. 平等尊重 虽然患儿年龄小、经历少甚至是对外界一无所知,但是仍要平等相待,尊重患儿。如与患儿近距离的说话,采取蹲位,保持与患儿眼睛在同一水平线,不厌其烦地满足其需求,既维护患儿的自尊,又增加了亲切感,增强沟通的效果。

4. 适时抚摸 抚摸是一种情感交流的方式,护士适时的抚摸向患儿传递情感信息,患儿可以感受到护士母亲般的关爱。尤其对语言表达能力较差的婴幼儿,抚摸不仅给其以愉快的刺激,有利于其获得安全感及身心方面的满足,而且也是一种很好的交流方式。

(三)游戏沟通技巧

1. 适应沟通需要 护士可与患儿一起参与游戏,如制订游戏规则、程序,在参与过程中,患儿在不知不觉中消除了陌生、拘束感,彼此间很快建立朋友关系,达到顺利沟通的目的。

2. 合理安排游戏项目 安排游戏时,要结合小儿年龄特点,婴幼儿只能做简单的游戏,而学龄前患儿,可做较为复杂的游戏,如具有探索性的纸牌魔术等。因此,应考虑患儿的不同年龄和心理发展阶段,视其病情安排适当的、患儿感兴趣的游戏,加速沟通进程。

3. 分析绘画技巧 绘画不仅可以帮助小儿表达情感,也可以反映小儿的心理状态。患儿按照兴趣、发挥想象随意画图,称自发性绘画。也可安排患儿按照规定的内容、范围绘画。护士通过画面中形象的大小,出现的次序,是否涂擦、重叠等,结合患儿背景资料综合分析其心理状态。同时,绘画也是护士与患儿沟通的方式之一。

第四节　住院患儿的心理护理

患儿除了因为疾病带来躯体上的痛苦外,住院后医院陌生的环境,各种检查、治疗、护理操作,以及与父母分离,再加上年龄、疾病和病情、住院时间长短的不同,均会使小儿产生恐惧、焦虑不安的心理反应。因此,在对小儿实施整体护理过程中,要做好患儿的心理护理。

一、不同年龄阶段住院患儿的心理护理

住院患儿的心理反应与年龄、所患疾病及严重程度、生活经历有密切的关系。护士应根据不同住院患儿的心理特点,有针对性地开展心理护理,帮助患儿尽快适应医院环境。

(一)住院婴儿的心理反应与护理

1. 心理反应 婴儿期是小儿身心发育的第一次高峰时期,尤其表现在感知觉、语言和动作的发育。婴儿期的心理反应与月龄有密切的关系。6个月以下的婴儿,只要生理需要得到满足,即使住院也较少哭闹,比较安静。但由于住院后有益的外界刺激减少,感觉、知觉以及动作等方面的发育会受到一定程度的影响。

6个月以上的婴儿开始认识母亲或抚育者,依恋性逐渐增强,对住院的反应强烈,主要表现为哭闹、拒绝与陌生环境以及其中的人接触,或者出现抑郁或退缩。

2. 护理要点

（1）多与患儿接触　了解患儿的乳名和生活习惯，在护理时唤其乳名并尽量维持其原有习惯。随着与患儿接触时间的增加，通过细致入微的护理，使患儿对护士产生好感，感受到亲人般的温暖，从而建立信任。

（2）多给予一些良性刺激以满足其需要　把患儿喜爱的玩具或物品放在其床旁，提供适当的颜色、声音等感知觉的刺激，对小婴儿要特别多给予抚摸、拥抱、微笑，以满足患儿的生理、心理需要。

（3）促进运动发育　协助患儿进行局部或全身的动作训练，维持患儿正常的生长发育。

（二）住院幼儿的心理反应与护理

1. 心理反应　幼儿对父母及其亲人的依恋更加强烈，误认为住院是对自己的一种惩罚，担心被抛弃，由此产生分离性焦虑。由于对医院环境不熟悉或者生活习惯的改变，以及住院限制了活动范围和时间，从而产生抵触情绪。同时受语言表达水平与理解力的限制，常因为被误解或与人交流困难而苦恼。幼儿住院后产生的心理反应具体表现如下。

（1）反抗　表现为攻击行为，如患儿采用哭闹、踢人、打人、争吵、说脏话等行为拒绝护士的劝阻和照顾，甚至逃跑。

（2）失望　表现为退行性行为，是患儿逃避压力的一种行为方式。如尿床、吮手指、害怕和父母分离等。有时因不能如愿找到父母而抑郁、悲伤，对周围的一切失去兴趣，漠不关心。

（3）否认　一般住院时间较长的患儿可出现。表面上逐渐与他人交往，故意压抑对父母的思念，克制情感，表现出不在乎父母是否来医院探望或离去。

2. 护理要点

（1）尽量维持原有的习惯　了解患儿原来的生活习惯，如睡眠、饮食、活动等，尽量满足其需要。使用患儿熟悉的词语、手势，以及将其喜欢的玩具放在身边等。

（2）多与患儿进行语言沟通　用通俗易懂的语言介绍医院环境、生活安排。鼓励患儿谈论其喜欢的人或事，多与患儿交流以促进其语言能力的发展，同时获得情感上的满足。

（3）促进行为的发展　对患儿入院后出现的反抗、哭闹应予理解，允许其发泄不满。患儿有退行性行为时，应正确引导，不当面批评。病情允许时，宜帮助患儿恢复应有的行为，为其创造独立活动的机会，如自己洗手、洗脸、刷牙、吃饭等，尽量满足其生活自理的愿望。

（三）学龄前患儿的心理反应与护理

1. 心理反应　学龄前患儿因智能发育进一步趋于完善，虽然与父母分离也会出现分离性焦虑，但自己能调节和控制，把注意力转移到游戏、绘画等感兴趣的活动中，故表现较温和，如难以入睡或悄悄哭泣。此阶段患儿惧怕陌生环境，不理解为何疾病需住院治疗，害怕治疗会破坏身体的完整性。

2. 护理要点

（1）介绍病房环境　护理人员应为患儿介绍病房仪器设备及同伴，并且关心、爱护、理解、尊重患儿，尽快熟悉患儿原来的生活习惯并与其很好地沟通。帮助患儿尽快适应环境，消除陌生感。

（2）组织适当游戏　根据患儿病情组织治疗性游戏，用患儿能理解的语言，简要介绍病情、治疗的必要性，帮助其了解疾病和治疗不会对身体构成伤害，消除或减轻恐惧感。同时，通过参与游戏活动（如模拟注射等），可以让患儿表达、发泄情感，克服恐惧心理，积极配合治疗护理工作。

（3）鼓励自我照顾　病情好转后，鼓励患儿生活自理，保持个人卫生，建立自信，增强自我控制感。

（四）学龄患儿的心理反应与护理

1. 心理反应　学龄患儿已经开始正规的学校生活，住院后心理反应主要是由于离开学校、同学而感到孤独，担心学习成绩落后。另外，因疾病知识缺乏，担心自己会残疾或死亡而恐惧；因羞怯而不配合体检；少数患儿因住院加重家庭的经济负担而内疚；或因与父母暂时分离而焦虑。由于此期患儿自尊心、独立性相对较强，心理活动一般不愿表现出来，常努力做出若无其事的样子来掩盖内心的恐慌。

2. 护理要点

（1）多与患儿沟通　护士运用平和的语言、适宜的表情、温和的目光、体态语言等，介绍有关病情、住院治疗的目的，解除患儿疑虑，减轻分离性焦虑，如为咳嗽患儿轻轻拍背、主动询问患儿的病痛和需要，使其获得满足感，从而赢得患儿信任。

（2）协助患儿与同学联系　根据病情安排学习、娱乐活动，经常与老师、同学取得联系，鼓励患儿坚持看书、做作业，允许同伴探视，帮助患儿稳定情绪，引导患儿接受治疗。

（3）维护患儿的自尊　让患儿参与护理计划的制订和生活、活动的安排，在进行各项治疗操作及体格检查时，采取适当的保护措施，维护其自尊。在护理过程中，可以简要地讲解医疗器械的功能、手术过程、治疗的必要性，让患儿确信其他部位不会受到伤害。

（五）青春期患儿的心理反应与护理

1. 心理反应　青春期的青少年开始关注自我，探究自我。此期是角色认同、独立性、自我肯定发展的关键时期。此阶段学习对于他们来说非常重要，住院后由于治疗、护理限制了活动范围，减少了与同伴交流的机会，使青少年依赖性增强，归属感丧失，具体表现为不合作、退缩、气愤和挫折感。同时，因耽误学习，害怕成绩下降而出现焦虑，自控力下降，失去安全感。此期的青少年对身体的关注更胜于对疾病严重程度的关注，能和护士进行很好的沟通，对疼痛引起的情绪反应能基本控制，并能用语言正确表达。

2. 护理要点

（1）提高患儿的自控力　关心、爱护患儿，在治疗和护理时，要做好解释工作，尽量多与患儿沟通，并注意保护患儿的自尊，以取得其配合。在病情许可的情况下，鼓励其参与自我护理，增加控制感。

（2）健康教育　在护理过程中进行健康教育，简单介绍疾病的病因、临床表现、治疗和康复、营养和自我护理知识，同时说明身体的改变是暂时现象，不会对其产生严重影响，消除其自卑心理。

二、临终患儿的心理护理

（一）住院临终患儿的心理反应

临终患儿心理反应与其对死亡的认识程度有关。10岁以下的患儿并不理解死亡的真正意义，仅仅认识到死亡非常可怕，而不能将死亡与自己直接联系起来。这部分患儿只是希望能够减轻病痛，与父母或亲人在一起拥有安全感。随着年龄的增长，10岁以上的患儿逐渐懂得死亡是生命的终结，当看见其他住院患儿死亡或者预感自己濒临死亡时，特别惧怕死亡及死亡前的痛苦。

（二）护理要点

1. 减轻患儿的痛苦　护士应尽可能采取措施以减轻患儿的痛苦，为临终患儿提供耐心、细致的护理服务。

2. 提供心理支持　对10岁以上患儿提出的死亡问题，给予恰当的解释，但应回避预期死亡时间。注意观察患儿情绪的变化，及时满足其心理、生理需要。允许患儿父母守护在身边，参与照顾，帮助其平静地离去。

3. 满足家长的要求　患儿死亡后，要理解、同情、关心其父母及亲属，尽量满足他们的要求。如在患儿身边多停留一些时间，给家长提供发泄的场所等。并做好尸体料理，维护患儿最后的尊严。

第五节　儿科常见症状的护理

一、哭闹

（一）概要

婴儿由于语言表达能力差，针对体内或体外一切刺激，常以哭闹的形式来表达自己的不适或要求。因此，婴儿哭闹并不都属于病态，婴儿不哭闹也并不都属于健康状态。如新生儿变得少哭、不哭，反而可能是疾病的征兆。婴儿多哭闹亦可为疾病的主要症状或早期症状，应予以重视。

原因　① 生理性哭闹：饥饿和口渴为最常见的原因，另外，如情绪变化、睡眠不足、断乳、过冷、过热、尿布潮湿、衣服过紧、被褥过重、蚊虫叮咬等也可引起哭闹；② 病理性哭闹：凡能引起小儿不适或疼痛的疾病都可引起哭闹，其中以腹痛、头痛、口痛为多见，其次为颅内出血、颅内感染、核黄疸，还有中耳炎、皮肤病等。

（二）护理评估

1. 健康史　应仔细询问患儿有无睡眠不足、饥饿，环境是否过冷、过热，尿布是否潮湿，有无衣服过紧、被褥过重、蚊虫叮咬等情况发生。询问患儿哭闹持续时间的长短，评估患儿哭闹的声调、特点及伴随症状。

2. 身体状况

（1）哭的声调与哭闹持续的时间 新生儿表现脑性尖叫,常提示中枢神经系统感染或颅内出血;甲状腺功能减退症的患儿哭声低沉、粗哑;要挟性哭闹,声音时高时低;哭声微弱或伴呻吟者,多为病情严重的表现。

（2）哭的特点及伴随症状 ① 生理性哭闹的特点:时间较短、哭声有力、间歇期面色如常。如饥饿时可见到吸吮、觅食、啃手等动作;将要睡眠时哭声低且表现烦躁,双眼时睁时闭,给予哄拍后哭声逐渐变弱而入睡;因刺痛或蚊虫叮咬可出现阵发性号啕大哭,间歇时如常。② 病理性哭闹的特点:哭声剧烈并呈持续性或反复性,用玩具逗引或饮水、进食等方法不能止哭。如肠套叠患儿可出现剧烈、持久的哭闹,伴频繁的呕吐;婴儿阵发性腹痛表现为烦躁哭闹,伴面色潮红、腹胀、口周发白,严重者紧握双拳、双腿屈曲、手足厥冷,持续时间数分钟、数小时不等;肠寄生虫病的患儿因皮肤瘙痒表现为不定时、反复哭闹;中耳炎患儿常因耳痛哭闹,不断摇头,不让触及患部;维生素 D 缺乏病患儿常见烦躁不安,易惊好哭;巨幼红细胞贫血患儿少哭不笑、哭而无泪,面部表情呆滞。

3. 心理社会状况 应注意评估家长有无担心、不安,对小儿哭闹的原因是否了解,在护理患儿方面有无知识缺乏及有无保健需求,家庭居住环境是否存在一些影响患儿哭闹的因素等。

（三）护理诊断问题

有婴儿行为紊乱的危险 与疼痛、各种不适刺激有关。

（四）护理措施

1. 保持室内安静,适宜的温、湿度,每日定时通风,使患儿感到舒适。

2. 给予患儿合适的护理,如按时喂奶、更换尿布,定时睡眠,被褥不要太厚等,培养患儿有规律的生活习惯。

3. 密切观察哭闹的声调、持续时间、特点及伴随症状(如哭声大小、持续时间长短,是否伴有呕吐、腹泻,精神状况如何等),及时与医生取得联系,做到早诊断、早处理。

（五）健康指导

1. 向家长介绍引起患儿哭闹的常见原因以及伴随症状,指导其对患儿进行生活护理。

2. 向家长介绍如何正确引导小儿,不要无原则地溺爱,及时纠正患儿各种不良习惯。

二、呕吐

（一）概要

呕吐指由于食管、胃或肠呈逆蠕动,伴有腹肌痉挛性收缩,迫使胃内容物从口、鼻腔涌出的现象。

1. 原因 ① 消化道疾病:消化道机械性梗阻(如先天性消化道闭锁或狭窄、肠套叠及不同原因引起的肠梗阻等)、消化道感染(如胃炎、肠炎、阑尾炎等)及神经肌肉性疾病(如幽门痉挛、先天性肥厚性幽门狭窄)等;② 消化道外疾病:各种感染引起消化道功能异常、颅内疾患(如脑膜炎、脑炎等)致颅内压增高引起的喷射性呕吐及各种中毒等。

2. 治疗原则　排除外科疾病后,肌内注射甲氧氯普胺(灭吐灵)止吐。对幽门痉挛者,于每次喂乳前 15～30 min 滴 1:1 000 阿托品液 1～2 滴于口中。新生儿因吞入羊水致呕吐者,用 2% 碳酸氢钠溶液洗胃。呕吐严重者,暂时禁食并静脉补液。

(二)护理评估

1. 健康史　应仔细询问患儿有无误服药物、毒物,对新生儿应评估出生时有无窒息;评估患儿呕吐是否呈喷射性,呕吐量多少,呕吐物内容,呕吐出现的时间,呕吐与饮食是否有关及呕吐伴随的症状;详细询问小儿喂养情况。

2. 身体状况　小儿时期呕吐的原因、出现的时间与年龄有很大关系。

(1)新生儿期　新生儿因吞入羊水,生后即可发生呕吐。生后超过 24 h 不排胎粪且伴呕吐,可能为胎粪性肠梗阻,也可为消化道畸形(如胃扭转等)。肥厚性幽门狭窄常从新生儿晚期开始出现喷射性呕吐,呕吐物为乳汁或乳凝块,无胆汁,于右上腹可触及硬块。

(2)婴儿期　喂养不当为最多见的原因。肠套叠是此期常见急腹症,因腹痛常伴剧烈哭闹,面色苍白,频繁呕吐,便血,腹部可触及包块。

(3)儿童期　消化道疾病或消化道外疾病均可引起剧烈、频繁的呕吐,严重者引起水、电解质紊乱,甚至可发生误吸而致窒息。

3. 心理社会状况　应注意评估患儿和家长是否有担心、焦虑;家长对患儿呕吐的病因、诱因以及严重程度是否了解,以及有无相关的保健需求。

(三)护理诊断/问题

1. 有窒息的危险　与呕吐引起误吸有关。
2. 有体液不足的危险　与频繁呕吐、摄入不足有关。

(四)护理措施

1. 预防窒息

(1)患儿呕吐时应立即解开衣扣,取侧卧位,迅速清除口、鼻腔呕吐物,防止呕吐物误入气管引起窒息。做好口腔护理,及时更换污染衣物,尽量使患儿舒适。准备吸痰器及抢救用物,以备在紧急时使用。

(2)患儿喂乳、喂药后竖抱拍背,并取右侧卧位。

(3)记录呕吐的次数、量及性状,必要时留标本化验。

2. 防止体液不足

(1)保证患儿营养与水分的摄入,可采用少量多次哺喂,也可给婴儿乳液中加米粉以增加稠度,减少呕吐;严重呕吐者根据医嘱静脉补液,以纠正水、电解质紊乱。

(2)密切观察呕吐情况,如呕吐方式、性质、次数及量,呕吐与饮食的关系,伴随症状和体征,以便及时了解病情变化。

（五）健康指导

1. 向家长介绍引起患儿呕吐的一些诱因（如喂养不当），以及发生呕吐时可能会出现窒息等情况。

2. 向家长介绍正确的喂养方法。喂哺时，患儿取坐位，需卧位时，应将床头抬高；乳液温度应适宜；橡胶乳头的软硬及乳孔大小合适；喂乳时乳液应充满乳头前部；喂哺速度不宜过快，避免吸入空气而致吐。

3. 向家长介绍如何观察患儿病情变化，如伴随头痛、腹痛、惊厥等症状时，应及时就诊。

三、发热

（一）概要

当小儿直肠温度 >37.8 ℃，舌下温度 >37.5 ℃，腋下温度 >37.4 ℃时，称为发热。连续发热 2 周以上为长期发热。

正常情况下，进食、运动、哭闹、衣被过厚、环境温度过高，可致体温升高；饥饿、少动、保暖不佳，可致体温降低。发热是人体防御疾病与适应内、外环境温度异常的一种代偿性反应。但高热或发热持续过久则有损健康。

1. 原因 ① 感染性疾病：由病毒、细菌、支原体、寄生虫等感染引起；② 非感染性疾病：见于大量组织破坏（如恶性肿瘤、严重的组织损伤）、结缔组织病、变态反应性疾病、体温调节失常（如颅脑损伤）和中暑等。

2. 治疗原则 病因治疗、对症治疗和支持治疗。如选用抗生素、给予物理和药物降温处理、补充营养及液体等，以改善全身状况。

（二）护理评估

1. 健康史 应仔细询问有无引起发热的外界因素，如进食、运动、哭闹、衣被过厚、环境温度过高等；评估患儿体温升高的程度、热型及伴随症状、时间长短；是否采取过治疗措施，如物理降温、药物降温。

2. 身体状况

（1）热型 护士应注意观察某些发热性疾病的独特热型，如稽留热（大叶性肺炎）、弛张热（风湿热）、不规则热（流行性感冒、恶性肿瘤）等。

（2）发热程度 腋温 <38 ℃ 为低热，38.1～39 ℃ 为中等热，39.1～40.4 ℃ 为高热，>40.5 ℃ 为超高热。

（3）伴随症状 发热伴寒战，见于化脓性细菌感染（如大叶性肺炎、败血症等）；伴皮疹，见于传染性疾病（如麻疹、风疹、水痘、猩红热等）；伴出血，见于急性白血病或重症感染；伴有单发或多发关节肿痛，见于风湿热及结核病；发热伴淋巴结增大及肝（脾）大，见于传染性单核细胞增多症、病毒性肝炎等。

3. 心理社会状况 发热可能会引起惊厥，故应注意评估家长有无焦虑、恐惧；对发热是否了解，有无知识缺乏；有无保健知识需求。

（三）护理诊断/问题

1. 体温过高　与感染、机体免疫反应等因素有关。
2. 有体液不足的危险　与体液丢失有关。
3. 潜在并发症:惊厥。

（四）护理措施

1. 降低体温

（1）给予清淡易消化的高热量、高蛋白流质或半流质饮食。鼓励患儿多饮水,保证营养和水分的摄入。

（2）每 4 h 测量并记录 1 次体温、脉率和呼吸的变化,注意观察热型。高热或超高热患儿,每 1~2 h 测量体温 1 次,并注意有无易激惹的现象。采取降温措施半小时后测体温 1 次,并注意有无体温骤降、大汗淋漓、面色苍白、四肢厥冷等虚脱现象,如有,应予及时处理。

（3）患儿应卧床休息,出汗后及时更换衣服,保持皮肤清洁。鼓励年长儿多漱口,保持口腔清洁。

（4）给予物理降温　① 放置冰袋,于患儿前额或体表大血管处(颈部两侧、腋窝、腹股沟处)放置冰袋;② 冷湿敷,以冷水或冰水浸湿毛巾后敷于患儿头部或四肢;③ 乙醇擦浴,用 30%~50% 乙醇溶液按顺序擦颈部、上肢、腋窝、腹股沟、下肢及腘窝等处,但 1 岁以内的婴儿应避免采用此法;④ 温水擦浴;⑤ 冷盐水灌肠。

（5）必要时按医嘱给予药物降温,如口服阿司匹林等。

2. 预防体液不足

（1）保持病室内适宜的温、湿度,利用物理或药物降温,将患儿体温控制在正常范围内,以减少不显性失水丢失的体液。

（2）鼓励患儿多饮水和进食,按医嘱给予口服或静脉补液,以保证摄入量。

3. 预防惊厥

（1）对曾有高热惊厥史的患儿,要加强巡视或专人守护。

（2）备好急救物品(如纱布包裹的压舌板、开口器等)和药品(各类止惊药物),以便紧急抢救。

（3）按医嘱给予降温措施。

（五）健康指导

1. 向家长介绍患儿发热的原因,以及识别患儿体温异常的早期表现。
2. 详细介绍发热患儿的护理,以及当惊厥发生时如何进行紧急抢救的知识。
3. 要求家长注意观察患儿有无头痛、脉率加快、烦躁不安等症状,一旦出现及时报告医生,避免诱发惊厥。

四、腹痛

（一）概要

腹痛是儿科常见症状之一,按病变性质分为器质性疾病和功能性腹痛。

1. 原因 ① 器质性疾病:又可分腹腔内疾病和腹腔外疾病。最常见的腹痛原因有胃炎、肠炎、消化道溃疡、肠寄生虫病等;阑尾炎、肠套叠、肠梗阻以及肠系膜淋巴结炎、胆囊炎、尿路结石等也可引起腹痛。腹腔外疾病可见上呼吸道感染、肺炎、胸膜炎、心包炎、过敏性紫癜、荨麻疹、风湿热及腹型癫痫。② 功能性腹痛:由于肠蠕动异常或肠痉挛引起腹痛,如婴儿阵发性腹痛,可能与饮食不当、肠胀气有关,表现为阵发性哭闹。肠痉挛多见于儿童,有周期性发作者,可能与精神因素或自主神经功能紊乱有关。

2. 治疗原则 对高度怀疑有急腹症的患儿应严密观察,必要时做剖腹探查;对诊断不明的患儿不宜给予镇痛解痉药,不宜使用热水袋,以免掩盖症状而延误诊断和治疗。

（二）护理评估

1. 健康史 应仔细询问患儿有无饮食不洁史;评估患儿腹痛发作的次数、有无周期性,以及腹痛的部位、性质、程度、持续的时间,有无伴随症状;询问患儿有无过敏史和近期是否接触过敏原。

2. 身体状况 腹痛的临床表现较为复杂,患儿多不能准确表述,故应注意观察。

（1）疼痛部位 非器质性疾病腹痛多在脐周,或疼痛的部位模糊不清;器质性疾病疼痛多固定于脐周外明确部位,如阑尾炎。

（2）疼痛程度 轻者,只诉疼痛;较重者,表情痛苦、坐卧不安或哭闹;严重者,翻滚不停、面色苍白、冷汗淋漓。胆道蛔虫症、过敏性紫癜、胰腺炎常出现剧烈腹痛。

（3）疼痛性质 持续性钝痛,如肝脓肿;阵发性绞痛,如肠套叠;胆道蛔虫症,表现为持续性右上腹隐痛伴阵发性加剧。

（4）伴随症状 腹痛患儿是否伴有呕吐、排便和肛门排气、黄疸,以及发热、咳嗽、尿路刺激征、关节疼痛及皮疹等。如腹内脏器炎症引起的呕吐,多发生于疾病早期;如腹痛后无排便、排气且呕吐频繁,应考虑肠梗阻;腹泻的患儿大便呈蛋花汤样,肠套叠患儿大便呈果酱样,消化性溃疡出血患儿大便呈柏油样等;腹痛伴黄疸,可能为肝胆系统疾病。

3. 心理社会状况 应注意评估患儿及家长在腹痛时的心理反应,有无焦虑、恐惧;有无相关护理知识缺乏和保健需求。

（三）护理诊断问题

疼痛 与感染、肠蠕动亢进、肠痉挛等有关。

（四）护理措施

1. 患儿应卧床休息,可采取下肢屈曲的仰卧位或侧卧位,以保证患儿舒适。

2. 保证摄入量,根据病情允许进食者应给予营养丰富、易消化的饮食,怀疑有急腹症者应禁食,按医嘱静脉补液。

3. 保护患儿安全,剧烈腹痛的患儿应预防坠床或碰伤等意外发生。

4. 根据医嘱使用解痉镇痛药,因胃肠功能紊乱致腹痛者,给予腹部热敷;伴明显肠胀气者,可予肛管排气。

5. 注意观察腹痛变化,按时测量体温、脉搏、呼吸及血压,做好记录。

(五)健康指导

1. 向家长介绍如何观察患儿病情,如腹痛的性质、部位、程度、持续时间及伴随症状等。

2. 向家长讲解正确喂养的方法以及良好饮食习惯的养成,如婴儿辅食添加的原则和步骤,肝、胆疾病的患儿应给予低脂饮食等。

3. 让家长清楚合理使用止痛药物的重要性。

五、厌食

(一)概要

厌食是指较长时间的食欲减退或食欲不振。厌食的主要原因有:① 器质性疾病:多见于各种急、慢性感染(如传染性肝炎、胃肠炎等),缺铁性贫血,肠寄生虫病等。② 精神因素:是小儿厌食的常见原因,有的家长强迫小儿进食,如无休止地劝说、哄骗、威胁甚至打骂等,会引起小儿反感,形成反射性拒食。此外,情绪紧张、休息与睡眠不足、学习负担过重、追求体态苗条等,均可产生厌食。③ 喂养不当或不良的饮食习惯亦是造成小儿厌食的原因之一,如添加辅食过晚或不当,偏食、挑食、吃零食(尤其是糖果、甜食)等。④ 药物:如某些抗生素、磺胺类药、过量维生素 A 或维生素 D 等可影响食欲。

(二)护理评估

1. 健康史　应仔细询问喂养史、饮食习惯、进餐的环境;对年龄稍大一点的儿童要询问其对肥胖的看法,是否在服用某些药物;对新生儿应询问有无拒食现象,并评估伴随症状和体征;询问有无用药史,既往健康状况如何。

2. 身体状况　厌食不是一个简单的症状,常常可能是一些疾病的伴随症状。

(1)厌食伴发热　应考虑感染或恶性肿瘤。

(2)厌食伴有腹泻　见于胃肠道疾病及电解质紊乱。

(3)厌食伴有明显乏力　见于肝炎、贫血及结核。

(4)厌食伴有腹痛　多见于消化系统疾病。

3. 心理社会状况　厌食可能会引起营养不良。故应注意评估家长对饮食和营养知识的认识程度,对培养饮食习惯重要性的认识,家长和患儿有无保健需求。

(三)护理诊断/问题

1. 营养不足　与食欲减退有关。

2. 知识缺乏　与家长缺乏有关喂养知识有关。

（四）护理措施

1. 密切观察患儿病情,查找引起厌食的原因。突然的食欲减退可能是疾病的先驱症状,长期食欲减退可能是某些慢性疾病的标志。以食欲减退为突出症状而无其他临床表现者,多由精神因素或喂养不当引起。若系疾病(如缺铁性贫血、传染性肝炎等)引起者,应积极治疗。

2. 与患儿、家长一起制订食谱。注意食物的色、香、味、形及荤、素搭配,以增加食欲。禁止喝含咖啡因饮料(易降低食欲)和碳酸饮料(易致饱胀感)。

3. 建立规律的生活制度,进餐时注意精神卫生,避免不良刺激。进食要有耐心,不要强迫小儿。纠正不良饮食习惯,如餐前吃零食、边看电视边进餐等。创造愉快的进餐环境,用餐前不做引起疼痛和不适的治疗、护理和检查,用餐时不要批评小儿,避免产生不良情绪而影响进餐。

（五）健康指导

1. 向家长介绍引起厌食的原因,以及长期发展下去可能会造成营养不良,影响患儿的生长发育。

2. 向家长说明每个小儿食欲不尽相同,食量大、体重超重,并不说明健康状况良好,强迫进食影响小儿进食情绪,使其视进食为负担而产生厌食。

3. 指导家长正确喂养小儿的方法,介绍合理的膳食结构,保证小儿能摄入全面的营养物质。纠正不良饮食习惯,不溺爱、迁就小儿,对独生子女应鼓励其入托,过集体生活,这样有利于培养小儿良好的饮食习惯。

六、腹胀

（一）概要

腹胀是腹部的一部分或全腹部胀满,它可以是一个主观症状,也可以是客观检查体征。

1. 原因　小儿腹胀主要是由肠腔内积气、积液所致,常见于:① 机械性肠梗阻,如肠套叠、肠扭转、肠梗阻等疾病;② 功能性肠胀气,如饮食不当等消化功能紊乱和败血症、肺炎、急性坏死性肠炎等严重感染。此外,低钾血症、营养不良等均可使肠蠕动减弱而引起腹胀。

2. 治疗原则　禁食、肛管排气、胃肠减压等,必要时采取外科手术治疗。

（二）护理评估

1. 健康史　应仔细询问是否给婴儿过早添加淀粉类食物或是否太多、太浓等;评估婴儿的喂养方式,患儿腹胀的程度、是否有伴随症状等。对新生儿应询问胎粪排出的时间及量。

2. 身体状况

（1）体征　腹部明显膨隆,甚至使膈肌抬高,影响呼吸、心率,患儿常呈急、慢性病容。

（2）伴随症状　伴阵发性剧烈腹痛、呕吐,并可触及包块,如机械性肠梗阻;出现腹痛、便血,并伴明显的全身中毒症状,见于急性坏死性肠炎;严重腹胀与反复的顽固性便秘,常见于先天性巨结肠患儿;腹胀伴有呕吐者,常见于幽门梗阻和急性胃扩张。

3. 心理社会状况　由于引起腹胀的原因不同,一些患儿可能要手术治疗。应注意评估家长对饮食因素造成腹胀的了解程度,有无担心、内疚、焦虑,以及有无保健需求。

（三）护理诊断问题

1. 疼痛　与胃肠道内气体过多和积液等引起腹胀有关。
2. 知识缺乏　与家长缺乏有关喂养知识有关。

（四）护理措施

1. 患儿应卧床休息,若伴有呼吸困难和压迫症状时可取半卧位。
2. 患儿严重腹胀伴呕吐或急性坏死性肠炎时,应禁食。
3. 按医嘱给予肛管排气或肌内注射新斯的明。对腹胀严重者施行胃肠减压,在减压过程中要注意观察病情变化,注意保持引流管通畅,定时更换引流瓶,观察引流液的量及性质,并做好记录。
4. 密切观察腹胀及其伴随症状(如腹痛、腹泻、呕吐)的改善情况,并做好护理记录。

（五）健康指导

1. 向家长介绍引起腹胀的病因、症状和体征。
2. 指导家长正确喂养小儿,如婴儿喂养中添加辅助食品的目的、原则及顺序。教会家长正确的配乳方法。

第六节　小儿用药的护理

药物是治疗疾病的一个重要手段。合理有效的用药可以防治疾病,促进患儿康复,维持健康。但药物的副作用、毒性作用和过敏反应常对机体产生不良影响。患儿正处在生长发育阶段,各个器官功能发育尚不成熟,对药物的毒副作用较为敏感,因此,小儿用药要注意药物的选择、给药途径、间隔时间、毒副作用以及精确的剂量计算,做到合理用药。

一、小儿用药的特点

（一）不同年龄阶段用药特点

1. 胎儿时期　许多药物可通过胎盘进入胎儿体内,对胎儿产生不同程度的影响。如孕期服用苯妥英钠,可引起胎儿颅面、肢体、心脏的畸形;服用雄激素、黄体酮及己烯雌酚,可引起胎儿性发育异常;使用氨基苷类药物,可致胎儿耳聋、肾损害。
2. 新生儿　由于新生儿肝酶系统发育不全,对药物的代谢较差,所以药物在体内易引起蓄积。如氯霉素可引起灰婴综合征。新生儿肾功能发育不全,药物的排泄缓慢,故在应用氨基苷类、地高辛时,应注意用量。
3. 婴幼儿　神经系统发育尚未完善,用药时应特别注意。如阿片类药物易引起呼吸中枢抑制,氨茶碱可引起过度兴奋,而婴幼儿对镇静药耐受量较大等;四环素可使牙釉质及骨骼发育障碍,婴幼儿应禁用;有些药物如性激素、糖皮质激素长期使用,可影响小儿生长发育,应慎用。

（二）乳儿受母亲用药的影响

乳母用药后,一般对乳儿的影响不大。但有一些药物在乳汁中的含量较大,如苯巴比妥、地西泮、水杨酸盐、阿托品等,故应慎用。有一些药物在乳汁中的浓度较高,哺乳期应禁用,如放射性药物、抗癌药、抗甲状腺药物等。

（三）先天遗传因素

对有遗传病史的患儿要考虑到其对某些药物的先天性异常反应,对家族中有药物过敏史的小儿,要慎用某些药物。

二、药物的选用

在疾病的治疗过程中,除掌握所用药物的特点外,还要结合小儿年龄、病种、病情对药物进行合理选择,并注意药物的特殊反应和药物的远期影响,以达到最佳疗效。

（一）抗生素

小儿容易患感染性疾病,抗生素是常用的药物之一。在使用过程中,要严格掌握抗生素的用药指征,针对不同细菌、不同部位的感染,正确选择敏感的药物,掌握适当的药物剂量要有足够的疗程。不可忽视其毒副反应,如肾毒性、对造血功能的抑制作用等,注意观察药物反应。此外,滥用抗生素(长期、过量等),对个体容易引起肠道菌群失调,造成体内微生态环境紊乱,导致真菌、耐药菌感染;对群体和社会易引起微生物对药物的耐药性,导致耐药菌株的产生,对人类的健康极为有害。

（二）糖皮质激素

糖皮质激素在临床应用比较广泛,与一些药物联合应用,可起到抗感染、抗毒、抗过敏等作用。可分短程与长程治疗,对于哮喘、某些皮肤病,则提倡局部用药。在诊断未明确的情况下,不宜短期大量使用,以免掩盖病情;长时间使用可抑制骨骼生长,影响蛋白质、脂肪、水、电解质代谢,降低机体免疫力,还可导致肾上腺皮质萎缩。故应严格掌握用药指征、剂量和疗程,及时减量,避免出现反跳现象。另外,水痘患儿禁用激素,防止加重病情。

（三）退热药

许多小儿疾病常可出现发热现象,多采用对乙酰氨基酚和布洛芬退热,剂量不宜过大,可反复使用。但不宜过早、过多使用,小婴儿多采用物理降温和多饮水等措施。阿司匹林一般不用于婴儿,以防止发生 Reye 综合征。

（四）镇静止惊药

患儿在高热、烦躁不安、惊厥、剧咳不止时,可考虑选用镇静止惊药。常用药物如苯巴比妥、水合氯醛、地西泮等。

（五）镇咳平喘药

婴幼儿一般不用镇咳药,小儿呼吸道分泌物多、痰液黏稠不易咳出时,多用祛痰药物或雾化吸入法稀释分泌物,配合体位引流,易于咳出。哮喘患儿提倡 β_2 受体激动剂局部用药,必要时也可采用氨茶碱平喘,但新生儿、小婴儿慎用,确需使用时应注意观察患儿精神症状。

（六）止泻药与泻药

腹泻患儿一般不主张用止泻药,除采用口服或静脉补液的方法防止水、电解质紊乱或酸碱平衡失调外,同时适当使用保护肠黏膜的药物,或加用活菌制剂(如双歧杆菌、乳酸杆菌)调节肠道微生态环境。

小儿较少使用泻药,多采用调整饮食和松软大便的通便法来解决便秘问题。必要时,可使用缓泻药。

三、给药方法

给药的方法应根据患儿年龄、疾病及病情,选择给药途径、药物剂型和用药次数,以保证药效和减少对患儿的不良影响为目的。给药途径尽量选择患儿和家长能够接受的途径。

（一）口服法

口服法是最常用的给药方法。幼儿常用糖浆、水剂、冲剂,也可将药片捣碎加糖水调匀后吞服。年长儿应尽量教会并鼓励其自己服药,小婴儿喂药时最好将其抱起或抬高头部,避免呛咳时将药液吐出。必要时可采用鼻饲给药。

（二）注射法

此法多用于急、重症及不宜口服药物的患儿。分肌内注射、静脉注射、静脉滴注法。肌内注射多选用臀大肌外上方,对不合作、哭闹挣扎的小儿,注射时采取"三快"法,即进针快、拔针快、注药快,缩短时间防止发生意外。由于肌内注射次数过多容易引起臀肌挛缩,影响下肢功能,应尽量少用。静脉注射多用于抢救,注射时速度宜慢并注意勿使药液外漏。静脉滴注法在临床广泛应用于给药、补充水分营养以及供给热量。要根据患儿年龄、病情严重程度调节滴速,保持静脉通畅。

（三）外用药

外用药剂型以软膏为多,其他有水剂、混悬剂、粉剂。因用药部位的不同,对患儿的手可采取适当的约束,避免小儿抓摸药物,误入口眼而引起意外。

（四）其他方法

雾化吸入为较常采用的方法,灌肠给药、含剂、漱剂则较少用于小龄儿,年长儿可以采用。

四、药物剂量计算

（一）按体重计算

按体重计算是最常用、最基本的计算方法,在临床上广泛应用。许多药物已经给出每千克体重、每日或每次需要量,按体重计算非常方便。计算公式为:

$$每日(次) = 患儿体重(kg) × 每日(次)每千克体重所需药量$$

患儿体重应按实际所测得值为准。若按体重计算结果超过成人剂量,则以成人量为限。

（二）按体表面积计算

此法计算药物剂量较其他方法更为准确,这是因其与基础代谢、肾小球滤过率等生理活动甚为密切。小儿体表面积的计算公式为:

$$< 30\ kg\ 小儿体表面积(m^2) = 体重(kg) × 0.035 + 0.1$$
$$> 30\ kg\ 小儿体表面积(m^2) = [体重(kg) - 30] × 0.02 + 1.05$$
$$小儿用药剂量 = 体表面积(m^2) × 每日(次)每平方米体表面积需药量$$

（三）按年龄计算

此法用于剂量幅度大、不需精确计算的药物。如营养类药物、止咳药,由于简单易行,多采用此法。

（四）按成人剂量计算

由于此法所得剂量偏小,一般不作常规计算方法。计算公式为:

$$小儿剂量 = 成人剂量 × 小儿体重(kg)/50$$

采用上述方法计算的剂量,必须与患儿实际情况相结合,才能得出确切的药物剂量。如新生儿、小婴儿由于肾功能较差,用药剂量应偏小;重症患儿的用药剂量宜比轻症患儿大;需通过血-脑脊液屏障发挥药效的药物应适当加大剂量;口服药物的剂量要大于静脉注射的剂量。

本 章 小 结

儿童医疗机构的设置包括小儿门诊、小儿急诊和小儿病房。护士应熟悉其设置及护理管理,在实践中不断提高护理患儿的能力。

实施整体护理时,要充分考虑小儿身心特点,运用多学科知识来分析、判断患儿的健康问题,采取及时有效的护理措施,使患儿获得高质量的护理服务。

与患儿的沟通要充分重视小儿的特点。在沟通的过程中,应针对不同小儿、不同病种,采取语言、非语言或游戏来进行沟通。同时,要重视与家长的沟通。

住院患儿的心理反应与年龄、所患疾病及严重程度、生活经历密切相关。应根据不同患儿的心理特点,有针对性地开展心理护理,使患儿尽快适应医院环境。

儿科常见症状包括哭闹、呕吐、发热、腹痛、厌食、腹胀等,护理时应着重对身体状况进行评估并采取合理的护理措施。

　　小儿用药要合理有效,同时也应重视药物的副作用、毒性作用和过敏反应造成的不良影响。因此应注意药物的选择、给药途径、间隔时间以及精确的剂量计算。

思 考 题

选择题

1. 儿科门诊一般不设(　　)。
　　A. 预诊室　　　　　　　　B. 隔离诊室　　　　　　　　C. 候诊室
　　D. 抢救室　　　　　　　　E. 治疗室

2. 小儿病房的设置中,下列错误的是(　　)。
　　A. 大病室可放置 4~6 张床,小病室可放 1~2 张床
　　B. 各病室之间应以玻璃间隔,便于观察患儿及患儿之间彼此交流
　　C. 病室内应设自来水洗手设备和壁灯,便于洗手消毒和夜间照明
　　D. 病室内应设有各种保护措施,以防发生意外
　　E. 病房窗帘、墙壁和被服应采用灰暗的颜色

3. 关于小儿室内温度、湿度,下列不正确的是(　　)。
　　A. 新生儿室内温度为 22~24 ℃,湿度为 55%~65%
　　B. 婴幼儿室内温度为 20~22 ℃,湿度为 55%~65%
　　C. 儿童室内温度为 20~22 ℃,湿度为 55%~65%
　　D. 婴幼儿室内温度为 22~24 ℃,湿度为 55%~65%
　　E. 儿童室内温度为 18~20 ℃,湿度为 50%~60%

4. 小儿护理体格检查中,下列体检顺序正确的是(　　)。
　　A. 给小婴儿检查时,先听心脏和肺部,最后再查咽部
　　B. 给小婴儿检查时,先查咽部,最后再听心脏和肺部
　　C. 给小婴儿检查时,先检查四肢后再检查其他部位
　　D. 给幼儿检查时,先检查其他部位后再检查四肢
　　E. 以上都不正确

5. 小儿病房的管理特点不包括(　　)。
　　A. 生活管理　　　　　　　B. 环境管理　　　　　　　C. 安全管理
　　D. 加强文件管理　　　　　E. 预防感染和传染病的管理

6. 下列不是小儿病房应有的设置是(　　)。
　　A. 医护办公室　　　　　　B. 治疗室　　　　　　　　C. 游戏室
　　D. 配餐(奶)室　　　　　　E. 预诊室

7. 小儿发热连续超过(　　)称为长期发热。
　　A. 2 周以上　　　　　　　B. 2 h 以上　　　　　　　C. 3 周以上
　　D. 1 个月以上　　　　　　E. 2 个月以上

8. 在进行护理体检时,下列叙述错误的是(　　)。
　　A. 首先与患儿进行很好的沟通
　　B. 体检时应注意保暖

C. 检查时父母最好不在场,以免患儿不合作

D. 注意防止交叉感染

E. 检查次序应根据患儿的具体情况灵活掌握

9. 患儿发热的描述下列不正确的是(　　)。

A. 腋温 >37.4 ℃称发热

B. 腋温在 38.1 ~39 ℃称中等热

C. 腋温在 39.1 ~40.4 ℃为高热

D. 腋温 >40.5 ℃为超高热

E. 直肠温度 >38 ℃时称发热

10. 对小儿腹痛的叙述下列不正确的是(　　)。

A. 按病变性质分为器质性与功能性腹痛

B. 功能性腹痛常由于肠蠕动异常或肠痉挛所致

C. 对高度怀疑急腹症者,必要时行剖腹探查

D. 对疼痛不能忍受者可使用热水袋止痛

E. 对诊断不明者,不宜给镇痛解痉剂

11. 厌食患儿的护理下列不正确的是(　　)。

A. 查找原因,积极治疗

B. 纠正不良饮食习惯

C. 可以搭配一些碳酸饮料

D. 进餐时注意精神卫生,避免不良刺激

E. 与患儿一起制订食谱,注意色、香、味、形,以增加食欲

12. 小儿腹胀的处理,下述错误的是(　　)。

A. 严重腹胀伴呕吐时应禁食

B. 给予灌肠解除腹胀

C. 对腹胀严重者施行胃肠减压

D. 必要时行外科手术

E. 按医嘱给予肛管排气或肌内注射新斯的明

实习二　参观儿童医疗机构

一、实习目标

1. 熟悉儿科门诊、急诊、病房的设置及护理管理要求。

2. 在参观时态度要严肃认真,并通过观察能评价护士在护理管理工作中的态度。

二、实习内容

实习内容包括儿科门诊、急诊、病房的设置及护理管理。

三、实习方法

1. 实习地点　综合医院儿科或妇幼保健院儿科。

2. 实习方法　先集中介绍实习医院及儿科的概况,然后由老师带领边参观、边讲解,留20 min由学生自由提问,最后总结。

3. 实习条件不具备者,可组织学生观看视频。

第四章 儿童护理技术操作

学习目标

　　1. 掌握　更换尿布法、口服给药法、静脉输液法、婴幼儿灌肠法的操作步骤及注意事项。

　　2. 熟悉　婴儿沐浴法、约束法、颈外静脉穿刺法、股静脉穿刺法的操作步骤及注意事项。

　　3. 了解　更换尿布法、婴儿沐浴法、约束法、颈外静脉穿刺法、股静脉穿刺法、口服给药法、静脉输液法、婴幼儿灌肠法的目的和各种准备。

第一节　一般护理操作

一、更换尿布法

（一）目的

保持婴儿臀部皮肤清洁舒适，防止皮肤的完整性受损。

（二）准备

1. 护士准备　换尿布前剪指甲、洗手。
2. 物品准备　清洁尿布、尿布桶、软毛巾、温水一盆、爽身粉。
3. 环境准备　温度适宜，避免空气对流。

（三）操作步骤

　　1. 携带用物至床旁，放下病床一侧护栏，将尿布折成合适的长条形放在床边备用。

　　2. 揭开婴儿盖被，解开被污湿的尿布，一手握住婴儿的两脚轻轻提起，暴露臀部；另一手用尿布的洁净部分，由前向后擦净会阴部及臀部，并以此盖上污湿部分，垫于臀下。

　　3. 如有大便，则用温水洗净婴儿会阴部、臀部，并用软毛巾将水吸干。

　　4. 取出污湿尿布，将污湿部分向内卷折后放入尿布桶内。

　　5. 护士一手握提婴儿双脚，使臀部略抬高，另一手将清洁尿布的一端垫于小儿腰骶部，将爽身粉涂于臀部后放下双脚，另一端由两腿之间拉上覆盖至下腹部，系上尿布带。

　　6. 拉平衣服，盖好被子，拉好病床护栏，整理婴儿床单位。

　　7. 清理用物，洗手。

（四）注意事项

1. 更换尿布时,动作轻快,避免长时间使婴儿暴露,以免着凉。

2. 尿布的长短松紧应适宜,过短过紧会影响婴儿活动,过松会使大小便外溢。

二、婴儿沐浴法

（一）目的

1. 清洁皮肤,使婴儿舒适。

2. 帮助婴儿活动肢体和肌肉,促进血液循环,增强皮肤排泄及散热功能。

3. 有助于观察全身情况,尤其是皮肤的情况。

（二）准备

1. 护士准备　评估婴儿的病情、测量体温以及检查全身皮肤完整性情况等,操作前应修剪指甲、洗手。

2. 用物准备

（1）棉布类　婴儿尿布、衣服、大毛巾、毛巾被及包布、系带,面巾1块、浴巾2块。

（2）护理盘　内放梳子、指甲刀、棉签、弯盘、液状石蜡、50%乙醇溶液、鱼肝油、爽身粉、洗发液、浴液。必要时备水温表。

（3）浴盆　内盛温热水(以2/3满为宜),水温依季节而定,冬季为38～40℃,夏季为37～38℃,备水时温度稍高2～3℃。另备50～60℃热水1壶。

（4）其他　需要时另备床单、被套、枕套、婴儿磅秤等。

3. 环境准备　关闭门窗,屏风遮挡,调节室温在24～28℃。

（三）操作步骤

1. 备齐用物携至床旁,依使用顺序摆好,浴盆置于床旁凳或治疗车上。放下病床一侧护栏。

2. 将盖被三折至床尾,脱去衣服,保留尿布(若污湿时可更换尿布,依需要测体重),用大毛巾包裹婴儿全身。

3. 擦洗面部　用面巾由内眦向外眦轻轻擦拭眼睛,更换面巾部位以同法擦另一眼,然后擦耳部、面部,擦洗面部时禁用浴液。最后用棉签清洁鼻孔。

4. 擦洗头部　抱起婴儿,以左手托住婴儿枕部,用腋下夹住婴儿躯干,左手拇指和中指分别将婴儿双耳郭向前折叠堵住外耳道口,防止水流入耳内(图4-1);右手将浴液涂于婴儿头部,以水冲净并用大毛巾擦干。较大婴儿可用前臂托住其上身,下身托于护士腿上(图4-2)。

5. 在盆底铺一块浴巾,避免婴儿在盆内滑倒。解开大毛巾和尿布,护士以左手握住婴儿左肩及腋窝处,使婴儿头部枕于护士左前臂,右手前臂轻托双腿使臀部位于护士手掌上,轻轻将婴儿放入浴盆内(图4-3)。

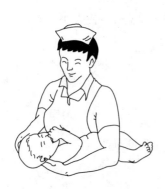

图4-1 盆浴时洗头

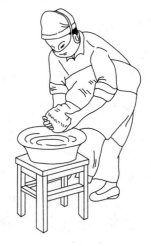

图4-2 较大婴儿洗头部

6. 松开右手,用另一浴巾洗湿婴儿全身,按顺序将浴液涂于患儿颈部、胸腹部、会阴部、四肢及手脚,随时冲洗浴液。在清洗过程中,注意将婴儿握牢。洗背部时可左右手交接婴儿,使其头靠在护士手臂上(图4-4)。如为女婴,自上而下轻轻清洗阴唇;如为男婴,洗净包皮处污垢。

7. 清洗背臀部 护士用左手从婴儿前方握住其左肩及腋窝处,使婴儿头颈部俯于护士的左前臂上(图4-4),右手将浴液涂于背、臀及下肢,边洗边冲净浴液。

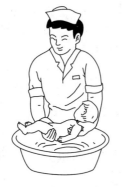

图4-3 婴儿出入浴盆法

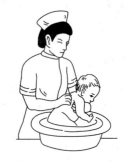

图4-4 洗背时扶持方法

8. 洗净后,迅速将婴儿依照放入水中的方法抱出,用大毛巾包裹全身并吸干水分。梳理头发,检查全身皮肤,脐带未脱落者,常规消毒。在婴儿颈下、腋窝、腹股沟及臀部涂爽身粉。

9. 换好干净衣服,更换尿布,将婴儿抱回原位,盖好被子。必要时更换床单、枕套、被套,修剪指甲。

10. 检查婴儿口腔,必要时遵医嘱涂鱼肝油等。

11. 整理床单位,拉好病床护栏,清理用物,洗手后记录。

（四）注意事项

1. 注意保暖,减少暴露,以免婴儿受凉。

2. 注意洗净脐部、会阴部、臀部及皮肤皱褶处,并轻轻吸干水分。

3. 头皮有皮脂结痂时,可涂液状石蜡浸润,待次日梳去结痂后再清洗干净,切不可用力清洗,防止出血。

4. 注意观察全身皮肤情况,如发现异常及时报告医生。

臀红护理法

（一）目的

减轻患儿疼痛,促进受损皮肤恢复健康。

（二）准备

1. 护士准备 评估患儿的一般情况(如病情、年龄等),臀部皮肤的状况,向家长解释操作的目的,使其很好的配合,护士修剪指甲,洗手,戴口罩。

2. 患儿准备 更换尿布。

3. 物品准备 清洁尿布、盛温开水的面盆、小毛巾、棉签、弯盘、尿布桶、药物(0.02%高锰酸钾溶液、紫草油、3%~5%鞣酸软膏、氧化锌油软膏、鱼肝油软膏、1%甲紫、硝酸咪康唑霜)、红外线灯或鹅颈灯。

（三）操作步骤

1. 将用物备齐,按操作先后顺序放于治疗车上,携至床旁。

2. 轻轻将患儿被服掀开,解开污湿尿布,如有大便,用温水洗净臀部,并用小毛巾吸干水分。

3. 将清洁尿布垫于臀下,将臀部暴露于空气或阳光下10~20 min(在适宜的气温和室温下进行)。

4. 对于臀红严重者,可采用红外线灯或鹅颈灯照射臀部,灯泡25~40 W,灯泡距臀部患处30~40 cm,照射10~15 min。

5. 臀部照射后,用蘸有油类和药膏的棉签贴在皮肤上轻轻滚动,均匀涂药。用后的棉签放入弯盘内。

6. 给患儿更换尿布,整理衣服及盖被,清理用物,放回原处。

（四）注意事项

1. 臀部皮肤溃破或糜烂清洗时,用手蘸水冲洗并禁用浴液,避免用小毛巾直接擦洗。涂油类或药膏时,用棉签贴在皮肤上轻轻滚动,不可上下涂擦,避免加剧疼痛和导致脱皮。

2. 暴露患处时注意保暖,避免受凉,一般每日2~3次;照射时护士应守护患儿,避免烫伤,一般每日2次。

3. 依据臀部皮肤受损程度选择油类或药膏。轻度臀红者涂紫草油或鞣酸软膏;重Ⅰ度、Ⅱ度臀红者涂鱼肝油软膏及1%甲紫;重Ⅲ度臀红者涂鱼肝油软膏,每日3~4次。继发细菌或真菌感染时,可用0.02%高锰酸钾溶液冲洗并吸干,再涂1%~2%甲紫或硝酸咪康唑霜(达克宁霜),每日 2 次,直至局部感染控制。

4. 保持臀部清洁干燥,重度臀红者所用尿布应煮沸或在阳光下暴晒以杀灭细菌。

三、约束保护法

(一)目的

此法可防止患儿肢体随意活动,以便进行治疗、护理操作;保护躁动不安或神志不清的患儿,避免发生意外。

(二)物品准备

大毛巾或被单、手足约束带或纱布绷带、棉垫、肘关节约束带或纱布绷带、棉垫,小夹板4~5 个(大、小)。

(三)操作步骤

1. 全身约束法

(1)操作法之一　① 将大单折成能盖住患儿肩部至踝部的长度,将患儿放在中间;② 以护士近侧的大单一边紧紧包裹患儿的手臂,至患儿对侧腋窝处拉平压于患儿身下;③ 将大单的另一边包裹患儿手臂和身体后,紧压于靠近护士侧患儿背下(图 4-5),如果患儿过于躁动,可用宽带子围绕两臂系好;④ 整理床单位。

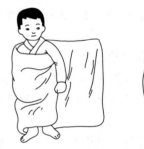

图 4-5　全身约束法之一

(2)操作法之二　① 折叠床单(或大毛巾),使宽度能达到盖住患儿由肩部到脚跟部;② 放患儿于床单中间,以床单一边紧紧包裹患儿手臂,经胸腹部至对侧腋窝处,然后将床单拉平压于患儿身下;③ 再将床单的另一边经胸腹压于身下,若患儿活动剧烈可用布带绕两臂打活结系好(图 4-6)。

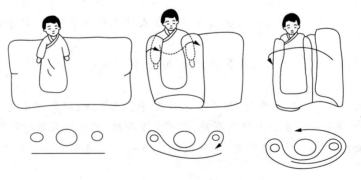

图 4-6　全身约束法之二

2. 手足约束法

(1)夹板法　多用于四肢静脉输液。将衬有棉垫的小夹板放在输液的肢体下,用绷带或胶布固定,来约束腕关节或踝关节。

（2）双套结约束法 多用于限制手臂和下肢的活动。先将棉垫衬于手腕或足踝部,再用绷带挽成"8"字形后将其套在棉垫外稍拉紧,另一端固定于床沿上。注意观察约束部位,防止脱出和影响局部血液循环。

3. 沙袋约束法

（1）根据需固定约束的部位不同,来决定沙袋放置的位置。

（2）固定头部时,两个沙袋呈"人"字形放在患儿头部两侧,防止其头部移动。

（3）为防止患儿踢开被子,将两沙袋分别放在患儿两肩旁,压住棉被。

（四）注意事项

1. 约束时应注意松紧适宜,过松失去约束的意义,过紧可损伤患儿皮肤,影响局部血液循环。

2. 约束时应注意保持患儿姿势舒适,定时翻身,以减少疲劳。

3. 约束期间,应注意观察约束部位的皮肤颜色、温度,随时掌握血液循环情况。

第二节　协助诊断的护理操作

一、颈外静脉穿刺法

（一）目的

此法可为婴幼儿和肥胖儿童做静脉采血和诊断性检查,如肝、肾功能的检查等;也可用于急救时加压输液和输血。

（二）准备

1. 护士准备 评估患儿的一般情况（如病情、年龄等）,穿刺部位的皮肤和血管状况,向家长解释操作的目的,使其很好的配合,修剪指甲,洗手、戴口罩。

2. 患儿准备 更换尿布,需要时全身约束患儿。

3. 物品准备 治疗盘内放置皮肤消毒液、棉签、弯盘、胶布、无菌巾、注射器、治疗单或化验单。

4. 环境准备 治疗台清洁、宽敞。

（三）操作步骤

1. 抱患儿仰卧于治疗台上,解开衣领,肩下略垫高,头部转向一侧并下垂。使颈静脉充分暴露。

2. 助手约束患儿躯干和上肢,并固定患儿头部,露出颈外静脉（图4－7）。

3. 穿刺者立于患儿头端,选穿刺点（下颌角和锁骨上缘中点连线上1/3处）,做一标记,常规消毒穿刺部位皮肤后,戴无菌手套。

4. 以左手拇指固定进针处皮肤,示指压迫颈外静脉近心端使其充盈,右手持注射器沿血液回心方向刺入皮肤,当患儿啼哭致颈外静脉怒张时,将针头刺入血管,左手慢慢抽回血,如无回血,可将针头边退边抽回血,抽到血液后固定针头,抽取所需血量后迅速拔针。若为输液或输血,连接一次性输液(输血)器即可。

5. 用无菌棉球压迫穿刺部位 2~3 min,然后用敷贴固定,防止感染。

6. 取下针头,根据检验目的将血液注入相应的容器内。

7. 助手将患儿抱回病房。整理用物和治疗室。

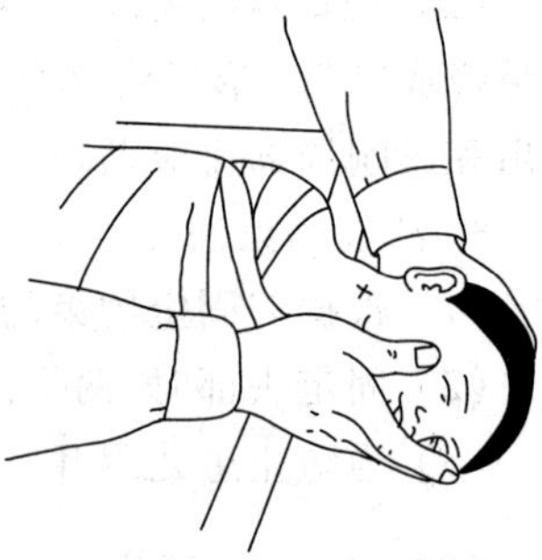

图 4-7 颈外静脉穿刺

(四)注意事项

1. 凡病情危重、严重心肺疾病患儿不宜做此项操作。

2. 有出血倾向者穿刺时要谨慎,拔针后应适当延长按压时间,以免渗血。

3. 穿刺过程中,助手应随时观察患儿面色及呼吸情况,发现异常应立即停止穿刺。

4. 操作者应技术熟练,避免损伤软组织、血管;操作应一次成功,否则应休息片刻后更换对侧穿刺取血。

5. 患儿头部下垂时间不宜过长,以免影响血液回流。

6. 严格执行无菌操作,防止感染。

二、股静脉穿刺法

(一)目的

可取血做检查或进行细菌培养;从股静脉插入导管,可协助诊断。

(二)准备

1. 护士准备　向家长解释操作的目的,使其很好的配合,护士修剪指甲,洗手、戴口罩。

2. 患儿准备　更换尿布。

3. 物品准备　治疗盘内放置皮肤消毒液、棉签、弯盘、注射器、标本瓶、酒精灯、火柴、敷贴一张。

4. 环境准备　治疗台清洁、宽敞。

(三)操作步骤

1. 患儿仰卧于治疗台上,脱去一侧裤腿,用小沙袋垫高穿刺侧腹股沟处,用尿布包裹好会阴,以免排尿时污染穿刺部位。

2. 助手站在患儿头侧,分开患儿两腿呈蛙腿状,用前臂轻压患儿上肢和躯干(需要时约束患儿),双手固定患儿膝部和下肢(图 4-8)。

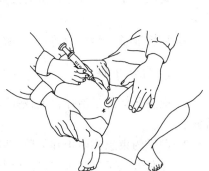

图 4-8 股静脉穿刺

3. 穿刺者立于患儿足侧或穿刺侧,常规消毒穿刺部位皮肤后,消毒自己左手示指。

4. 在患儿腹股沟中、内 1/3 交界处,用左手示指触摸股动脉搏动点,右手持注射器在股动脉搏动点内侧 0.5 cm 处垂直刺入(也可用斜刺法,在腹股沟下方 1 ~ 3 cm 处,与皮肤呈 30° ~ 45°角刺向股动脉搏动点内侧),然后慢慢向上提针,边上提边抽回血,见回血后立即固定采血。

5. 抽取需要的血量后,快速拔针,用无菌干棉球压迫穿刺部位 5 min,最后用敷贴固定,防止出血和局部血肿形成。

6. 整理患儿衣服,抱回病房。

7. 整理用物和治疗室。

(四)注意事项

1. 严格执行无菌操作,防止感染。

2. 护士应熟练掌握股三角的解剖位置,股动脉内侧是股静脉,外侧是股神经。

3. 如穿刺失败,不宜在同侧反复穿刺,防止形成血肿。

4. 小婴儿要注意用尿布保护好会阴部,防止尿液污染穿刺部位。

5. 若抽出鲜红色血液,表示误入股动脉,应立即拔出针头,按压局部 5 ~ 10 min 至不出血为止,放松后仍应注意观察有无出血现象,需要时加压包扎。

第三节　治疗技术操作

一、口服给药法

(一)目的

满足治疗需要,解除患儿的痛苦和不适。

(二)准备

1. 护士准备　洗手、戴口罩。

2. 用物准备　根据医嘱备齐药物、治疗盘、服药卡、温开水、小匙、药杯、滴管、研钵、小毛巾。必要时备糖水、奶瓶。

(三)操作步骤

1. 对不能吞咽片剂、药丸的婴幼儿,可将药片用研钵碾成粉末,加少许糖水拌匀;其余幼儿可以将药片分成 2 或 3 等份。

2. 护士取坐位,将患儿抱起,将小毛巾垫于胸前。用小匙盛药后从患儿嘴角徐徐喂入,再喂温水。患儿不吞咽时,可用小匙轻压舌尖,或者轻压一侧鼻孔,直至患儿吞服。不宜抱起者应抬高床头,并稍偏向一侧,护士一手轻捏双颊使其张口,另一手持药杯将药顺口颊方向慢慢倒入,看着患儿咽下后再移开药杯,然后喂少许温开水。

3. 喂油剂药物时,用滴管直接滴于患儿口中,然后再喂少许糖水。

4. 将患儿口周擦净,清理用物。

(四)注意事项

1. 注意核对医嘱,严格三查七对,剂量准确无误。

2. 患儿在服药过程中若出现恶心、呛咳现象,应立即停止喂药,轻拍背部或转移注意力,待其好转后再喂。

3. 婴儿也可用奶瓶喂药;对较大患儿应教会服药方法,鼓励自己服药。

4. 任何药物不得与食物混合喂服,多种药物混合时要注意配伍禁忌。

5. 用药后注意观察疗效和药物反应。

二、静脉输液法

(一)目的

1. 补充营养和水分,维持小儿所需热量。

2. 输入液体和药物,维持体内水、电解质和酸碱平衡,达到治疗的目的。

3. 增加有效循环血量,纠正血容量不足。

(二)准备

1. 护士准备　评估患儿病情、年龄、意识状态、对输液的认识程度、心理状态,穿刺部位的皮肤及血管状况;护士修剪指甲,洗手、戴口罩。

2. 物品准备

(1)治疗盘内所放物品　一次性输液器、皮肤消毒液、输液卡、止血带、棉签、胶布或无菌敷贴、橡胶单及治疗巾、夹板、绷带或约束带、弯盘、无菌持物镊、砂轮、启瓶器、网套、输液架、便盆。

(2)其他物品　备皮刀、滑石粉或肥皂、纱布。

3. 患儿准备　剃去穿刺部位的头发,洗净擦干。协助幼儿排尿,为小婴儿更换尿布。

4. 环境准备　清洁、明亮、宽敞。操作前半小时停止清扫地面、更换床单。

(三)穿刺部位

1. 头皮静脉　新生儿、婴幼儿常用,容易固定,体位舒适,便于保暖,有利于其他诊疗护理工作的进行。多用额上静脉、颞浅静脉、耳后静脉(图4-9)。

2. 年长儿童常用桡静脉、手背静脉、踝静脉、足背静脉。

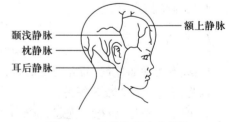

图4-9　小儿常用头皮静脉

(四)操作步骤

1. 在治疗室内核对并检查药液、一次性输液器是否完好、有无过期,确信无误后,按医嘱准备液体及药物,并将输液器针头和排气针头同时插入输液瓶塞内,关闭调节器。

2. 将用物携带至患儿床旁,核对患儿并选择好静脉。

3. 再次核对药液,无误后挂输液瓶于输液架上,排尽输液管内的空气。

4. 将枕头放在床沿,使患儿横卧于床中央,头下垫橡胶单和治疗巾。需要时可约束患儿。

5. 如两人操作,则一人固定患儿而另一人穿刺。穿刺者立于患儿头端,常规消毒穿刺部位的皮肤后,再次检查输液管内有无气泡。

6. 穿刺。操作者一手绷紧血管两端皮肤,另一手持针,在距离静脉最清晰点 0.3 cm 处将针头沿静脉向心方向平行刺入皮肤,再沿静脉走向徐徐刺入,见回血后打开调节开关,液体点滴通畅后用胶布固定。

7. 固定针头。先用一条胶布固定针头,再用一长胶布围绕针柄交叉固定,用无菌纱布覆盖针眼后,用第三条胶布固定无菌纱布,用第四条胶布固定无菌纱布和盘曲后的硅胶管于适当位置。根据患儿病情、年龄、药物性质,调节输液速度。

8. 将患儿抱回原处,取舒适体位,需要时头部用沙袋固定。

9. 整理用物及床单位,洗手,记录输液时间、输液量及药物。

(五)注意事项

1. 严格执行三查七对制度和无菌技术原则,加入多种药物时要注意配伍禁忌。

2. 穿刺时,因血管细小或充盈不全而无回血者,试着滴入少量液体,若通畅无阻,皮肤无隆起、无变色,且点滴顺利,说明穿刺成功。如出现皮肤变白表明进入小动脉,立即拔出针头重新穿刺。

3. 穿刺过程中要密切观察患儿面色和病情变化情况,不可因忙于穿刺而忽视了病情变化以致发生意外。

4. 定时巡视,观察输液情况和病情变化。如速度是否合适,局部有无肿胀,针头有无移位、脱出,瓶内溶液是否滴完,各连接处有无漏液等,观察有无输液反应发生。

5. 需要长期输液者,可使用小儿静脉留置针。

外周静脉留置针的使用

(一)目的

同静脉输液法。

(二)准备

1. 护士准备　评估患儿病情、年龄、意识状态,对静脉留置针输液目的及优点的认识程度,心理状态,穿刺部位的皮肤及血管状况。护士修剪指甲,洗手、戴口罩。

2. 物品准备　除同静脉输液法用物外,另备静脉留置针一套和封管液(无菌生理盐水或稀释肝素溶液)。

3. 患儿准备　同静脉输液法。

4. 环境准备　同静脉输液法。

(三)穿刺部位

同静脉输液法。

（四）操作步骤

1. 同静脉输液法操作步骤 1~5。

2. 连接留置针与输液器,排气。再次检查留置针包装,确无破损后取出,将输液针头刺入肝素帽内至针头根部,松开调节器,液体流入滴管的 1/3~1/2 满时,顺直滴管,将滴管下端输液管慢慢放低,当液体流入针头延长管时,即调紧调节器,输液管内无气体,备用。

3. 选择穿刺部位,消毒皮肤,再次核对。

4. 穿刺　去除留置针护针套,查看针尖斜面有无倒钩、套管边缘有无毛刺,旋转针芯、松动外套管,排气,右手示指、拇指捏住留置针针柄,使针尖斜面向上,左手拇指绷紧穿刺部位皮肤固定静脉,使针头与穿刺部位皮肤呈 15°~30° 进针,见回血后压低角度(放平针翼),顺静脉走行再进针 0.2 cm;左手稳定留置针,右手将针芯抽出 0.5~1 cm,左手将外套管慢慢向前移动,全部送入静脉内,右手抽出针芯放于锐器收集器中。

5. 固定　用无菌透明敷贴对留置针管做密闭式固定,用注明置管日期和时间的透明胶布固定三叉接口,再用胶布固定插入肝素帽内的输液器针头及输液管。

6. 封管　输液完毕,拔出输液器针头,常规消毒肝素帽的胶塞,将抽有封闭液的注射器针头刺入肝素帽内,推注封闭液,以边推注边退针的方法拔出针头,夹闭留置针延长管。

7. 再次输液的处理　再次输液时,常规消毒肝素帽的胶塞后,放松留置针延长管,先以注射器推注 5~10 mL 等渗盐水冲管,再将输液针头刺入肝素帽内完成输液。

8. 输液完毕后的处理　除去胶布与贴膜,调紧调节器,将创可贴置于穿刺点(静脉),拔出留置针,局部按压至不出血为止,将输液器与留置针放入弯盘并放置在治疗车下层,整理病床单位,清理用物,洗手,做好记录。

（五）注意事项

1. 同静脉输液法注意事项 1~4。

2. 严格掌握留置时间,一般静脉留置针可保留 3~5 天,最好不要超过 7 天。

3. 留置期间应严密观察穿刺部位,如有异常情况,应立即拔出留置针并做好局部的处理。

三、婴幼儿灌肠法

（一）目的

1. 清洁肠道,为手术、检查做好准备。

2. 治疗用药。

3. 解除便秘。

4. 降温。

（二）准备

1. 护士准备　了解患儿病情、意识状态、合作程度,测量生命体征,评估家长对灌肠的原因、技术是否了解,是否需要心理支持。

2. 用物准备　治疗盘内放一次性灌肠器(根据灌肠目的,盘内盛不同温度、浓度、种类的灌肠液),大油布,治疗巾,弯盘,棉签,卫生纸,润滑剂,量杯,水温计,输液架,便盆,尿布 4 块,必要时备毛毯。

3. 患儿准备　小儿愿意合作,有安全感,灌肠前排尿。

4. 环境准备　关闭门窗,屏风遮挡,调节室温。

（三）操作步骤

1. 备齐用物携至患儿床旁,挂一次性灌肠器于输液架上,灌肠筒底距离肛门 30～40 cm。

2. 将枕头竖放,使其厚度与便盆高度相等,下端放便盆。

3. 将大油布和治疗巾上端遮盖枕头,下端放在便盆之下,以防污湿枕头及床单。

4. 用大毛巾包裹约束患儿双臂后使其仰卧于枕头上,臀部紧靠便盆宽边,解开尿布,无大小便时则用尿布垫在臀部与便盆之间,用两块尿布分别包裹双腿后放在便盆两侧。

5. 润滑肛管前端(插入长度 1/3)后,排出少量液体,以排尽管内的气体,将肛管轻轻插入直肠(婴儿 2.5～4 cm,儿童 5～7.5 cm)后固定,用一块尿布覆盖在会阴部上,以保持床单的清洁。

6. 松开血管钳,使溶液缓缓流入,护士一手始终扶持肛管,同时观察患儿的一般状况及袋内液面下降情况。

7. 待筒内溶液将要流完时,夹紧橡胶管,用卫生纸包住肛管拔出,放入弯盘内,擦净肛门。若需保留灌肠液,可轻轻夹紧两侧臀部数分钟。

8. 协助排便后,擦净肛门及臀部,取出便盆,为小儿系好尿布并抱回原处,使其舒适。

9. 取出大油单、治疗巾放在椅子上,撤去屏风,打开门窗,整理用物和床单位,洗手后记录灌肠后排便量和排便性质。

（四）注意事项

1. 肛管的选用　新生儿 7～11 号、婴儿 9～12 号、幼儿 10～13 号。

2. 根据年龄决定灌肠液量(表 4-1)。

3. 灌肠速度宜慢,灌肠过程中,应注意观察患儿情况,如出现疲劳,可暂停片刻后继续灌肠,以免虚脱;如突然出现腹痛或腹胀加剧应立即停止灌肠,并及时通知医生。

4. 若为降温灌肠,灌肠液应尽可能保留 30 min 后再排出。

5. 注意保暖,避免着凉。

表 4-1　不同年龄患儿灌肠液量

年龄	灌肠溶液量/mL
6 个月以下	50
6 个月～1 岁	100
1～2 岁	200
2～3 岁	300

本章小结

儿科护士必须熟练掌握儿科各项护理技术操作,以便及时有效地给患儿提供全面的整体护理。

更换尿布法、婴儿沐浴法、约束法、口服给药法、婴幼儿灌肠法主要介绍其操作的目的、准备、操作步骤及注意事项。

　　颈外静脉穿刺法、股静脉穿刺法是儿科协助诊断的护理操作,进行操作前要评估患儿状况,操作过程中应技术熟练,确保操作一次成功。

　　静脉输液法操作应熟练掌握,操作中应充分重视小儿的特点,做好心理护理。需长期输液的患儿,可使用小儿静脉留置针。

思 考 题

选择题

1. 为小儿更换尿布时,下面操作错误的是(　　　)。

　　A. 尿布应兜紧,防止大小便溢出　　　B. 在腰部系松紧带固定尿布

　　C. 有臀红者可以不兜尿布　　　　　　D. 动作应轻快,以免受凉

　　E. 将尿布污湿部分向内折卷后扔到尿布桶中

2. 给1~2岁小儿灌肠时,灌肠液量应为(　　　)。

　　A. 50 mL　　　B. 100 mL　　　C. 150 mL　　　D. 200 mL　　　E. 300 mL

3. 给小儿喂药时,下列错误的是(　　　)。

　　A. 将药片捣碎或分成2或3等份　　　B. 服药后再喂温水或糖水

　　C. 抱起患儿或抬高头部　　　　　　　D. 不合作者捏住两侧鼻孔

　　E. 出现恶心、呛咳时暂停喂药

4. 股静脉穿刺部位在(　　　)。

　　A. 股动脉搏动点内侧0.5 cm处　　　B. 股动脉搏动点外侧0.5 cm处

　　C. 股动脉搏动点内侧1.5 cm处　　　D. 股动脉搏动点外侧1.5 cm处

　　E. 以上都不正确

5. 下列关于颈外静脉穿刺术的叙述不正确的是(　　　)。

　　A. 病情危重患儿不宜　　　　　　　　B. 严重心肺疾患者不宜

　　C. 肥胖患儿不宜　　　　　　　　　　D. 有出血倾向者不宜

　　E. 患儿头部下垂时间不宜过长

6. 进行颈外静脉穿刺操作时,下列叙述不正确的是(　　　)。

　　A. 患儿取仰卧位,头转向一侧并下垂

　　B. 常规消毒穿刺部位皮肤

　　C. 进针部位为下颌角和锁骨上缘中点连线上1/3处

　　D. 在患儿安静时将针头刺入血管

　　E. 拔针后用无菌干棉球压迫穿刺部位2~3 min

7. 婴幼儿盆浴时,应关闭门窗,屏风遮挡,调节室温为(　　　)。

　　A. 18~20 ℃　　　B. 20~22 ℃　　　C. 22~24 ℃　　　D. 24~28 ℃　　　E. 28~30 ℃

8. 股静脉穿刺后局部应压迫(　　　)。

　　A. 1~2 min　　　B. 2~3 min　　　C. 5 min　　　D. 10 min　　　E. 10~20 min

9. 使用约束带时,应重点观察(　　　)。

　　A. 衬垫是否完好　　　　　　　　　　B. 约束带是否松紧适宜

　　C. 患儿体位是否舒适　　　　　　　　D. 约束部位的皮肤颜色、温度

E. 患儿的神志是否清楚

10. 臀红严重者可采用红外线灯或鹅颈灯照射臀部,下列错误的是(　　)。

    A. 灯泡 25～40 W,灯泡距臀部患处 30～40 cm,照射 10～15 min

    B. 灯泡 25～40 W,灯泡距臀部患处 20～30 cm,照射 10～15 min

    C. 灯泡 25～40 W,灯泡距臀部患处 30～40 cm,照射 5～10 min

    D. 灯泡 20～30 W,灯泡距臀部患处 30～40 cm,照射 10～15 min

    E. 灯泡 15～30 W,灯泡距臀部患处 20～50 cm,照射 10～15 min

11. 静脉留置针输液时,一般留置针可保留的时间正确的是(　　)。

    A. 2 天　　　　B. 3～5 天　　　　C. 10 天以上　　D. 7～10 天　　E. 5～7 天

实习三　儿童护理技术操作

一、实习目标

1. 能熟练进行一般护理操作。

2. 能叙述协助诊断护理操作的注意事项。

3. 能熟练掌握治疗技术操作的操作步骤。

二、实习内容

1. 口服给药法、更换尿布法、婴儿盆浴法、约束保护法。

2. 颈外静脉、股静脉穿刺法。

3. 静脉输液法、婴幼儿灌肠法。

三、实习方法

1. 实习地点　儿科护理模拟病房。

2. 实习方法　先集中示教,然后将学生分为 3～4 组进行操作。有条件时可利用电子监控来指导教学或自我检查。

3. 条件不具备者可组织学生观看视频。

第五章　营养与营养障碍性疾病患儿的护理

学习目标

1. 掌握　母乳喂养的优点,维生素 D 缺乏病的护理评估,维生素 D 缺乏性手足搐搦症的护理措施。

2. 熟悉　小儿能量与营养需要的特点,牛乳配制方法及乳量的计算,维生素 D 缺乏性佝偻病的病因及护理措施。

3. 了解　蛋白质－能量营养不良、单纯性肥胖、锌缺乏、碘缺乏的护理评估。

第一节　能量与营养素的需要

合理的营养是保证小儿正常体格生长和智能发育的必要物质基础。由于小儿生长发育迅速,代谢旺盛,对各种营养素的需要量相对较大,而其自身消化功能尚未完全成熟,容易发生营养障碍性疾病。因此,正确配备营养素种类和数量,对儿童健康成长非常重要。

一、能量的需要

供给人体能量的三大营养素是蛋白质、脂类和糖类。它们在体内的产能分别为:蛋白质 16.8 kJ/g(4 kcal/g)*,脂类 37.8 kJ/g(9 kcal/g),糖类 16.8 kJ/g(4 kcal/g)。小儿对能量的需要包括 5 个方面。

(一) 基础代谢

基础代谢是维持机体生理活动的最低能量需要。其特点是,年龄越小能量代谢越快。婴幼儿此项能量占总能量的 50% ~60%,比成人高 10% ~15%,12 ~13 岁时接近成人。

(二) 生长发育

生长发育所需的能量为小儿时期所特有,与小儿的生长速度成正比。1 岁以内婴儿体格发育速度最快,此项能量的需要量相对较多,占总能量的 25% ~30%。

---

* 1 kcal = 4.2 kJ

（三）活动消耗

用于活动的能量需求与身体大小、活动强度、活动持续时间有关,个体差异较大。此项能量需求占总能量的15%~25%。

（四）食物的特殊动力作用

人体摄取食物后引起的机体能量代谢额外增多的现象,称为食物特殊动力作用。婴儿此项能量消耗占总能量的7%~8%,年长儿为5%。

（五）排泄

排泄是指每日摄入的供能食物中不能被消化吸收而排出体外的部分。通过排泄消耗的能量不超过总能量的10%。

以上5个方面能量的总和为小儿所需要的总能量。年龄越小,总能量需要量相对越大。1岁以内婴儿每天约需462 kJ/kg(110 kcal/kg),以后每增加3岁约减去42 kJ/kg(10 kcal/kg),到15岁时约为252 kJ/kg(60 kcal/kg)。总能量的需求存在个体差异。如果能量长期供给不足,可造成营养不良;供给过多则可导致肥胖。

二、营养素的需要

（一）产能营养素

1. 蛋白质　是构成机体细胞和组织的基本成分,是调节各种生理功能的重要物质。小儿对蛋白质的需要量相对较多,母乳喂养的婴儿,每日需蛋白质2 g/kg;牛乳喂养者每日约需3.5 g/kg。1岁以后供给量逐渐减少,至青春期又增加。蛋白质所供能量占总能量的10%~15%。蛋白质含量丰富的食物是奶、蛋、肉、鱼和豆类等,其中含有的8种必需氨基酸较多,其生物学价值比谷类食物中蛋白质高。长期蛋白质摄入不足,可出现低蛋白水肿、生长发育障碍,严重者可导致死亡。

2. 脂类　主要成分是脂肪,具有提供能量、维持正常体温、保护脏器等作用。婴儿时期脂肪所提供的能量占总能量的35%~50%,随年龄增长,其比例逐渐下降,年长儿为总能量的25%~30%。脂肪来源于食物中的乳类、肉类、植物油。

3. 糖类　为最主要的供能物质,所产生的能量应占总能量的50%~60%。1岁以内糖类的需要量相对较多,每日需12 g/kg。糖类的主要来源是乳类、谷类、水果和蔬菜。

（二）非产能营养素

1. 维生素　主要功能是调节新陈代谢。可分为脂溶性(维生素A、维生素D、维生素E、维生素K)与水溶性(B族维生素和维生素C)两大类。多数维生素人体不能合成或合成量有限,必须由食物供给。

2. 矿物质　主要功能是参与机体的构成、维持体液渗透压和调节酸碱平衡。包括常量元素(钙、磷、镁、钾、钠、硫)和微量元素(铁、铜、锌、碘、硒、钼、铬、钴)。

3. 水　是机体的重要成分,参加体内所有新陈代谢及体温调节活动。小儿新陈代谢旺盛,对水的需要量大。婴儿每日需水 150 mL/kg,以后每增加 3 岁减少 25 mL/kg,至成人每日需 50 mL/kg。

4. 膳食纤维　膳食纤维可吸收大肠内的水分,使粪便体积增加、肠蠕动加速。小儿每日需 20 ~ 35 g。

第二节　小儿喂养与膳食安排

小儿喂养包括 3 个阶段:即以乳类为主的喂奶阶段,添加必要辅助食品的过渡阶段,成人饮食阶段。

一、婴儿喂养

婴儿喂养的方式有母乳喂养、部分母乳喂养及人工喂养 3 种。

(一) 母乳喂养

母乳是婴儿最理想的天然食品。婴儿在出生后即可开始哺喂母乳。每年 8 月 1 日至 7 日为世界母乳周,目的是大力倡导母乳喂养。

1. 各期母乳的成分　母乳成分随产后不同时期而有所改变,根据世界卫生组织规定,母乳分为初乳、过渡乳、成熟乳和晚乳(表 5 – 1)。

表 5 – 1　各期母乳的成分及特点

名称	时间	成分
初乳	产后 4 ~ 5 天	蛋白质多,脂肪少,有矿物质及免疫物质
过渡乳	产后 5 ~ 14 天	蛋白质少,脂肪多,矿物质少
成熟乳	产后 14 天 ~ 9 个月	营养成分适当
晚乳	10 个月以后	营养成分很少

2. 母乳喂养的优点(表 5 – 2)。

表 5 – 2　母乳喂养与人工喂养各种成分比较

	母乳喂养	人工喂养
蛋白质	乳清蛋白为主,胃内形成凝块小,易消化吸收	酪蛋白多,胃内形成凝块大,不易消化吸收
脂肪	不饱和脂肪酸多,必需脂肪酸多,脂肪颗粒小,脂肪酶多,易消化吸收	不饱和脂肪酸少,脂肪颗粒大,脂肪酶少,不易消化吸收
糖	乙型乳糖为主,促进双歧杆菌及乳酸杆菌生长,抑制大肠埃希菌繁殖,较少发生腹泻	甲型乳糖为主,有利于大肠埃希菌生长,易发生腹泻
免疫物质	含 SIgA、乳铁蛋白、溶菌酶、双歧因子、巨噬细胞	含量少

	母乳喂养	人工喂养
矿物质	钙的含量虽少,其钙磷比例合理,吸收率高	钙含量较高,但钙磷比例不合理,吸收率低
酶	含较多淀粉酶、乳脂酶,有利于消化	缺乏
其他	促进母子情感交流,利于母亲产后康复,减少乳腺癌与卵巢癌发生;经济,方便,卫生	易污染

3. 母乳喂养的护理

(1) 倡导母乳喂养 积极宣传母乳喂养的优点,从妊娠期开始直至整个哺乳期,都应鼓励母亲增强哺乳的信心。

(2) 维护乳母健康 保证营养合理,活动适量,睡眠充足,精神愉快。保持室内空气新鲜,避免各种有害的理化因素影响,保证母乳的质与量。

(3) 指导正确哺乳 ① 开始哺乳的时间:正常新生儿出生后即可哺乳,最迟不超过半小时。将婴儿裸体置于母亲胸前进行皮肤接触,同时吸吮乳头促进乳汁的分泌。② 喂哺方法:给婴儿更换尿布,母亲洗手,清洁乳头,并轻轻按摩乳房以刺激泌乳反射。母亲通常采取坐位,哺乳侧的脚稍抬高,怀抱婴儿,使其头肩部枕于母亲哺乳侧肘弯部,使婴儿口含住乳头及大部分乳晕而不致堵鼻;母亲另一手拇指和其他四指分别放在乳房上、下,喂哺时将整个乳房托起,并观察婴儿吸吮及吞咽情况。当乳汁流出过急,可采取示指、中指轻夹乳晕两旁的哺喂姿势。每次尽量使一侧乳房排空后再换另一侧,下次哺乳时从未排空的一侧开始。喂后将婴儿抱起,头部靠在母亲肩上,轻拍背部使空气排出;然后保持右侧卧位,以防溢乳。③ 哺乳次数:在婴儿出生后2个月内提倡按需哺乳,以促进乳汁分泌。一般每2～3 h喂1次,昼夜7～8次,3～4个月6次左右,4～5个月5次左右,每次15～20 min。④ 注意事项:乳母患急、慢性传染病(如肝炎、结核病等),或重症心、肝、肾疾病时均不宜喂哺。

(4) 评估喂养情况 ① 了解哺喂时间:是否按需哺乳,24 h内哺乳次数,每次持续时间,夜间是否哺乳,有无延时哺喂而导致积聚乳汁,两次哺喂之间是否给婴儿添加水及其他乳制品等;② 观察哺喂情况:体位是否舒适、正确;③ 了解母婴双方的一般情况:如乳母膳食安排和液体摄入量,婴儿体重、睡眠及排泄情况等;④ 乳量估计:乳量充足表现为每次哺乳时能听到婴儿咽乳声,喂后可安静入睡,每天大小便正常,小儿体重和身高均能按正常速度增加(长)。

(5) 防治乳房、乳头疾病 如有乳头凹陷,应按摩乳头,或用吸奶器吸出乳头,也可用吸奶器吸出乳汁,适当加温后用奶瓶喂喂;如有乳头裂伤,用温水洗净,并予以暴露、干燥后涂少量羊毛脂,用乳头罩喂哺;若患乳腺炎则暂不哺患侧,但仍要定时将乳汁排空,并积极治疗。

(6) 指导断奶 在婴儿出生后4～6个月开始添加辅食,逐渐减少哺乳次数,为完全断奶做准备。断奶时间在生后10～12个月,如遇夏季炎热或婴儿疾病时宜延迟断奶,最迟不超过1岁半。

(7) 注意事项 乳母应做到合理膳食,有充足的睡眠,精神愉快,慎重用药。

(二)部分母乳喂养

同时采取母乳与牛乳或其他代乳品喂养者,称部分母乳喂养。分为补授法和代授法。

1. 补授法 因母乳不足,每次喂母乳后补充牛乳或其他代乳品的方法。

2. 代授法 因各种原因母亲不能按时哺乳,一天内 1 次或数次完全喂牛乳等代乳品,但母乳次数不应少于每日 3 次的方法。

(三) 人工喂养

以其他代乳品完全代替母乳喂养,称为人工喂养。牛乳是最常用的代乳品。

1. 鲜牛乳 牛乳和人乳主要成分比较见表 5 - 3。

表 5 - 3 牛乳与人乳主要成分比较(100 mL)

	蛋白质 /g	酪蛋白 /g	清蛋白 /g	脂肪 /g	糖类 /g	钙 /mg	磷 /mg	铁 /mg	盐 /g
牛乳	3.5	3.0	5	3.7	4.6	125	99	0.1	7.5
人乳	1.2	0.24	0.96	3.8	6.8	33	15	0.15	2.0

(1) 鲜牛乳的配制 鲜牛乳经过稀释、加糖、煮沸而改变性质,适宜于婴儿。① 稀释:出生后不满 2 周者可采用2:1奶(2 份牛奶加 1 份水),逐渐过渡到3:1或4:1奶,至满月即可用全奶;② 加糖:牛乳中糖含量较低,通过加糖,使三大供能物质比例适宜,一般每 100 mL 牛乳中加 5 ~ 8 g 糖;③ 煮沸:煮沸 3 ~ 4 min,具有使奶块变小和杀菌的作用。

(2) 奶量的计算 以每日所需总能量和总液量进行计算,婴儿每日所需总能量和总液量分别按 110 kcal(460 kJ)/kg:150 mL/kg 计算。8% 糖牛乳 100 mL 提供能量为 100 kcal(400 kJ),故按能量需要计算,婴儿每日需要 8% 糖牛乳 110 mL/kg。

例如:3 个月婴儿,体重 5 kg

每日需 8% 的糖牛乳的量:110 mL/kg × 5 kg = 550 mL

每日需水量:150 mL/kg × 5 kg = 750 mL

每日牛乳以外需水量:750 mL − 550 mL = 200 mL

每日需 8% 的糖牛乳 550 mL(500 mL 牛乳加糖 8 × 5.5 = 44 g),水 200 mL,将全日牛乳和水平均分次哺喂。

2. 牛乳制品

(1) 全脂奶粉 鲜牛奶经灭菌、浓缩、干燥后制成干粉,较鲜牛乳易消化并减少过敏的可能性,且便于储存。按重量1:8(1 g 奶粉加 8 g 水)或按容量1:4(1 勺奶粉加 4 勺水)配制,其成分与鲜牛奶相似。

(2) 婴儿配方奶粉 全脂奶粉经改变成分使之接近人乳,适合于婴儿的消化功能和肾功能,使用时按年龄选用。

(3) 酸牛乳 优点是凝块细小,酸度高,易于消化,并有一定的抑制细菌功能,不仅适用于健康小儿,更有利于消化不良者。

3. 其他代乳品 如羊乳、豆浆、豆浆粉等,适用于奶类制品获得困难的地区或对牛乳蛋白过敏的婴儿。羊乳营养价值与牛乳相似,但维生素 B_{12} 含量较少,叶酸含量极低,长期喂养婴儿可致营养性巨幼细胞性贫血。

4. 人工喂养的护理

（1）奶具的选择 奶嘴的软硬度应适宜,孔的大小应以奶瓶盛水倒置时液体呈滴状连续滴出为宜。

（2）乳液温度的测试 配好的乳汁滴在成人手腕腹面测试温度,若无过热感,则表明温度适宜(图5-1)。

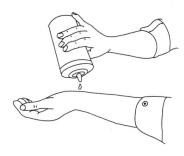

图5-1 测试乳液温度的方法

（3）避免空气吸入 喂乳时要使奶嘴及奶瓶前半部充满乳汁,以防小儿吸乳的同时吸入空气。哺喂后将小儿抱起轻拍背部,排出吞入的空气。

（4）食具卫生 若无冷藏条件,应分次配制,确保安全。每次配乳所用食具等均应洗净、消毒。

（5）观察 婴儿的食量个体差异很大,要观察小儿食欲、体重以及粪便的性状,随时调整乳量。小儿获得合理喂养的标志是发育良好,大小便正常,食奶后安静。

（四）辅助食品的添加

为保证小儿正常的生长发育,应根据小儿不同的年龄阶段添加辅助食品。

1. 添加目的

（1）补充乳类营养素的不足 随着小儿的不断成长,乳类中的营养素如铁、钙、维生素等,已不能满足小儿生长发育,必须及时予以添加。

（2）为断乳做好准备 食物从流质、半流质逐渐过渡到固体食物,有利于训练小儿的咀嚼功能,满足小儿摄入量增加的需要,为断乳打好基础。

（3）促进生长发育 食具由奶瓶改为匙、碗,锻炼小儿进食的自理能力,促进神经系统的发育。

2. 添加原则 根据小儿营养需要及消化能力循序渐进,应遵循由少到多、由稀到稠、由细到粗、由一种到多种的原则。天气炎热或患病期间,应减少辅食量或暂停辅食,以免造成消化不良。添加的食品应单独制作,以保证质量。

3. 添加辅食顺序 见表5-4。

表5-4 添加辅助食品的顺序

月龄	添加辅食品种	供给的营养素
1~3个月	水果汁、菜汤	维生素A、维生素C,矿物质
	鱼肝油制剂	维生素A、维生素D
4~6个月	米汤、米糊、稀粥等	补充能量
	蛋黄、鱼泥、豆腐、动物血	蛋白质、铁
	菜泥、水果泥	纤维素、维生素、矿物质
7~9个月	粥、烂面、饼干	补充能量
	蛋、鱼、肝泥、肉末	蛋白质、铁、锌、维生素
10~12个月	稠粥、软饭、面条、馒头、面包	补充能量、维生素
	豆制品、碎肉、油	维生素、蛋白质、矿物质、纤维素

二、儿童、少年的膳食安排

膳食原则是满足生理需要,合理烹调制作,适合消化吸收,保持良好食欲。

(一)幼儿膳食

幼儿膳食的成分应以肉类、乳类、蔬菜、水果、谷类和豆类及其制品为主,食品加工要细、软、碎,易于咀嚼。饮食次数以每日 3 餐加 2~3 次点心和(或)乳品为宜。培养独立进食的能力。

(二)学龄前小儿膳食

学龄前小儿膳食与成人饮食接近,但需做到粗、细粮交替,荤、素食搭配,避免食用坚硬、油腻、辛辣的食品。食品制作尽量多样化。培养小儿良好的饮食习惯。

(三)学龄儿童膳食

学龄儿童食物种类同成人,应含足够的蛋白质,特别是优质蛋白。早餐要保证足够的营养,满足上午学习、用脑及体育活动量的需求。提倡课间加餐。

(四)青春期少年膳食

青春期少年的体格发育进入高峰时期,所以应增加各种营养素,如蛋白质、维生素及总能量的供给。女孩因月经来潮,在饮食中应供给足够的铁剂。

第三节　蛋白质—能量营养障碍

一、蛋白质—能量营养不良

(一)疾病概要

蛋白质—能量营养不良(protein-energy malnutrition,PEM)是指因缺乏能量和(或)蛋白质引起的一种营养缺乏症,多见于 3 岁以下婴幼儿。主要表现为体重减轻、皮下脂肪减少和皮下水肿,常伴有各个器官的功能紊乱。临床常见 3 种类型:以能量供应不足为主的消瘦型,以蛋白质供应不足为主的水肿型,介于两者之间的消瘦—水肿型。

1. 病因

(1)摄入不足　喂养不当是导致婴儿蛋白质-能量营养不良的重要原因。包括母乳不足而未及时添加其他乳品,人工喂养不当,骤然断奶而未及时添加辅食,长期以淀粉类食品(粥、米粉、奶糕等)喂养,不良的饮食习惯等原因。

(2)消化吸收不良　消化系统解剖或功能上的异常,如唇裂、腭裂、幽门梗阻;消化系统疾病,如迁延性腹泻、过敏性肠炎、肠吸收不良综合征等,均可影响食物的消化和吸收。

(3)需要量增加　早产、双胎,急、慢性传染病后的恢复期,生长发育快速时期等,均可因需要量增多而造成相对不足。

（4）消耗量过大 肾病大量蛋白尿、糖尿病、长期发热、烧伤、甲状腺功能亢进症、恶性肿瘤等,均可使蛋白质消耗或丢失增多。

2. **病理生理** 由于长期能量供应不足,导致自身组织消耗,新陈代谢异常。包括糖原不足或消耗过多,致低血糖;脂肪消耗致肝脏脂肪浸润及变性;蛋白质不足或消耗,致低蛋白水肿;由于全身总液量增多,致细胞外液呈低渗状态。同时还发生各组织器官如消化、循环、泌尿、神经和免疫系统的功能低下。

3. **治疗原则** 早发现,早治疗,采取综合性治疗措施。包括祛除病因,治疗原发病;调整饮食,补充营养物质;控制继发感染;促进消化和改善代谢功能;治疗并发症。

（二）护理评估

1. **健康史** 应仔细询问患儿的喂养情况、饮食习惯以及生长发育状况,有无消化系统解剖或功能上的异常,有无急、慢性疾病史;是否为双胎、早产。

2. **身体状况** 早期表现为体重不增,继而体重下降,皮下脂肪逐渐减少以至消失。皮下脂肪减少的顺序依次是腹部→躯干→臀部→四肢,最后是面部。临床上根据病情将婴幼儿蛋白质—能量营养不良分为3度(表5-5)。

表5-5 婴幼儿不同程度蛋白质—能量营养不良的临床特点

项目	营养不良程度		
	Ⅰ度(轻)	Ⅱ度(中)	Ⅲ度(重)
体重低于正常均值	15%～25%	25%～40%	40%以上
腹部皮褶厚度	0.8～0.4 cm	<0.4 cm	消失
身高(长)	正常	低于正常	明显低于正常
消瘦	不明显	明显	皮包骨样
皮肤	干燥	干燥、苍白	苍白、干皱、无弹性,可出现瘀点
肌张力	正常	降低,肌肉松弛	肌张力低下,肌肉萎缩
精神状态	正常	烦躁不安	萎靡、反应低下,抑制与烦躁交替

蛋白质-能量营养不良患儿常见的并发症有:营养性贫血;维生素A缺乏病和锌缺乏;自发性低血糖;各种感染性疾病,如上呼吸道感染、支气管肺炎、尿路感染等。

3. **社会心理状况** 本病好发于经济欠发达、缺乏喂养知识和卫生条件较差的地区。应注意评估家长对疾病性质、发展、预后以及防治的认识程度,家庭经济状况及父母角色认同等。

4. **辅助检查** 血清白蛋白浓度降低是最重要的改变。

（三）护理诊断问题

1. 营养失调:低于机体需要量 与能量、蛋白质摄入不足和(或)需要、消耗过多有关。
2. 有感染的危险 与机体免疫功能低下有关。
3. 潜在并发症:低血糖、营养性缺铁性贫血、维生素A缺乏。
4. 生长发育迟缓 与营养物质缺乏,不能满足生长发育的需要有关。

5. 知识缺乏　与患儿家长缺乏营养知识及儿童喂养知识有关。

（四）护理目标

1. 患儿能达到营养素充足，体重逐渐增加。
2. 患儿不发生感染、低血糖及其他并发症，发生时能及时发现并处理。
3. 患儿体重、身高（长）等体格发育指标达到同年龄、同性别组的正常值。
4. 患儿家长知道导致蛋白质—能量营养不良的原因，能进行科学喂养。

（五）护理措施

1. 饮食护理　根据营养不良的程度、消化吸收能力和病情调整饮食，原则是循序渐进，逐渐补充。

（1）能量供给　① 轻度蛋白质—能量营养不良：供给能量从每日 250～330 kJ/kg 开始，以后根据患儿的消化情况逐渐递增；待体重接近正常后，恢复供给正常生理需要量。② 中、重度蛋白质—能量营养不良：供给能量从每日 165～230 kJ/kg 开始，逐步少量增加；若消化吸收能力较好，可逐渐增加到每日 500～727 kJ/kg，并按实际体重计算所需热能。待体重与身高（长）比例接近正常后，恢复供给正常生理需要量。

（2）蛋白质的供给　从每日 1.5～2.0 g/kg 开始，逐渐增加到每日 3.0～4.5 g/kg，若过早给予大量蛋白质，可引起腹胀和肝大。有条件者可给氨基酸混合液。

（3）维生素及矿物质的供给　一般采用每日给予蔬菜及水果的方式，应从少量开始，逐渐增加，以免引起腹泻。

（4）鼓励母乳喂养　无母乳或母乳不足者，可给予稀释牛乳，少量多次喂哺，若消化吸收好，逐渐增加牛奶量及浓度。

（5）鼻胃管喂养　病情严重或完全不能进食者，遵医嘱可用鼻胃管喂养，或静脉滴注葡萄糖、氨基酸、脂肪乳剂等。低蛋白水肿者可静脉滴注白蛋白。

（6）饮食习惯的培养　帮助患儿培养良好的饮食习惯，做到定时、定量、定餐。

2. 用药护理　遵医嘱给予胃蛋白酶、胰酶、B 族维生素口服，以助消化；给予苯丙酸诺龙肌内注射，可促进蛋白质合成；给予胰岛素每日 1 次皮下注射，注射前先服葡萄糖 20～30 g，每 1～2 周为一疗程，可降低血糖，增加饥饿感，提高食欲；给予锌制剂，每日口服元素锌，可增加食欲。

3. 预防感染　保持皮肤清洁、干燥，防止皮肤破损；加强口腔护理；生活环境舒适卫生，进行保护性隔离，防止交叉感染。

4. 病情观察

（1）病情变化　如患儿出现体温不升、面色苍白、出汗、肢冷、脉弱、血压下降等，应考虑有发生低血糖的可能，及时报告医生进行抢救。

（2）生长发育测量　每周测一次体重，每月测一次身高（长），以判断治疗效果。

（六）健康指导

1. 向家长介绍蛋白质—能量营养不良的原因及预防措施。
2. 指导家长学会科学喂养及合理饮食搭配的方法。

3. 纠正小儿不良的饮食习惯。

4. 预防各种传染性疾病,对先天畸形患儿应及时进行手术治疗。

二、单纯性肥胖

(一)疾病概要

小儿单纯性肥胖(obesity)是由于长期能量摄入超过人体的消耗,使体内脂肪过度积聚,体重超过一定范围的一种营养障碍性疾病。本病在我国呈逐步增多的趋势,已达5%~8%。肥胖不仅影响小儿的健康,还成为成人肥胖症、冠心病、高血压、糖尿病、胆石症、痛风等疾病,以及猝死的诱因,应引起社会和家庭的重视。

1. 病因　单纯性肥胖指不伴有明显的内分泌和代谢性疾病的肥胖,病因尚未完全明确,可能与下列因素有关:① 能量摄入过多;② 活动量过少;③ 遗传因素;④ 其他,如饱食感中枢与饥饿感中枢失去平衡、精神创伤,以及心理异常因素等均可致小儿过食。

2. 治疗原则　采取控制饮食、加强运动、消除心理障碍、配合药物治疗的综合措施。饮食疗法和运动疗法是两项最主要的措施。

(二)护理评估

1. 健康史　应仔细询问小儿的饮食、活动情况,有无肥胖家族史。

2. 身体状况　明显肥胖的患儿常有疲劳感,用力时出现气短或腿痛。严重肥胖者由于脂肪过度堆积限制胸廓和膈肌运动,导致肺通气量不足,引起低氧血症、红细胞增多、发绀,严重时心脏扩大、心力衰竭甚至死亡,称为肥胖-换氧不良综合征。患儿腹部膨隆下垂,胸腹、臀部、大腿出现白色或紫色皮纹;体重过重可致膝外翻和扁平足。女性胸部脂肪堆积应与乳房鉴别;男性阴茎常被大腿内侧脂肪组织覆盖,而被误认为阴茎发育不良。体重超过同性别、同身高参照人群均值的10%~19%为超重,超过20%以上即可诊断为肥胖。超过正常值的20%~29%者,为轻度肥胖;超过30%~49%者,为中度肥胖;超过50%者,为重度肥胖。

3. 社会心理状况　应注意评估患儿及家长对本病的认识程度,家长是否存在"越胖越健康"的错误观念;患儿是否因体态肥胖而产生自卑、胆怯、孤独等心理。

4. 辅助检查　血清三酰甘油(甘油三酯)、胆固醇可增高,常有高胰岛素血症。

(三)护理诊断/问题

1. 营养失调:高于机体需要量　与摄入高能量食物过多和(或)运动过少有关。

2. 社交障碍　与肥胖造成的心理障碍有关。

3. 自我形象紊乱　与肥胖引起自身形体改变有关。

4. 知识缺乏　与患儿及家长缺乏合理营养的知识有关。

(四)护理措施

1. 饮食疗法　患儿每日摄入的能量要低于机体消耗的总能量,同时还必须满足小儿的基本营养及生长发育的需要。

（1）热量的供给　采用低脂肪、低糖类和高蛋白饮食。其中,蛋白质供能占 30% ~ 35% ,脂类供能占 20% ~ 25% ,糖类供能占 40% ~ 45% 。青春期生长发育迅速,蛋白质供能可提高至 50% ~ 60% 。

（2）食物的种类　尽量选择体积大、饱腹感明显而能量低的食物,食品以蔬菜、水果、米饭、面食为主,加用优质蛋白如瘦肉、鱼、蛋及豆制品。

（3）培养良好的饮食习惯　不吃夜宵、零食,少量多餐,细嚼慢咽等。

2. 运动疗法　通过适当的运动促进能量消耗,以减轻体重。鼓励患儿选择喜欢、有效且易于坚持的运动,如晨间跑步、散步、踢球、游泳等,每日坚持至少运动 30 min 以上。活动量以运动后轻松愉快、不感到疲劳为原则。

（五）健康指导

1. 向家长介绍科学喂养的知识,培养儿童良好的饮食习惯。

2. 注意避免家长对子女的肥胖过分忧虑,对患儿的进食习惯经常指责而引起患儿精神紧张;协助患儿消除肥胖带来的自卑心理。

3. 告知家长减轻体重是一个长期的过程,并经常鼓励患儿树立信心,提高患儿坚持控制饮食和运动锻炼的兴趣。

4. 定期门诊检查,实施生长发育监测。

第四节　维生素营养障碍

一、维生素 D 缺乏病

（一）疾病概要

维生素 D 缺乏病（vitamin D deficiency）,又称维生素 D 缺乏性佝偻病,简称佝偻病,是由于儿童体内维生素 D 不足,使钙、磷代谢紊乱而产生的一种以骨骼病变为特征的全身慢性营养障碍性疾病。多见于 2 岁以下婴幼儿,患病率北方高于南方。本病是我国儿童保健重点防治的"四病"之一。

1. 病因及发病机制

（1）病因　① 日光照射不足:人体维生素 D 的主要来源是紫外线照射皮肤中的 7 - 脱氢胆固醇转化成内源性维生素 D_3 。若小儿户外活动少,或者居住在高层建筑群区、多烟雾尘埃区,缺乏紫外线照射;或者居住在北方,因寒冷季节长、日照时间短,小儿户外活动少,紫外线照射量不足,均可使内源性维生素 D 生成不足。② 维生素 D 摄入不足:因天然食物中含维生素 D 少,单纯乳类喂养未及时添加鱼肝油、蛋黄等含维生素 D 丰富的辅食,易患佝偻病。③ 生长发育迅速:见于早产儿、多胎,出生后生长速度过快,若未及时补充维生素 D 和钙,易发生佝偻病。④ 疾病的影响:胃肠道或肝胆疾病影响维生素 D 的吸收;肝、肾严重损害影响维生素 D 的羟化。⑤ 孕母情况:母亲患严重营养不良、肝肾疾病、慢性腹泻等疾病可导致其胎儿维生素 D 供应量减少。

（2）发病机制　　当维生素 D 缺乏时,肠道吸收钙、磷减少,血钙、血磷水平降低。血液浓度降低使甲状旁腺功能代偿性亢进,甲状旁腺激素(parathyroid hormone,PTH) 分泌增加,加速旧骨吸收,骨盐溶解,骨钙释出,使血钙浓度正常或稍低;但 PTH 同时也抑制肾小管重吸收磷,使尿磷排出增加,血磷浓度降低,钙磷乘积下降,骨样组织钙化受阻,产生一系列临床表现(图 5 - 2)。

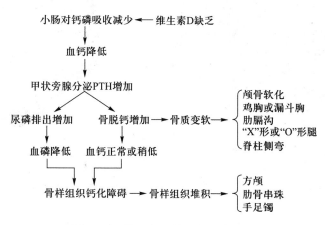

图 5 - 2　维生素 D 缺乏病发病机制

2. 治疗原则　　目的在于控制活动期,防止骨骼畸形。以口服维生素 D 为主,严重病例及无法口服者,可肌内注射。适当补充钙剂,多晒太阳,合理喂养。严重的后遗症需外科手术矫正。

（二）护理评估

1. 健康史　　应仔细询问孕母状况,患儿是否早产、多胎,详细询问喂养史、居住环境、疾病及用药史。

2. 身体状况　　以非特异性神经精神症状出现最早,继而出现骨骼、肌肉的改变等,临床分为 4 期。

（1）初期（早期）　　多见于 3 个月以内小婴儿,主要为神经兴奋性增高的表现,如易激惹、烦躁、睡眠不安、夜间啼哭。常伴有与室温季节无关的多汗,由于多汗刺激头皮,患儿摇头擦枕出现枕秃。

（2）活动期（激期）　　主要表现为骨骼改变、运动功能及智力发育迟缓。

骨骼改变有:① 头部:颅骨软化(多见于 3～6 个月的婴儿),重者可出现乒乓球样感觉;“方颅”(7～8 个月的婴儿),即双侧额骨和顶骨中央部位骨样组织增生,呈对称性隆起,严重时呈鞍状或十字颅形;前囟闭合迟,可迟至 2～3 岁才闭合;出牙延迟,牙釉质发育不良。② 胸部:多见于 1 岁左右的小儿。肋骨与肋软骨交界区呈钝圆形隆起,像串珠状,称肋骨串珠,在第 7～10 肋最明显;膈肌附着部位的肋骨长期受牵拉而内陷,形成一条沿肋骨走向的横沟,称郝氏沟(Harrison 氏沟);第 7、8、9 肋骨与胸骨相连处软化内陷,致胸骨柄前突,形成鸡胸;如胸骨剑突区内陷,形成漏斗胸。③ 四肢:6 个月以上小儿腕、踝部由于骨样组织增生呈钝圆形隆起,形成佝偻病"手镯"(图5-3)与"脚镯";小儿开始行走后,由于骨质软化,因负重可出现下肢弯曲,形成"O"形腿(图5-4)或"X"形腿。④ 脊柱:长久坐位时可使脊柱侧弯或后突畸形。

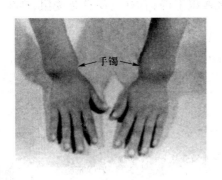

图5-3 手镯征

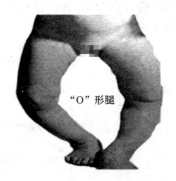

图5-4 "O"形腿

肌肉松弛:表现为头颈软弱无力,坐、立、行等运动功能发育滞后。腹部肌张力下降,腹部膨隆如蛙腹。

神经精神发育迟缓:语言发育迟缓,表情淡漠。

(3)恢复期 经适当治疗后,上述表现逐渐消失或接近正常。

(4)后遗症期 多见于小儿2岁以后,主要表现为骨骼畸形。

3. 社会心理状况 本病是可治可防的疾病,仅重症病例留下骨骼畸形。应注意评估患儿及家长对本病的认识程度,家长是否因担心会遗留骨骼畸形而产生焦虑或歉疚感;遗留骨骼畸形患儿,是否因自身形象与同龄人的差异而产生自卑感。

4. 辅助检查 活动期血清钙稍降低,血磷明显降低,钙、磷乘积常低于30,碱性磷酸酶增高。X射线显示长骨钙化带消失。

(三)护理诊断/问题

1. 营养失调:低于机体需要量 与日光照射不足和维生素D摄入不足有关。

2. 潜在并发症 骨骼畸形、维生素D中毒。

3. 有感染的危险 与免疫功能低下有关。

4. 知识缺乏 与患儿家长缺乏预防和护理佝偻病的相关知识有关。

(四)护理措施

1. 户外活动 要求家长每日带患儿进行一定时间的户外活动,活动时间逐渐增加,最好保证每日1 h以上,尽量多暴露皮肤。

2. 补充维生素D

(1)倡导母乳喂养,及时添加辅食,给予富含维生素D、钙、磷的食物。

(2)给予维生素D制剂,口服2 000～4 000 U/d,1个月后改为预防量,400 U/d;重症或不能口服者,可肌内注射维生素D 20万～30万U/次,3个月后改用预防量口服。

（3）注意事项　①补充维生素 D 不当可引起中毒,应注意避免;②用大剂量维生素 D 突击治疗时,易使血钙降低而发生手足抽搐,可在治疗前给钙剂预防。

3. 预防骨骼畸形和骨折　衣着柔软、宽松,床铺松软,避免早坐、久坐,以防脊柱后突畸形;避免早站、久站和早行走,以防下肢弯曲形成"O"形或"X"形腿;护理操作时应避免重压和强力牵拉。

4. 预防感染　保持室内空气清新,温、湿度适宜,阳光充足,避免交叉感染。

（五）健康指导

1. 向孕妇及家长讲述多晒太阳,选择富含维生素 D、钙、磷和蛋白质的食物的重要性;宣传母乳喂养。早产儿和低出生体重儿,在新生儿出生后即可开始补充维生素 D 800 U/d,3 个月后改预防量;足月儿生后 2 周开始补充维生素 D 400 U/d,均补充至 2 岁。对处于生长发育高峰的婴幼儿应强调多做户外活动,给予预防量维生素 D 和钙剂,及时添加辅食。

2. 对已有骨骼畸形可采取主动和被动运动的方法矫正。如遗留胸廓畸形,可做俯卧位抬头展胸运动;下肢畸形可施行肌肉按摩,"O"形腿按摩外侧肌群,"X"形腿按摩内侧肌群,以增加肌肉张力,矫正畸形。对于行外科手术矫正者,应指导家长正确使用矫形器具。

二、维生素 D 缺乏性手足抽搐症

（一）疾病概要

维生素 D 缺乏性手足抽搐症(tetany of vitamin D deficiency),又称佝偻病性手足抽搐症或佝偻病性低钙惊厥,主要表现为惊厥、喉痉挛和手足抽搐等症状。多见于 6 个月以内的婴儿。

1. 病因及发病机制

（1）病因　①春季开始,接触日光增多,或开始使用维生素 D 治疗时,血钙大量向骨转移而导致血钙突然降低;②合并有发热、感染、饥饿时,组织细胞分解释放磷,使血磷增加,致钙离子浓度下降,出现低钙抽搐;③近期食用含磷过高的奶制品,导致高血磷、低血钙。

（2）发病机制　血清离子钙降低是引起本病的直接原因。正常血清总钙浓度为 2.25 ~ 2.27 mmol/L,依靠维生素 D、甲状旁腺素和降钙素三者进行调节而维持相对稳定。当维生素 D 缺乏时,若甲状旁腺分泌不足,不能促进骨钙动员和增加尿磷排泄,使血钙进一步降低。当血钙浓度低于 1.75 ~ 1.88 mmol/L 或离子钙浓度降至 1.0 mmol/L 以下时,即可出现典型的临床症状。

2. 治疗原则　立即给予吸氧,保证呼吸道通畅;迅速控制惊厥与喉痉挛;给予钙剂治疗;症状控制后补充维生素 D。

（二）护理评估

1. 健康史　应仔细询问有无维生素 D 缺乏的病史,近期是否补充大量维生素 D,有无发热、感染、饥饿、腹泻等。

2. 身体状况　典型的表现为惊厥、手足抽搐、喉痉挛发作。

（1）惊厥　多见于小婴儿。表现为突然发生四肢抽动,两眼上窜,面肌颤动,神志不清。发作时间持续数秒至数分钟,发作持续时间久者可有发绀。发作停止后意识恢复,精神萎靡而入睡,醒后活泼如常。发作次数可数日1次至1日数十次。

（2）手足抽搐　多见于较大的婴儿、幼儿。突然发生手足肌肉痉挛呈弓状,手腕屈曲,手指僵直,拇指内收贴紧掌心(图5-5);踝关节僵直,足趾弯曲向下(图5-6),发作停止后活动自如。

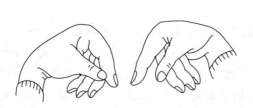 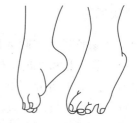

图5-5　手足搐搦症的手痉挛　　　　图5-6　手足搐搦症的足痉挛

（3）喉痉挛　多见于婴儿。喉部肌肉及声门突发痉挛,呼吸困难、吸气性喉鸣、发绀。可突发窒息导致死亡。

（4）隐匿型　在不发作时,可通过刺激神经肌肉引出下列体征。① 面神经征:以指尖或叩诊锤轻击患儿颧弓与口角间的面颊部,引起同侧眼睑和口角抽动者为阳性,新生儿可呈假阳性;② 陶瑟征:以血压计袖带包裹上臂,使血压维持在收缩压与舒张压之间,5 min之内该手出现痉挛状为阳性;③ 腓反射:以叩诊锤骤击膝下外侧腓神经处,引起足向外侧收缩者为阳性。

3. 社会心理状况　本病可防可治,不留后遗症,预后良好。应注意评估家长对疾病的认识程度,特别是急救知识掌握程度;是否存在无助和恐惧的心理;家庭经济状况和居住条件。

4. 辅助检查　血钙或离子钙浓度降低,血磷浓度正常或偏高。

（三）护理诊断/问题

1. 有窒息的危险　与惊厥、喉痉挛发作有关。

2. 有受伤的危险　与惊厥、手足抽搐有关。

3. 营养失调:低于机体需要量　与维生素D和钙的缺乏有关。

（四）护理措施

1. 急救护理　立即吸氧,保持呼吸道通畅;遵医嘱用10%水合氯醛保留灌肠,或地西泮肌内或静脉注射,以控制惊厥与喉痉挛。

2. 用药护理　遵医嘱补充钙剂,常用10%葡萄糖酸钙溶液5～10 mL稀释1～3倍后,缓慢静脉注射(时间控制在10 min以上)或静脉滴注,避免因药液外渗而造成局部组织坏死。

3. 防止窒息　喉痉挛者需立即将舌拉出口外,同时将患儿头偏向一侧,清除口鼻分泌物,保持呼吸道通畅,避免吸入窒息;对已出牙的小儿,应在上、下门齿间放置牙垫,避免舌后坠堵塞呼吸道及舌咬伤;必要时行气管切开。

4. 防止受伤　抽搐发作时将患儿平卧,以防摔伤;不应对患儿肢体进行约束,以防骨折发生;床旁垫软垫,以防撞伤。

5. 定期户外活动,补充维生素 D。

（五）健康指导

1. 指导患儿合理膳食,定时户外活动,遵医嘱补充维生素 D 和钙剂。

2. 教会家长在患儿惊厥、喉痉挛发作时的处理方法,如使患儿平卧,松开衣领,颈部伸直,头后仰,以保持呼吸道通畅,同时呼叫医护人员。

第五节　微量元素缺乏

一、锌缺乏

（一）疾病概要

锌为人体必需微量元素之一。锌缺乏时的主要表现为食欲减退、生长发育减慢、免疫功能低下、味觉减退和夜盲。青春期缺锌可致性成熟障碍。

1. 病因

（1）摄入不足　动物性食物锌含量高于植物性食物,长期素食可发生锌摄入不足。

（2）吸收障碍　各种原因所致的腹泻、肠道吸收不良综合征导致锌吸收障碍。

（3）需要量增加　生长发育高峰期、营养不良恢复期对锌需要量增多。

（4）丢失增多　大面积烧伤、慢性失血、长期多汗、糖尿病、肾病及长期服用青霉胺等使锌过多丢失。

2. 治疗原则　治疗原发病,给予含锌量较多的食物,口服锌制剂。

（二）护理评估

1. 健康史　应仔细询问患儿出生史及喂养史;饮食情况,有无异食癖;患儿的精神状况和生长发育的情况;是否易患感染性疾病等。

2. 身体状况

（1）消化功能减退　表现为食欲减退、厌食和异食癖。

（2）生长发育落后　表现为生长发育迟缓、体格矮小,性发育延迟和性腺功能减退。

（3）免疫功能降低　易发生各种感染。

（4）智能发育延迟　表现为智能迟缓。

（5）其他　如地图舌、反复口腔溃疡、创伤愈合迟等。

3. 社会心理状况　本病的主要原因是喂养不当。应注意评估家长是否会为此产生歉疚感和焦虑心理,对防治锌缺乏知识的了解程度,对有异食癖的患儿是否有过多责备,患儿是否产生自卑心理。

4. 辅助检查　空腹血清锌低于 11.47 μmol/L。

（三）护理诊断/问题

1. 营养失调：低于机体需要量　与锌摄入不足、需要量增加、吸收障碍、丢失增多有关。
2. 有感染的危险　与锌缺乏致免疫功能低下有关。
3. 生长发育迟缓　与锌缺乏影响核酸及蛋白质合成、生长激素分泌减低有关。
4. 知识缺乏　与患儿家长缺乏营养知识及儿童喂养知识有关。

（四）护理措施

1. 改善营养、促进生长发育　供给含锌量较多的食物如肝、鱼、瘦肉等，尽量为新生儿喂哺初乳，合理添加辅食，培养小儿不偏食、不挑食的饮食习惯。
2. 用药护理　遵医嘱每日给锌元素 0.5～1 mg/kg（相当于葡萄糖酸锌 3.5～7 mg/kg），连服 2～3 个月。
3. 避免感染　保持室内空气清新，注意口腔护理，防止交叉感染。

（五）健康指导

向家长强调锌对人体的重要意义，让家长了解导致患儿缺锌的原因，以配合治疗和护理。

二、碘缺乏

（一）疾病概要

碘缺乏可导致碘缺乏病（iodine deficiency disorders，IDD）。IDD 是世界上分布最广泛的一种地方病，以前我国是全球 IDD 流行最严重的国家之一。为预防碘缺乏病，自 1994 年起每年的 5 月 15 日定为全国碘缺乏病宣传日。

1. 病因　主要是食物和饮用水中碘缺乏，使甲状腺素合成障碍，进而影响小儿正常的生长发育。
2. 治疗原则　补充含碘较丰富的食物，给予碘剂、甲状腺素制剂。

（二）护理评估

1. 健康史　应仔细询问患儿的喂养史、饮食习惯、生长发育情况；居住环境，水源等。
2. 身体状况　胎儿期缺碘可引起早产、死胎及先天畸形；新生儿缺碘表现为甲状腺功能减退；儿童和青春期缺碘引起地方性甲状腺肿、地方性克汀病，还可引起单纯性聋哑。克汀病表现为智力低下，婴幼儿坐、站、走、语言等发育迟缓，运动协调性、准确性和灵敏性差，体格发育稍差，轻度听力和前庭功能障碍。
3. 社会心理状况　本病若能早期发现、早期治疗，不留有严重的后遗症。应注意评估家长对本病的认知程度；年长儿是否常对自身形象尤其是智力低下而产生不良心理活动（如自卑等），从而影响其心理健康及社会交往。
4. 辅助检查　血 T_3、T_4 降低，TSH 升高；X 射线骨片显示骨龄延迟。

（三）护理诊断问题

1. 营养失调：低于机体需要量　与碘摄入不足有关。
2. 生长发育改变　与碘缺乏影响甲状腺素合成有关。
3. 知识缺乏　与患儿家长缺乏营养知识及儿童喂养知识有关。

（四）护理措施

1. 改善营养　食用海带、紫菜等海产品以补充碘；在缺碘地区，可采用碘化食盐、碘化水等方法补充碘。
2. 用药护理　遵医嘱给予复方碘溶液和碘化钾（钠）及甲状腺素制剂。

（五）健康指导

让家长了解导致缺碘的原因，指导正确选择含碘丰富的食物。

本 章 小 结

小儿能量的消耗包括基础代谢、生长发育、活动、食物的特殊动力作用及排泄五个方面。小儿需要的营养素有蛋白质、脂类、糖类、维生素、矿物质、水及膳食纤维。母乳是婴儿最理想的食品。由于小儿对各种营养素的需要量相对较大，而其自身消化功能尚未完全成熟，容易发生营养障碍性疾病。

营养性维生素 D 缺乏性佝偻病，是由于儿童体内维生素 D 不足，使钙、磷代谢紊乱而产生的一种以骨骼病变为特征的全身慢性营养障碍性疾病。治疗原则是控制活动期，防止骨骼畸形。以口服维生素 D 为主，适当补充钙剂。护理要点是增加户外活动，指导补充维生素 D，预防感染，防止骨骼畸形和骨折。

维生素 D 缺乏性手足抽搐症主要表现为惊厥、喉痉挛和手足抽搐等症状。治疗原则是迅速控制惊厥与喉痉挛，给予钙剂治疗，补充维生素 D。护理要点是防止窒息和受伤。

本章介绍的其他疾病还包括蛋白质—能量营养障碍（蛋白质—能量营养不良、单纯性肥胖），微量元素缺乏（锌缺乏、碘缺乏）。

思 考 题

一、选择题

A1 型题

1. 下列不是母乳成分的特点是（　　）。

    A. 矿物质少，但吸收率高　　　　　B. 含有较多的不饱和脂肪酸

    C. 含有较多的乙型乳糖　　　　　　D. 含有脂肪酶

    E. 含有较多的酪蛋白

2. 将 10 勺全脂奶粉配成全乳，应加水（　　）。

    A. 10 勺　　　　B. 20 勺　　　　C. 30 勺　　　　D. 40 勺　　　　E. 50 勺

3. 人体维生素 D₃ 的主要来源是（　　　）。

    A. 肝肾合成　　　　　　　　　　B. 食物获取

    C. 甲状旁腺分泌　　　　　　　　D. 肾上腺分泌

    E. 紫外线照射皮肤产生

4. 活动期佝偻病患儿骨样组织堆积，会产生（　　　）。

    A. 手、足镯　　　　　　B. "X"形腿　　　　　　C. 鸡胸

    D. 郝氏沟　　　　　　　E. 肋骨串珠

5. 1 岁以内婴儿生长发育所需能量占总需能量的（　　　）。

    A. 15% ~ 25%　　　　　B. 25% ~ 30%　　　　　C. 35% ~ 40%

    D. 45% ~ 50%　　　　　E. 55% ~ 60%

6. 营养不良患儿最早出现的临床表现是（　　　）。

    A. 皮下脂肪减少　　　　B. 体重不增　　　　　C. 消瘦

    D. 肌肉松弛　　　　　　E. 运动和智能发育落后

7. 为了满足肥胖症患儿的食欲，可给予（　　　）。

    A. 高脂肪和高碳水化合物食物

    B. 淀粉类和油脂类食物

    C. 体积大、饱腹感明显、能量低的食品

    D. 蔬菜、水果和肉类

    E. 低蛋白和高糖类食物

A2 型题

8. 1 周岁婴儿，体重 6 kg，身长 70 cm。精神萎靡，皮肤弹性差，腹部皮下脂肪 0.3 cm，肌肉松弛。该患儿是（　　　）。

    A. 佝偻病　　　　　　　B. 轻度营养不良　　　　C. 中度营养不良

    D. 重度营养不良　　　　E. 中度脱水

9. 3 岁半小儿，体检发现有鸡胸及轻度"X"形腿，血钙及血磷正常，诊断为（　　　）。

    A. 佝偻病初期　　　　　B. 佝偻病激期　　　　　C. 佝偻病恢复期

    D. 佝偻病后遗症期　　　E. 软骨营养不良

10. 8 个月婴儿前来就诊，其主要症状是智能发育迟缓，地图舌，反复口腔溃疡，创伤愈合迟，该患儿可能是（　　　）。

    A. 锌缺乏症　　　　　　B. 碘缺乏症　　　　　　C. 维生素 B₁ 缺乏症

    D. 维生素 D 缺乏症　　　E. 维生素 A 缺乏症

A3 型题

11 ~ 12 题共用题干

患儿 8 个月，确诊为活动期佝偻病，家长已给患儿服用维生素 D 10 000 U，2 天后症状仍不见好转。

11. 该患儿的护理最重要的是（　　　）。

    A. 补充钙剂　　　　　　　　　　B. 增加维生素 D 的剂量

    C. 多晒太阳　　　　　　　　　　D. 严密观察病情

E. 预防感染

12. 对患儿家长进行健康指导中不妥的是( )。

A. 服用维生素 D,同时应补充钙剂

B. 每日进行日光浴

C. 增加富含维生素 D 的食品

D. 增加维生素 D 的剂量

E. 1 个月后改为每日 400 ~ 800 U

A4 型题

13 ~ 15 题共用题干

患儿男,5 个月,人工喂养,因惊厥入院,患儿每日惊厥 5 ~ 7 次,每次半分钟左右,入院检查示血钙 1.7 mmol/L,诊断为手足搐搦症,入院后患儿再次惊厥。

13. 对该患儿正确的护理措施是( )。

A. 将患儿抱起急送抢救室　　　　B. 约束患儿肢体防止撞伤

C. 口腔放入压舌板以防舌咬伤　　D. 针刺人中穴止惊

E. 将患儿平放并大声呼唤患儿

14. 对该患儿紧急处理时应选择( )。

A. 给予维生素 D 30 万 U 肌内注射

B. 快速静脉注射 10% 葡萄糖酸钙溶液

C. 快速静脉注射 20% 甘露醇

D. 苯巴比妥钠肌内注射

E. 快速静脉注射地西泮

15. 该患儿用氯化钙治疗下列正确的是( )。

A. 10% 氯化钙溶液肌内注射　　　B. 口服 10% 氯化钙溶液前用生理盐水稀释

C. 10% 氯化钙溶液静脉滴注　　　D. 连续服用 3 ~ 5 天后改为葡萄糖酸钙口服

E. 与牛奶同服以减少对胃的刺激

16 ~ 19 题共用题干

患儿女,1 岁,因夜间睡眠不安、多汗、易激惹就诊。体检:可见患儿有鸡胸、肋膈沟,患儿不能独自站立,不会叫爸爸妈妈,血钙、磷乘积低于正常水平,碱性磷酸酶明显升高,X 线显示骨质疏松,确诊为佝偻病激期。

16. 该患儿口服维生素 D 治疗的剂量和疗程为( )。

A. 500 ~ 1 000 U/d,用 1 个月

B. 5 000 ~ 10 000 U/d,用 1 个月

C. 10 000 ~ 20 000 U/d,用 1 个月

D. 20 万 U/次,用 1 个月

E. 10 000 ~ 20 000 U/d,用 3 个月

17. 该患儿在口服维生素 D 时以下用法错误的是( )。

A. 选用单纯的维生素 D 制剂　　　B. 1 个月后改为预防量口服

C. 口服维生素 D 前后加服钙剂　　D. 维生素 D 油剂直接滴在患儿的舌上

E. 维生素 D 加入奶瓶中与牛奶同服

18. 该患儿护理诊断为"营养不足",最佳的近期目标是（　　）。

　　A. 钙、磷乘积恢复正常　　　　　　　B. 易激惹、多汗等症状消失

　　C. 碱性磷酸恢复正常　　　　　　　　D. 运动及语言达到正常

　　E. X 线示骨密度恢复正常

19. 对该患儿护理操作时重点强调（　　）。

　　A. 预防感染　　　　　　B. 操作集中进行　　　　　　C. 部位宜准

　　D. 动作要轻　　　　　　E. 动作要快

二、病例分析

　　患儿，男，8 个月，以"多汗、易惊 2 个月"为主诉就诊。患儿近 2 个月来，明显多汗，入睡后更为明显，并且有入睡困难、易惊，表现为稍有声响即惊醒，并哭闹不止。患儿为早产儿，人工喂养，至今未添加辅食。

　　体格检查：T 36.3 ℃，P 106 次/min，R 30 次/min。发育正常，营养中等。全身皮肤黏膜无黄染，未见皮疹及出血点，浅表淋巴结无肿大，可见方颅，枕秃，前囟 1.5 cm×1.5 cm，平坦；胸廓见轻度肋缘外翻，双肺呼吸音清晰，未闻及干、湿啰音。心音有力，心律齐，未闻及病理性杂音。腹软，肝肋下 1.5 cm，质软，脾未触及，脊柱四肢无畸形，生理反射存在，病理反射未引出。临床诊断为维生素 D 缺乏病。

　　1. 该患儿健康史特点是什么？

　　2. 该患儿属于维生素 D 缺乏病哪一期？

　　3. 对该患儿家长实施健康教育的主要内容有哪些？

实习四　哺　喂　法

一、实习目标

1. 学会鲜牛乳的配制方法。

2. 掌握乳瓶喂乳法、滴管喂乳法。

二、实习内容

1. 鲜牛乳的配制方法。

2. 乳瓶喂乳法、滴管喂乳法。

三、用物准备

1. 配乳用物　配乳卡、天平、大量杯、漏斗、乳瓶、瓶筐、奶锅、搅拌棒、汤匙、鲜牛乳或婴儿配方乳粉、白糖、温开水、滴管、镊子、广口容器。

2. 喂乳用物　无菌乳头、饭巾、托盘、镊子、大广口杯、小杯、消毒滴管、记录单。

四、实习方法

（一）实习地点

儿科护理实训室及儿科病房。

（二）实习方法

1. 配乳法

（1）核对　配乳卡、病室、姓名、床号、乳液种类，每次喂乳量及时间。

（2）计算　婴儿全天所需乳量、糖及水量。

（3）配乳　①取全日需糖量，置入广口容器内；②取全日需鲜乳量，置入广口容器内；③取全日需水量，置入广口容器内；④若用全脂奶粉，则按重量比1∶8或按容积比1∶4加入开水。

（4）煮沸　将配制好的牛乳放入奶锅内加热煮沸3~4 min,用量杯量出每次乳量,用漏斗将乳液倾倒入瓶内,盖好瓶盖,放于瓶筐内,待凉后置冰箱内备用。

（5）消毒　洗净并消毒配乳用具。

2. 乳瓶喂乳法

（1）温好乳液,核对床号、姓名、乳液种类和乳量。

（2）用镊子选择大小合适的无菌乳头,按无菌操作套在瓶口上。

（3）抱起乳儿,围好饭巾,坐于凳上,使婴儿头部枕于其左臂上呈半卧位;测试乳液的温度;倾斜乳瓶,使乳汁充满整个乳头,轻触婴儿一侧面颊,刺激吸乳反射,使其含住乳头吸吮,并注意观察婴儿吸吮情况。

（4）喂毕将婴儿抱起伏于肩上轻拍背部,排出咽下的空气后,放入婴儿床内,取右侧卧位。

（5）清洗并消毒乳瓶,记录喂乳情况及喂乳量。

3. 滴管喂乳法

（1）用小杯取乳液,放入盛有热水的大广口杯中以保持乳液温度。

（2）用滴管吸取乳液,轻按婴儿下颌,先滴一滴乳液在小儿口内,观察婴儿反应,咽下后再滴下一滴,每次滴入量视小儿吞咽情况而定,以防呛咳。

（3）喂毕,将婴儿抱起伏于肩上,轻拍背部,排出咽下的空气后,放入婴儿床内,取右侧卧位。

（4）清洗并消毒乳瓶,记录喂乳情况及喂乳量。

4. 条件不具备者,可组织学生观看视频。

第六章 新生儿与新生儿疾病患儿的护理

学习目标

1. 掌握　正常足月儿和早产儿特点及护理,新生儿常见疾病的护理措施。
2. 熟悉　新生儿特殊生理状态,新生儿常见疾病病因及护理评估。
3. 了解　新生儿重症监护内容,新生儿常见疾病发病机制。

第一节　新生儿分类

新生儿(neonate,newborn)指从脐带结扎到出生满 28 天的小儿。我国将妊娠第 28 周至出生后 1 周的胎儿和新生儿称为围生儿。围生儿和新生儿的死亡率是国际上衡量一个国家卫生保健水平的标准。

一、根据胎龄分类

1. 足月儿　指胎龄满 37 足周至未满 42 足周(即 260~293 天)的新生儿。
2. 早产儿　指胎龄未满 37 足周(即 ≤259 天)的新生儿,其中胎龄未满 28 足周的新生儿称为极早早产儿。
3. 过期产儿　胎龄超过 42 足周(即 ≥294 天)以上的新生儿。

二、根据出生体重分类

出生体重指新生儿出生 1 h 以内的体重。
1. 正常出生体重儿　指出生体重为 2 500~4 000 g 的新生儿。
2. 低出生体重儿　指出生体重 <2 500 g 的新生儿。其中,体重 <1 500 g 的新生儿又称极低出生体重儿,体重 <1 000 g 的新生儿又称超低出生体重儿。临床低出生体重儿以早产儿和小于胎龄儿多见。
3. 巨大儿　指出生体重 >4 000 g 的新生儿,包括正常和有疾病的新生儿。

三、根据出生体重和胎龄的关系分类

1. 适于胎龄儿　指出生体重在同胎龄儿平均体重第 10~90 百分位的新生儿。
2. 小于胎龄儿　指出生体重在同胎龄儿平均体重第 10 百分位以下的新生儿。我国习惯

上将胎龄已经足月但体重在 2 500 g 以下的新生儿称为足月小样儿,是小于胎龄儿中最常见的一种。

3. 大于胎龄儿 指出生体重在同胎龄儿平均体重第 90 百分位以上的新生儿。

新生儿出生体重与胎龄的关系见图 6 – 1。

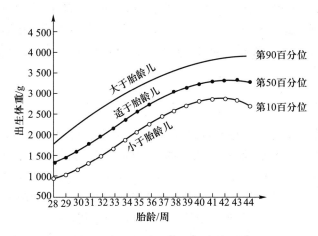

图 6 – 1 新生儿出生体重与胎龄的关系

四、高危儿

高危儿系指已经发生或可能发生危重疾病而需要进行监护的新生儿。常见于以下情况。

1. 母亲患有疾病或有不良嗜好 母亲孕期患糖尿病、各种感染、慢性心肺疾病等,或吸烟、吸毒、酗酒等,或母亲既往患有性传播疾病。

2. 异常妊娠 孕期有阴道流血、妊娠高血压综合征、先兆子痫、子痫、羊膜早破、胎盘早剥、前置胎盘等,或有死胎、死产史。

3. 异常分娩 难产、急产、手术产、产程延长,或母亲分娩过程中曾使用镇静和止痛药物。

4. 新生儿出生时异常 新生儿窒息、多胎儿、早产、小于胎龄儿、巨大儿、宫内感染、先天畸形等。

5. 其他 孕母年龄超过 40 岁或低于 16 岁,母亲血型为 Rh 阴性,新生儿兄姐中有在新生儿期因疾病死亡者。

五、根据出生后周龄分类

1. 早期新生儿 指出生后满 1 周以内的新生儿,亦属于围生儿。

2. 晚期新生儿 指出生后第 2~4 周的新生儿。

第二节 正常足月儿特点及护理

正常足月儿是指胎龄满 37 足周至未满 42 足周出生,体重为 2 500~4 000 g,无疾病或畸形的活产新生儿。

一、正常足月儿特点

（一）外观特点

正常新生儿体重 >2 500 g（约 3 000 g），身长 >47 cm（约 50 cm），哭声响亮，四肢屈曲、有一定肌张力，皮肤红润、胎毛少，耳壳软骨发育良好，指、趾甲达到指、趾端，乳头突起、乳晕清楚，乳房可扪到结节，足底有较深的足纹，男婴睾丸已经降到阴囊，女婴大阴唇已经覆盖小阴唇。

（二）生理特点

1. 消化系统　足月新生儿吞咽功能已经完善，一般于生后 10 ~ 12 h 开始排胎便，2 ~ 3 天排完。胎便由胎儿咽下的羊水、胆汁和肠道的分泌物组成，为墨绿色。如果新生儿出生 24 h 未排便，应检查有无消化道畸形。新生儿肝对药物解毒能力差，易出现药物中毒。

2. 呼吸系统　胎儿娩出时在第一次吸气后立即出现啼哭，肺泡亦随即张开，出现自主呼吸。由于呼吸中枢不成熟，新生儿呼吸节律常不规则。又因胸腔小、肋间肌肉力量弱，所以新生儿胸廓运动浅，主要靠膈肌运动，以腹式呼吸为主，且呼吸频率较快，达 40 次/min 左右。

3. 循环系统　胎儿出生后血液循环发生巨大变化：胎盘—脐血循环终止；肺循环压力降低，血流增加；体循环压力增高；卵圆孔、动脉导管、静脉导管关闭。新生儿心率波动范围较大，一般为 120 ~ 140 次/min，血压平均为 70/50 mmHg。

4. 泌尿系统　一般新生儿于出生后 24 h 内开始排尿，如出生后 48 h 无尿，要查明原因。新生儿肾小球滤过率低，浓缩功能差，不能迅速、有效地排出过多的水和溶质，易发生水肿或脱水。

5. 血液系统　新生儿出生时血液中的细胞数相对较高，凝血因子活性低。由于胎儿时期肝储存维生素 K 较少，故更容易出现维生素 K 缺乏导致的颅内出血。

6. 神经系统　新生儿脑组织相对较大，脊髓相对较长。大脑皮质兴奋性低，睡眠时间长。新生儿的视觉、听觉、味觉、触觉发育较好，而痛觉、嗅觉相对较差。足月儿出生时已经具有觅食、吸吮、拥抱、握持等原始的反射。

7. 免疫系统　胎儿时期母体内的免疫球蛋白 IgG 能通过胎盘传递给胎儿，因此，新生儿对麻疹等传染病有免疫力而不易被感染；但母体内的免疫球蛋白 IgA 和 IgM 无法通过胎盘，而新生儿自身网状内皮系统和白细胞的吞噬作用弱，血清补体相对于成人较低，因此，新生儿易患呼吸道、消化道感染和大肠埃希菌、金黄色葡萄球菌败血症。新生儿白细胞对真菌的杀灭能力低，易患真菌感染。人初乳中含有较高的免疫球蛋白 IgA，母乳喂养可提高新生儿抵抗能力。

8. 体温调节　新生儿体表面积大、皮下脂肪薄、体温调节能力差，易于散热；产热主要依靠棕色脂肪的代谢。如果室温过低，则可导致新生儿患硬肿症；如果室温过高，而新生儿体内水分不足时，机体通过皮肤蒸发和出汗来散热，将导致新生儿血液浓缩而出现发热，称"脱水热"。

9. 几种常见特殊生理状态

（1）生理性体重下降　新生儿出生数天内，因进食少、水分丢失、胎粪排出，出现体重下

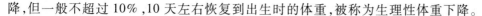

降,但一般不超过 10% ,10 天左右恢复到出生时的体重,被称为生理性体重下降。

（2）生理性黄疸　是新生儿胆红素代谢特点所致（参见本章第十节）。

（3）口腔改变　新生儿上腭中线和齿龈部位的上皮细胞堆积或黏液腺分泌物积留而形成的黄白色小斑点,俗称"马牙",出生数周后可自行消退;两侧面颊部位各有一隆起的脂肪垫,有利于吸吮乳汁。

（4）乳腺肿大和假性月经　男女新生儿出生后 4 ~ 7 天均可有乳腺增大,2 ~ 3 周自行消退;部分女婴出生后 5 ~ 7 天阴道可有少量血性分泌物,可持续 1 周。上述现象均系来自母体的雌激素中断所致。

（5）粟粒疹　新生儿鼻尖、鼻翼、颜面部出现黄白色米粒大小皮疹,系皮脂腺堆积形成,可自行消退。

二、正常足月儿护理

（一）护理评估

1. 健康史　应仔细询问孕母年龄、血型;有无异常妊娠史;有无不良嗜好,此次妊娠期间健康状况;分娩过程有无异常;新生儿出生时有无异常等。

2. 身体状况　见正常足月儿特点。

3. 社会心理状况　应注意评估家长对新生命降临是否做好充分的物质和心理上的准备。

（二）护理诊断/问题

1. 有窒息的危险　与溢奶、呕吐有关。

2. 有体温改变的危险　与体温调节中枢发育不完善有关。

3. 有感染的危险　与新生儿免疫功能低下,皮肤、黏膜薄嫩有关。

（三）护理措施

1. 保持呼吸道通畅　新生儿取舒适卧位,避免颈部弯曲。及时清除新生儿口鼻分泌物。进食后取侧卧位或平卧时头偏向一侧,以防止溢乳或呕吐后误吸。

2. 维持体温稳定

（1）居室条件　新生儿体温调节中枢发育不完善,体温易受外界环境因素影响。给新生儿一个"适中温度"（即维持机体体温正常、代谢率和耗氧量最低所需的环境温度）,有利于保持新生儿体温的稳定。因此,新生儿居室应选择阳光充足、空气流通的房间,室温应维持在22 ~ 24 ℃ ,相对湿度为 55% ~ 65% 。

（2）保暖措施　新生儿出生后或沐浴后均应立即擦干身体。擦拭用的毛巾、包裹用的浴巾、内衣,以及接触新生儿的手、仪器、物品均应保持温暖。外界温度低时可采用给新生儿戴帽、加被或由母亲怀抱等方法保暖。若应用热水袋保暖需严格控制水温,严防新生儿烫伤。

3. 预防感染

（1）严格执行消毒隔离制度　接触新生儿前后认真洗手,避免交叉感染。工作人员护理和操作时严格执行无菌技术。严格控制探视、陪护人员,避免新生儿和感染人群接触。

（2）做好脐部、皮肤护理　① 保持脐部清洁、干燥,注意脐部有无渗血、分泌物及肉芽组织。脐部有脓性分泌物者,需用过氧化氢溶液和 75% 乙醇溶液消毒并保持局部干燥,避免局部污染。② 保持皮肤清洁,勤洗澡;每次大便后以温水清洗臀部;勤换尿布,防止红臀或尿布疹。③ 衣着要求:新生儿衣着宜宽大,最好选择质地柔软的纯棉制品,清洗干净后在日光下暴晒消毒。

4. 合理喂养

（1）喂养　新生儿出生半小时即可让其吸吮母亲乳房,以促进乳汁分泌。鼓励母亲对新生儿按需哺乳。无法母乳喂养者可喂哺配方乳(参见第五章第二节)。

（2）监测体重　定时、定秤测量体重可了解新生儿营养状况及生长发育情况。

（四）健康指导

1. 促进母婴感情交流　在母婴情况允许下,尽早将新生儿安放在母亲怀中进行母婴接触,鼓励早吸吮和母乳喂养,以促进亲子交流。

2. 宣传育儿保健知识　向家长讲解喂养、保暖、皮肤清洁等日常护理知识及新生儿心理需求,提醒家长按时给小儿进行预防接种,及时、合理添加辅食。关注先天性甲状腺功能减退症(CH)和苯丙酮尿症(PKU)的筛查结果。

第三节　早产儿特点及护理

一、早产儿特点

（一）外观特点

早产儿外观与足月儿有明显不同(表 6 - 1、图 6 - 2、图 6 - 3)。

表 6 - 1　足月儿与早产儿外观区别

项目		足月儿	早产儿
皮肤		红润,皮下脂肪丰满,胎毛少	绛红,水肿,皮下脂肪少,胎毛多
头发		分条清楚	细而乱
耳壳		轮廓清楚,软骨发育良好	软,轮廓不清楚,缺乏软骨
指、趾甲		达到或超过指、趾端	未达到指、趾端
跖纹		多,清楚	少,浅
乳晕、乳腺		乳晕清楚,可触及乳腺结节,结节直径 >4 mm	乳晕不清,无法触及乳腺结节或结节直径 <4 mm
外生殖器	男婴	睾丸已降至阴囊	睾丸未降或未全降至阴囊
	女婴	大阴唇遮盖小阴唇	大阴唇不能遮盖小阴唇

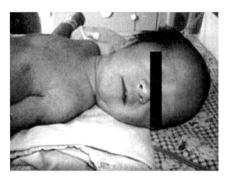

图 6-2　早产儿

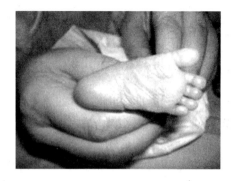

图 6-3　早产儿足底纹

（二）生理特点

早产儿生理特点及临床意义见表 6-2。

表 6-2　早产儿生理特点及临床意义

项目	生理特点	临床意义
呼吸系统	呼吸中枢发育不成熟,呼吸浅快、不规则	易出现呼吸暂停(指呼吸停止 >20 s、伴心率 <100 次/min,出现发绀及四肢肌张力下降)
	肺泡表面活性物质少	易患新生儿呼吸窘迫综合征
消化系统	吸吮能力差、吞咽反射弱,胃贲门括约肌松弛,容量小	易引起溢乳、呛奶而窒息
	消化酶不足,胆酸分泌少,对脂肪的消化吸收差	易患坏死性小肠结肠炎
	肝功能不成熟,肝葡萄糖醛酸转移酶不足	生理性黄疸重,持续时间长,易患胆红素脑病
	肝糖原储存少,蛋白质合成不足	易发生低血糖、低蛋白血症
	肝内维生素 K 依赖凝血因子合成不足	易发生出血症
血液系统	血小板数量较足月儿低,体内维生素 K 储存较足月儿少	易患出血性疾病
	体内铁储存少	易患贫血
泌尿系统	肾功能不成熟,肾小球滤过率低,浓缩功能差	易发生水肿、脱水、低钠血症
神经系统	神经系统功能不完善	拥抱、握持、吸吮、觅食反射难引出或引出不完全
免疫系统	特异性和非特异性免疫功能均不成熟	易感染
体温调节	体温调节中枢不完善,体表面积相对较大,皮下脂肪少,棕色脂肪少	易发生低体温
	汗腺功能差	易引起发热

二、早产儿护理

（一）护理评估

1. 健康史　应仔细询问新生儿胎龄,孕母年龄、血型;有无异常妊娠史;有无不良嗜好,此次妊娠期间健康状况;分娩过程有无异常;新生儿出生时有无异常等。

2. 身体状况　见早产儿特点。

3. 社会心理状况　应注意评估家长,特别是母亲是否因早产而感到失望、沮丧或自责;是否因早产儿需特殊治疗和护理而感到担忧和恐惧。家庭经济状况如何。

4. 辅助检查　监测血糖、血钠,注意有无异常。

（二）护理诊断/问题

1. 体温过低　与体温调节中枢发育不完善,产热少、散热多有关。

2. 不能维持自主呼吸　与呼吸中枢和呼吸器官发育不成熟有关。

3. 营养失调:低于机体需要量　与吸吮、吞咽、消化吸收功能差有关。

4. 有感染的危险　与免疫功能低下,皮肤、黏膜薄嫩有关。

（三）护理措施

1. 维持体温稳定

（1）适当的环境有利于早产儿维持理想的体温,居室温度应维持在 24～26 ℃,相对湿度为 55%～65%。

（2）注意监测体温变化,根据体重、胎龄及病情,采取不同的保暖措施。体重 <2 000 g 者应尽早放入温箱保暖(参见本节温箱使用法);体重 >2 000 g 者在温箱外保暖(参见本章第二节)。

（3）温箱外保暖者如遇必要的操作需要解包时,应在远红外线辐射床保暖下进行,并尽量缩短操作时间。

（4）早产儿出温箱的指征:体重 >2 000 g,在室温中其体温能维持在正常范围,活动和生命体征无改变。

2. 维持有效的呼吸

（1）早产儿出生后应立即清除呼吸道分泌物,保持呼吸道通畅。

（2）有缺氧症状,如发绀、呼吸频率或节律改变者给予氧气吸入。以间断低流量给氧为宜,切忌常规吸氧。防止因吸入高浓度氧或吸氧时间过长而发生氧疗并发症——早产儿视网膜病和肺部病变。

（3）有呼吸暂停者给予适当刺激(弹足底、托背等)恢复呼吸。必要时遵医嘱给予氨茶碱静脉滴注或机械加压通气。

3. 供给充足营养

（1）条件允许的情况下,早产儿应尽早喂养,以防发生低血糖、脱水、高胆红素血症等。最好采取母乳喂养,无法母乳喂养者采用早产儿配方奶。哺乳量根据早产儿体重、日龄及耐受力而定(表 6-3)。根据进食后有无腹胀、呕吐、胃潴留及体重增长情况调整。吸吮能力差、吞咽不协调者可用滴管、鼻饲喂养,胃肠不耐受者可采用肠道外营养。护理时注意详细记录每次液体出入量,准确称体重,以便调整营养补充方案。

表6-3 不同体重早产儿哺乳量及间隔时间

出生体重/g	开始量/mL	每天隔次增加量/mL	哺乳间隔时间/h
<1 000	1~2	1	1
1 000~1 499	3~4	2	2
1 500~1 999	5~10	5~10	2~3
2 000~2 499	10~15	10~15	3

(2)早产儿出生后应注意补充维生素K、维生素C、维生素A、维生素D、维生素E、叶酸和铁剂等,保证营养的全面均衡。

4. 预防感染 参见本章第二节。

5. 病情观察

(1)应用监护仪监测体温、脉搏、呼吸、心率、血氧饱和度等生命体征。

(2)注意观察早产儿的进食情况、精神反应、哭声、大小便、面色、皮肤颜色、反射、肢体末梢的温度等。发现以下情况,均应立即报告医生并协助查找原因,迅速处理。① 体温不升或发热;② 皮肤硬肿、湿冷、出现花纹;③ 呼吸频率、节律改变,伴发绀;④ 烦躁、易激惹或反应低下;⑤ 惊厥;⑥ 皮肤、巩膜黄染出现过早或过重;⑦ 各种出血症状、体征;⑧ 食欲差,呕吐、腹泻、腹胀,出生后3天仍有黑粪;⑨ 24 h无大小便。

6. 早产儿出院的标准

(1)能直接吸吮母乳或奶瓶,体重达1 900~2 000 g,并能稳定增长。

(2)在室温下体温能维持正常,无呼吸暂停或心动过缓。

(四)健康指导

1. 向家长讲解早产儿喂养知识,鼓励母乳喂养。

2. 指导家长正确的保暖方法,注意监测早产儿体温。

3. 介绍早产儿日常护理和预防感染措施。

4. 提醒家长,早产儿出院后定期到儿童保健机构评估发育情况,按时进行预防接种。

温箱使用法

一、目的

为出生体重<2 000 g的新生儿创造一个适宜的外环境,以保持新生儿体温恒定(图6-4)。

二、评估

应仔细询问新生儿出生体重、日龄、生命体征、血氧饱和度、有无并发症等。

三、计划

根据新生儿具体情况确定温箱各参数(表6-4)。

表6-4 不同出生体重、不同日龄新生儿温箱参数调节参考值

出生体重/g	箱内温度				箱内相对湿度
	35 ℃	34 ℃	33 ℃	32 ℃	
<1 000	出生10天内	10天后	3周后	5周后	
1 000~1 500		出生10天内	10天后	4周后	55%~65%
1 500~2 000		出生2天内	2天后	3周后	

四、实施

1. 入箱前准备

（1）温箱的准备 ① 清洁、消毒温箱,给箱内婴儿床铺好棉垫、床单、枕头。② 向温箱水槽内注入蒸馏水。③ 连接温箱地线,插上电源插头,打开电源开关;根据新生儿出生体重、日龄、目前体温等情况调节温箱的箱内温度和湿度;检查温箱是否运转正常。

（2）环境的准备 将温箱置于温度>23 ℃,相对湿度在55%~65%的环境中,避免日光直射、有对流风和取暖设备的地方。以免影响温箱内温度。

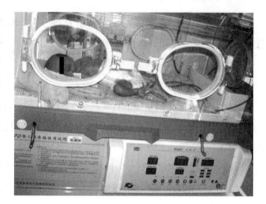

图6-4 温箱

（3）新生儿的准备 给新生儿穿单衣、裹尿布。

2. 入箱后护理

（1）监测体温 注意监测新生儿体温,保证其体温稳定。必要时根据新生儿病情调节温箱内温度。

（2）箱内操作 给温箱内新生儿完成各项护理操作时可从袖孔或边门伸入双手进行,以免箱内温度波动。

（3）消毒隔离 ① 工作人员接触新生儿前后或入箱操作、检查前必须洗手;② 注意对温箱的清洁消毒工作,每日用消毒液擦拭温箱,及时更换水槽内蒸馏水,每周更换温箱一次;③ 新生儿出温箱后,应对温箱进行终末消毒。

（4）检查温箱 及时记录温箱各参数,经常检查温箱的工作情况,保证新生儿绝对安全。

五、评价

1. 了解新生儿生命体征、面色、反应、血氧饱和度、进食及大小便情况、体重增加情况等。

2. 了解新生儿是否具备出温箱条件,即早产儿体重>2 000 g,在室温中体温正常,活动、反应、生命体征稳定。

第四节　新生儿重症监护

为了对高危新生儿进行动态的病情观察,及时有效的抢救、治疗和处理,减少新生儿病死率,许多有条件的医院成立了新生儿重症监护室(neonatal intensive care unit, NICU),治疗病情危重的新生儿。

一、监护对象

1. 需要进行呼吸管理的新生儿,如呼吸衰竭、需要氧疗、需应用辅助通气等。

2. 需要急救的新生儿,如休克、反复惊厥、重度窒息、严重的器官衰竭、新生儿溶血症、重度病理性黄疸等。

3. 胎龄过小和(或)体重过低(胎龄 < 30 周,生后 48 h 以内;或胎龄 < 28 周,出生体重 < 1 500 g)的新生儿。

4. 先天性心脏病、食管气管瘘、膈疝等大手术后,病情不稳定的新生儿。

二、监护内容

危重新生儿病情变化快,随时都有生命危险。在新生儿重症监护室需要利用各种监护仪器进行连续监测生命体征。同时,医务人员需要密切观察患儿病情,利用快速检测手段进行各项必要检查,以便尽早发现病情变化,及时给予处理。

(一)心电监护

持续监测危重新生儿的心电活动,及时发现心率、心律改变。

(二)呼吸监护

1. 呼吸监护　了解新生儿通气情况,发现呼吸暂停可立即报警,给予托背、弹足底等刺激以恢复通气。

2. 经皮血氧饱和度监测　了解新生儿末梢血氧饱和度,判断有无缺氧情况。

(三)血压监护

血压监护可分为直接测血压法(置入动脉导管,测量动脉血压)和间接测压法(气囊袖带束缚上臂或下肢测量血压)。前一种方法虽较准确,但操作复杂、并发症多,临床应用较少;后一种方法无创,操作简便,临床应用广泛。

(四)体温监护

1. 体温表测皮肤温度/肛温。

2. 体温监测仪监测患儿皮肤温度。注意运用此法监测体温时要妥善固定体温监测探头,保证患儿安全。

（五）血液生化监测

血液生化监测包括血糖、血电解质、血胆红素、肝肾功能监测等。

（六）影像学检查

移动式 X 线机和超声仪可随时监测患儿心、脑、肺、腹部情况。

第五节　新生儿窒息

一、疾病概要

新生儿窒息（neonatal asphyxia）指新生儿出生后无自主呼吸或因呼吸抑制而导致低氧血症、高碳酸血症和酸中毒。本病是引起新生儿死亡和伤残的重要原因之一。

（一）病因

窒息的本质是缺氧，凡是影响胎盘或肺组织气体交换的因素均可引起窒息。窒息可出现于妊娠期，但大多数出现于产程开始之后。新生儿窒息多是胎儿窒息（宫内窘迫）的延续。与以下因素有关。

1. 孕母因素　① 孕母患有全身性疾病，如高血压、严重贫血、心肺功能不全、糖尿病等；② 并发妊娠高血压综合征；③ 多胎妊娠；④ 孕母吸烟、吸毒，年龄≥35 岁或 <16 岁等。

2. 胎盘因素　前置胎盘、胎盘早剥、胎盘老化等。

3. 脐带因素　脐带脱垂、绕颈、打结、过短、牵拉等。

4. 胎儿因素　① 早产儿、小于胎龄儿、巨大儿；② 先天性畸形；③ 宫内感染；④ 呼吸道阻塞，如羊水、胎粪吸入。

5. 分娩因素　头盆不称，宫缩乏力，臀位；使用高位产钳、胎头吸引等助产术；产程中麻醉药、镇痛药、催产药使用不当。

（二）病理生理

1. 呼吸改变　胎儿或新生儿缺氧早期，胎儿出现自主呼吸吸入羊水，新生儿呼吸代偿性加深、加快。如缺氧未及时纠正，随即转为呼吸停止、心率减慢，即原发性呼吸暂停。如果缺氧持续存在，则出现数次喘息样呼吸，继而呼吸停止，即继发性呼吸暂停。

2. 各器官缺氧缺血改变　窒息开始时，缺氧和酸中毒引起患儿体内血液重新分布，以保证心、脑、肾上腺等重要器官供血。若低氧血症持续存在，机体的无氧代谢将加重酸中毒，增快糖原消耗，血流代偿机制丧失，心脏功能受损。患儿出现心率、血压下降，重要器官供血不足，脑损伤发生；而机体其他脏器缺氧缺血进一步加重，脏器功能进一步受损。

3. 血液生化和代谢改变　患儿出现血氧饱和度下降，血 pH 下降，高胆红素血症，低钠和低钙血症。

（三）治疗原则

1. 早期预测、预防和诊治孕母疾病。

2. 及时复苏　按 A、B、C、D、E 五步骤进行。A:清理呼吸道;B:建立呼吸;C:维持正常循环;D:药物治疗;E:评估。前三项最重要,其中 A 是根本,B 是关键。

3. 复苏后处理　评估和监测呼吸、心率、血压、尿量、肤色及窒息引起的多器官损伤。并发症严重者,需转到 NICU 治疗。

二、护理评估

（一）健康史

应仔细询问妊娠期孕母身体状况;了解胎盘、脐带情况;胎位,产程长短;是否手术产及使用药物情况;产前的胎心和胎动及破膜时间、羊水情况,判断有无胎儿宫内窘迫情况。

（二）身体状况

1. 胎儿宫内窘迫　早期胎动增加,胎心率≥160 次/min;晚期则胎动减少,甚至消失,胎心率<100 次/min;肛门括约肌松弛,胎粪排出,羊水被污染而呈黄绿色或墨绿色。

2. 新生儿窒息　新生儿娩出时,因窒息程度不同而表现不一。出生后 1 min Apgar 评分,是窒息诊断和分度的依据(表6-5)。根据出生后 1 min Apgar 评分,窒息又分为轻、重两度。出生后 1 min Apgar 评分在 8~10 分为正常,4~7 分为轻度(发绀)窒息,0~3 分为重度(苍白)窒息。5 min 及 10 min Apgar 评分有助于判断复苏效果及预后。

表6-5　Apgar 评分标准

体征	评分标准		
	0	1	2
皮肤颜色	青紫或苍白	躯干红、四肢青紫	全身红
心率/(次·min⁻¹)	无	<100	>100
弹足底或插鼻管反应	无反应	有些动作,如皱眉	哭、打喷嚏
肌张力	松弛	四肢略屈曲	四肢能活动
呼吸	无	慢、不规则	正常,哭声响

3. 各器官受损

（1）中枢神经系统　缺氧缺血性脑病和颅内出血。

（2）呼吸系统　羊水或胎粪吸入综合征、呼吸暂停、肺出血、呼吸窘迫综合征等。

（3）循环系统　心源性休克、心力衰竭。

（4）泌尿系统　肾衰竭。

（5）消化系统　应激性溃疡、坏死性小肠结肠炎、黄疸加重等。

（6）代谢方面　低血糖、低血钙及低钠血症。

（三）社会心理状况

新生儿窒息经及时有效的抢救后大多能恢复，但严重窒息者仍可造成不同程度的后遗症状。应注意评估家长是否对小儿预后感到恐惧和担忧，对后遗症康复有无信心，对后遗症康复护理知识与方法的了解程度。

（四）辅助检查

血气分析有助于了解患儿缺氧及酸中毒情况。

三、护理诊断/问题

1. 不能维持自主呼吸　与羊水吸入、气道分泌物堵塞气道导致低氧血症和高碳酸血症有关。

2. 体温过低　与缺氧、环境温度低下有关。

3. 恐惧（家长）　与病情危重及预后不良有关。

四、护理措施

1. 维持自主呼吸　积极配合医生按 ABCDE 五步骤进行心肺复苏（图 6-5）。

A. 通畅气道：患儿出生后应取仰卧位，肩部垫高 2~3 cm，立即清除口、鼻、咽及气道分泌物。

B. 建立呼吸：拍打或弹足底和摩擦患儿背部，促使其呼吸出现。如患儿无自主呼吸和（或）心率 <100 次/min，立即用复苏囊加压给氧。必要时气管插管，行人工通气。

C. 恢复循环：如心率 <60 次/min，需胸外按压心脏，建立人工循环。

D. 药物治疗：建立静脉通道，遵医嘱使用药物。

E. 评估：复苏过程中，每操作一步的同时，均要评估患儿的情况，然后再决定下一步的操作。

2. 保暖　整个治疗过程中应注意患儿的保暖。出生后即将患儿置于预热的远红外线辐射床上，用温热毛巾擦干头部及全身；病情稳定后置温箱中，维持患儿肛温在 36.5~37 ℃。

3. 病情观察　严密观察患儿神志、肌张力、体温、呼吸、心率、血氧饱和度、血压、尿量，以及窒息所致各系统症状；观察用药反应；防治并发症。

4. 心理护理　耐心细致解答病情，讲解疾病知识和预后。减轻家长的恐惧心理，取得家长理解和配合。

五、健康指导

向家长介绍本病可能引起的后遗症，指导家长观察病情。对出现后遗症的患儿家长进行康复护理指导。

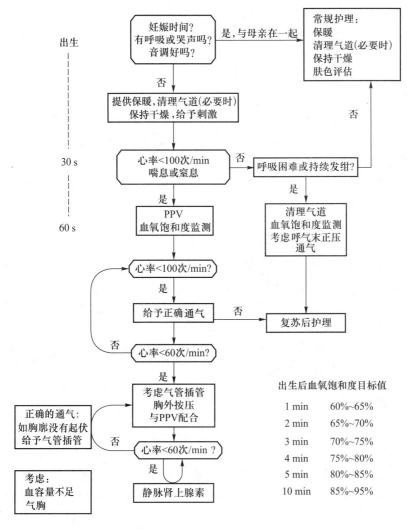

图 6 - 5 新生儿窒息复苏步骤与流程图

第六节 新生儿缺氧缺血性脑病

一、疾病概要

新生儿缺氧缺血性脑病(hypoxic-ischemic encephalopathy,HIE),指由于各种围生期窒息引起的脑组织部分或完全缺氧、脑血流减少或暂停而导致胎儿或新生儿脑损伤。本病是引起新生儿急性死亡和慢性神经系统损伤的主要原因之一。

(一)病因与发病机制

1. 病因　包括缺氧和缺血等多种因素。如围生期窒息、反复呼吸暂停、严重的呼吸系统疾病、严重的先天性心脏病、严重的颅内疾病、严重的循环系统疾病或心搏骤停。其中围生期窒息是引起新生儿缺氧缺血性脑病的主要原因。

2. 发病机制

（1）脑血流改变　当缺氧缺血为部分性或慢性时，体内血流出现重新分配，以保证心、脑组织的血液供应。如果缺氧继续存在，机体出现失代偿，脑血流灌注下降，出现第二次血流重新分布，大脑半球血流减少，以保证丘脑、脑干、小脑的血液灌注。缺氧和酸中毒时脑血管的自主调节功能发生障碍，形成压力被动性脑血流，血压过高时颅内血管破裂出血；血压过低时脑组织出现缺血性损伤。

（2）脑组织代谢改变　脑组织缺氧缺血时无氧糖酵解增加、乳酸堆积、产能减少，最终因能量衰竭导致脑细胞死亡。

（二）治疗原则

1. 控制惊厥　首选苯巴比妥，负荷量，于 15～30 min 静脉滴入，12～24 h 后给维持量。疗效不佳时可加用地西泮静脉滴注，也可加用水合氯醛灌肠。

2. 治疗脑水肿　① 控制 24 h 液体总量，不超过 60～80 mL/kg；② 呋塞米静脉注射；③ 甘露醇静脉注射或快速静脉滴注。每 4～6 h 一次，连用 3～5 天。

3. 支持疗法　① 维持脑和全身良好的血液灌注，可用多巴胺和多巴酚丁胺；② 维持正常血糖值，以提供神经细胞代谢所需能源。

二、护理评估

（一）健康史

应仔细询问胎儿在母体内的发育情况，有无胎动增多、胎心率增快等胎儿宫内早期缺氧的表现；出生时有无产程延长、羊水污染，以及 Apgar 评分和复苏经过；出生后有无严重的心、肺、脑疾病等。

（二）身体状况

本病主要表现为意识障碍、肌张力低下、中枢性呼吸衰竭。病情轻重不一，可分为 轻、中、重 3 度。轻度 24 h 内症状明显，以兴奋症状为主，以后症状逐渐减轻，无意识障碍；中度有嗜睡及肌张力低下，约半数的患儿可出现惊厥；重度以抑制症状为主，表现为昏迷、肌张力低下、呼吸暂停，出生后 12 h 内即出现惊厥。

（三）社会心理状况

本病可能导致患儿永久性神经损伤。应注意评估家长对本病的了解程度，是否对小儿预后感到担忧，对后遗症康复有无信心等。

（四）辅助检查

头部 B 超、CT 检查有助于明确诊断。

三、护理诊断/问题

1. 潜在并发症:颅内压增高。
2. 恐惧(家长) 与病情危重及预后不良有关。

四、护理措施

(一)病情观察

1. 注意观察患儿生命体征、面色和反应,特别是神志、前囟张力、肌张力、瞳孔大小和对光反射、呼吸改变、抽搐情况及用药后效果。

2. 注意保持患儿安静,尽量集中各项医护操作,避免对患儿不必要的刺激。发现颅内压增高、抽搐等症状,及时通知医生并配合医生给予镇静、止痉、降低颅内压、抢救呼吸衰竭等治疗和护理。

(二)遵医嘱合理氧疗

维持 $PaO_2 > 60$ mmHg,$PaCO_2 < 40$ mmHg。纠正缺氧以减轻对脑组织的损伤。

(三)心理护理

耐心细致讲解病情,减轻家长的恐惧心理,取得家长的理解和配合。

五、健康指导

1. 向家长说明本病可能造成的后果,早期康复治疗的目的及早期干预的重要性。
2. 定期随访,及早发现和处理后遗症。
3. 对有神经系统后遗症者,应指导家长掌握康复护理的方法。

第七节 新生儿颅内出血

一、疾病概要

新生儿颅内出血(intracranial hemorrhage of the newborn)是新生儿时期最严重的脑损伤,主要表现为中枢神经系统兴奋或抑制及呼吸改变。早产儿多见,病死率高,存活者常留有神经系统后遗症。

(一)病因与发病机制

1. 早产 胎龄 32 周以下的早产儿,脑组织未成熟,毛细血管易破裂。
2. 缺氧缺血 缺氧缺血可损害脑血流的自主调节功能,还可引起脑血管扩张或静脉淤滞、血栓形成,均可导致颅内出血。本病以早产儿多见。

3. 产伤 胎头过大、头盆不称、急产、使用高位产钳和吸引器助产等,使新生儿头部受牵拉、挤压而引起颅内出血。本病以足月儿多见。

4. 其他 快速输入高渗液体、机械通气不当,可使血压波动过大导致脑血流变化,从而造成颅内出血。新生儿肝功能不成熟,凝血因子合成不足;患有一些出血性疾病等,也可引起新生儿颅内出血。

(二)治疗原则

1. 镇静、止惊 参见本章第六节。
2. 降低颅内压 参见本章第六节。
3. 止血 根据患儿出血原因不同,选用维生素 K_1、酚磺乙胺、巴曲酶等药物。
4. 应用脑代谢激活剂 患儿颅内出血停止后,可给予胞磷胆碱、脑活素等静脉滴注。

二、护理评估

(一)健康史

应仔细询问新生儿胎龄,在母亲妊娠和分娩过程中新生儿有无缺氧或产伤的病史;出生后新生儿有无输入高渗液体或机械通气不当情况。

(二)身体状况

一般先出现兴奋症状,然后转为抑制。① 意识改变:激惹、嗜睡或昏迷;② 呼吸改变:增快或减慢,不规则或暂停;③ 颅内压增高:前囟隆起,血压增高,抽搐,脑性尖叫;④ 眼征:凝视、斜视、眼球震颤;⑤ 瞳孔:对光反射消失;⑥ 肌张力:增高、减弱或消失;⑦ 其他:不明原因的苍白、贫血和黄疸。

(三)社会心理状况

本病病死率及后遗症发生率较高,主要后遗症有脑积水、癫痫、脑瘫、智力低下等。应注意评估家长对可能的预后了解程度,是否因小儿病情严重感到恐惧和焦虑,是否对小儿预后感到担忧。

(四)辅助检查

头部 B 超、CT、MRI 检查有助于诊断和判断预后。

三、护理诊断/问题

1. 潜在并发症:颅内压增高。
2. 低效性呼吸型态 与呼吸中枢受到抑制有关。
3. 有窒息的危险 与惊厥、昏迷有关。

四、护理措施

（一）病情观察

参见本章第六节。

（二）维持正常呼吸型态

1. 及时清除呼吸道分泌物，保持呼吸道通畅。
2. 合理氧疗。根据患儿缺氧程度合理选择给氧浓度和用氧方式，维持患儿正常的 PaO_2 和 $PaCO_2$。
3. 注意观察患儿呼吸的频率、节律、类型、给氧的效果。
4. 呼吸暂停频繁者可采用呼吸机辅助通气，做好机械通气患儿的气道管理。

五、健康指导

1. 向家长讲解本病的严重性、预后及可能出现的后遗症。
2. 对有后遗症的患儿家长，应指导其给予患儿抚触、色彩、声音等良性刺激，对患儿进行智力开发和引导。对瘫痪患儿家长进行皮肤护理及肢体运动功能训练方法的指导。

第八节　胎粪吸入综合征

一、疾病概要

胎粪吸入综合征（meconium aspiration syndrome，MAS）指胎儿在宫内或母亲分娩过程中吸入了被胎粪污染的羊水，导致新生儿出现以呼吸道和肺泡机械性阻塞和化学性炎症为病理特征，以出生后出现呼吸窘迫为主要表现的临床综合征。本病足月儿和过期产儿多见。

（一）病因与发病机制

胎儿在母亲子宫内或分娩过程中缺氧时，体内血流重新分布，消化道、皮肤血流量减少，迷走神经兴奋，使肛门括约肌松弛、肠蠕动增加，胎粪排出而污染羊水。同时，缺氧导致胎儿出现呼吸运动，将胎粪吸入呼吸道。胎粪在新生儿气道内的机械性阻塞导致新生儿出生后出现肺不张、肺气肿等。而胎粪中的胆盐刺激呼吸道引起的化学性炎症和随后细菌感染引起的感染性炎症导致新生儿出现低氧血症和酸中毒。

（二）治疗原则

1. 保持气道通畅　尽快清除气管内胎粪，必要时可行气管插管后吸引。
2. 对症治疗
（1）氧疗　根据新生儿病情选择氧疗方法，维持其正常的血氧饱和度。
（2）纠正酸中毒　必要时使用碱性药物纠正酸中毒。

（3）维持正常循环　患儿出现血压低、末梢循环灌注不良时,应静脉扩容并应用血管活性药物。

二、护理评估

（一）健康史

应仔细询问孕母年龄及身体状况,有无异常妊娠史、不良嗜好,此次分娩过程有无异常,新生儿胎龄,新生儿出生时羊水性状,Apgar 评分等。

（二）身体状况

多数患儿在出生后数小时即出现面色发绀、呼吸急促(呼吸频率 >60 次/min)、呼吸困难、呻吟、鼻翼扇动、三凹征、胸廓饱满。双肺早期可闻及粗湿啰音,以后出现中、细湿啰音。严重时可出现意识障碍、颅内高压、惊厥等神经系统症状。

（三）社会心理状况

应注意评估家长,特别是母亲是否因新生儿宫内窘迫感到非常自责;是否为患儿生命体征不稳定、病情危重,需要特殊治疗和护理而感到担忧和恐惧。

（四）辅助检查

1. 实验室检查　红细胞增多,低血钙,低血糖,低氧血症和高碳酸血症。
2. 胸部 X 射线片检查　出现心脏扩大、气胸、纵隔气肿。

三、护理诊断/问题

1. 清理呼吸道无效　与胎粪吸入、新生儿无法主动排出有关。
2. 气体交换受损　与气道堵塞致通气障碍有关。

四、护理措施

1. 注意保暖,加强喂养　供给充足的能量,维持新生儿正常的体温。
2. 保持呼吸道通畅　及时清除呼吸道吸入物和分泌物,保证正常通气功能。防止患儿溢乳引起窒息。
3. 正确用氧　根据病情,选择合理的给氧浓度和有效的给氧措施,注意避免氧疗的副作用。
4. 病情观察　如患儿出现烦躁不安、心率增快、呼吸急促、肝迅速增大时,提示可能合并心力衰竭;如突然出现气促、呼吸困难、发绀加重时,提示可能合并气胸或纵隔气肿。应立即报告医生并配合抢救。

五、健康指导

向家长介绍患儿的病情并讲解本病相关知识、新生儿喂养及日常护理方法。做好家长的心理疏导,使其树立信心。

第九节　新生儿呼吸窘迫综合征

一、疾病概要

新生儿呼吸窘迫综合征(respiratory distress syndrome,RDS)又称新生儿肺透明膜病(hyaline membrane disease of newborn),是由肺表面活性物质缺乏而导致,以出生后不久即出现呼吸困难进行性加重为表现的临床综合征。本病主要见于早产儿,胎龄愈小,发病率愈高。其病理特征为肺泡壁至终末细支气管壁上附有嗜伊红透明膜和肺不张。

(一)病因与发病机制

肺泡表面活性物质具有降低肺泡表面张力,保持呼气时肺泡仍张开而不萎陷的作用,胎龄35周后迅速增加。肺泡表面活性物质缺乏时肺泡壁表面张力增加,肺泡逐渐萎陷、不张,导致通气不良,出现缺氧及酸中毒,引起肺透明膜形成,严重妨碍气体交换,使缺氧及酸中毒更加严重。

(二)治疗原则

1. 纠正低氧血症　根据患儿情况给予头罩吸氧、鼻塞持续气道正压(CPAP)吸氧、气管插管、机械呼吸。

2. 替代治疗　使用肺表面活性物质经气管插管注入肺内,使肺的顺应性提高。

3. 纠正酸中毒　改善通气以纠正呼吸性酸中毒,用5%碳酸氢钠溶液纠正代谢性酸中毒。

4. 对症及支持治疗　保暖、保证营养供给。如果出现动脉导管开放,要注意控制液体入量,使用利尿剂、吲哚美辛、布洛芬等药物。

二、护理评估

(一)健康史

应仔细询问患儿出生时呼吸情况及发病时间,是否早产;有无宫内窒迫及宫内感染;是否剖宫产;母亲是否患有糖尿病。

(二)身体状况

患儿出生时多正常,出生后2~6 h(严重者出生后即刻)出现呼吸困难,呈进行性加重,主要表现为发绀,呼气性呻吟,呼吸浅表、急促、节律不齐,鼻翼扇动,吸气三凹征。双肺呼吸音减低,可闻及细湿啰音。严重者呼吸暂停及四肢松弛,甚至出现呼吸衰竭。一般病例3天后病情将明显好转,重者多于3天内死亡。若出生12 h后出现呼吸窘迫,一般不考虑本病。

(三)社会心理状况

本病患儿出生时多正常,但数小时后突然发病,病情重,病死率高。应注意评估家长对该病的了解程度,有无困惑、焦虑、恐惧心理。

（四）辅助检查

1. X 射线检查。有特征性改变,早期两肺透明度减低,可见均匀网状颗粒阴影及支气管充气征;严重者整个肺野可不充气,呈"白肺"。

2. 胃液泡沫稳定实验　阳性可排除本病。

3. 羊水卵磷脂/鞘磷脂比值测定　若低于 2:1,提示胎儿肺发育不成熟。

三、护理诊断/问题

1. 不能维持自主呼吸　与缺乏肺表面活性物质导致的肺不张、呼吸困难有关。

2. 气体交换受损　与缺乏肺表面活性物质导致的肺泡萎陷及肺透明膜形成有关。

3. 营养失调:低于机体需要量　与吸吮、吞咽功能欠佳,吸收功能差有关。

4. 恐惧(家长)　与病情危重及预后不良有关。

四、护理措施

1. 气管内滴入肺表面活性物质的护理　应用肺表面活性物质时注意,使用前应充分清除患儿呼吸道内分泌物,并让患儿充分吸氧。滴入肺表面活性物质的速度要慢,滴入时注意适当变换患儿体位,使药物均匀地弥散至各肺叶。在肺表面活性物质从呼吸道扩散到肺泡内之前应适当增加机械通气的压力。使用后 4~6 h 避免吸痰。

2. 及时清除口鼻分泌物　注意患儿体位,保持其头稍后仰,使气道伸直。

3. 供氧及辅助呼吸

（1）轻症者可选用面罩或头罩给氧。

（2）轻、中度新生儿呼吸窘迫综合征患儿应尽早应用鼻塞 CPAP,使肺在呼气末保持一定的正压,防止肺泡萎陷,改善通气和血流比例失衡,使 PaO_2 上升。一般压力以 5~10 cm H_2O 为宜。

（3）当 CPAP 无效,仍反复呼吸暂停或自主呼吸浅表者,应使用机械通气,可选择间歇正压通气(IPPV)加呼气末正压呼吸(PEEP)。

4. 保证患儿营养供给　疾病急性期不能吸吮、吞咽困难者,可采用鼻饲或肠道外营养,待患儿病情好转可进行人工喂养。

五、心理护理和健康指导

向家长详细介绍患儿病情及治疗措施。做好家长心理疏导,取得家长信任,缓解家长恐惧心理。

第十节　新生儿黄疸

一、疾病概要

新生儿黄疸(neonatal jaundice)指新生儿血中胆红素超过 85 μmol/L,出现肉眼可见的黄

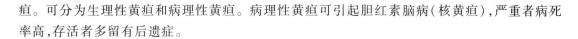

疸。可分为生理性黄疸和病理性黄疸。病理性黄疸可引起胆红素脑病（核黄疸），严重者病死率高，存活者多留有后遗症。

（一）新生儿胆红素代谢特点

1. 胆红素生成较多 ① 新生儿出生后红细胞破坏多；② 新生儿红细胞寿命短，形成胆红素的周期缩短；③ 其他来源的胆红素生成较多。

2. 肝功能不成熟 新生儿肝细胞内摄取胆红素必需的 Y 蛋白和 Z 蛋白不足，形成结合胆红素的功能差，排泄结合胆红素的能力差。

3. 肠肝循环增加 新生儿肠道内细菌少，不能将胆红素还原成尿胆原和粪胆原；而空肠内葡萄糖醛酸酶的活性高，将结合胆红素水解成葡萄糖醛酸和未结合胆红素，后者被肠道吸收转运至肝。

（二）新生儿黄疸分类

1. 生理性黄疸 系新生儿胆红素代谢特点所导致。其特点为：① 一般情况良好。② 足月儿出生后 2 ~ 3 天出现黄疸，4 ~ 5 天达高峰，5 ~ 7 天消退，最迟不超过 2 周；早产儿多于出生后 3 ~ 5 天出现黄疸，5 ~ 7 天达高峰，7 ~ 9 天消退，最长可延迟到 4 周。③ 每日血清胆红素升高 <85 $\mu mol/L$。④ 血清胆红素足月儿 <221 $\mu mol/L$，早产儿 <257 $\mu mol/L$。

2. 病理性黄疸 其特点为：① 出生后 24 h 内出现黄疸。② 血清胆红素：足月儿 >221 $\mu mol/L$，早产儿 >257 $\mu mol/L$；或每日升高 >85 $\mu mol/L$。③ 黄疸持续时间：足月儿 >2 周，早产儿 >4 周。④ 黄疸退而复现。⑤血清结合胆红素 >34 $\mu mol/L$。

（三）病理性黄疸病因

1. 感染因素 ① 新生儿肝炎；② 新生儿败血症及其他感染。
2. 非感染因素 ① 新生儿溶血病；② 胆道闭锁；③ 母乳性黄疸；④ 其他：遗传性疾病，胎粪延迟排出，药物性黄疸等。

（四）病理性黄疸治疗原则

1. 病因治疗 找出引起病理性黄疸的原因，治疗基础疾病。
2. 降低血清胆红素 早喂养；尽快建立正常菌群，减少肠肝循环；促进胎粪排出，减少胆红素的再吸收；蓝光照射治疗。
3. 保护肝 不使用对肝有损害、可能引起黄疸和溶血的药物。
4. 控制感染 对感染导致的黄疸需合理使用抗生素控制感染。
5. 其他 使用肝酶诱导剂，供给充足营养，及时纠正缺氧和酸中毒等。

二、护理评估

（一）健康史

应仔细询问患儿家族中有无黄疸患者；母亲既往有无不明原因的流产、早产及死胎史；母子血型;患儿是否患感染性疾病;黄疸出现的时间和特点;大便颜色;患儿胞兄、胞姐有无在新生儿期死亡，或明确有新生儿溶血病史者。

（二）身体状况

注意评估患儿面色，皮肤、巩膜黄染程度（参见新生儿黄疸分类）和部位;神志、精神状态、肌张力;有无抽搐;有无感染灶等。

（三）社会心理状况

应注意评估家长对本病的了解程度，是否因担心患儿发生胆红素脑病而感到恐惧;或认为黄疸是正常现象而不予重视。

（四）辅助检查

母子血型、血清胆红素、抗人球蛋白实验、红细胞抗体实验等检查有助于诊断及鉴别诊断。

三、护理诊断/问题

1. 潜在并发症:胆红素脑病。
2. 知识缺乏（家长）　与家长缺乏对黄疸的认识有关。

四、护理措施

1. 密切观察病情，预防胆红素脑病。密切注意患儿皮肤、巩膜、大小便的色泽变化和神经系统的表现。如患儿出现拒食、嗜睡、肌张力减退等胆红素脑病的早期表现，应立即通知医生并做好抢救准备。
2. 实施光照疗法和换血疗法，做好相应的护理工作。
3. 遵医嘱给予肝酶诱导剂和清蛋白，纠正酸中毒。
4. 耐心喂养，保证热量、营养和水分的摄入;促进正常肠道菌群的建立，减少胆红素肠肝循环和促进胆红素的排泄。

五、健康指导

1. 向家长介绍本病的预后和日常护理知识，帮助家长树立战胜疾病的信心。
2. 对可能有后遗症的患儿，应指导家长早期进行功能训练。
3. 对母乳性黄疸者告知家长待黄疸消退后再恢复母乳喂养。
4. 对红细胞葡萄糖 – 6 – 磷酸脱氢酶缺乏症（G – 6 – PD）者提醒家长保管患儿衣物时避免使用樟脑丸，患儿禁忌食用蚕豆及其制品。

新生儿溶血病

一、疾病概要

新生儿溶血病（hemolytic disease of the newborn）是由于母子血型不合引起的胎儿、新生儿溶血。ABO 血型不合最常见，其次为 Rh 血型不合。

（一）病因与发病机制

当母子血型不合时，胎儿红细胞表面存在的由父亲遗传的抗原，母亲体内不存在。胎儿红细胞通过胎盘进入母体刺激母体产生相应抗体。当此抗体进入胎儿血液循环后，可与胎儿红细胞表面的相应抗原结合引起溶血反应，导致患儿黄疸、贫血，甚至心力衰竭。

（二）治疗原则

运用光疗、肝酶诱导剂退黄疸；换血治疗；纠正缺氧、贫血、水肿、低血糖、电解质紊乱等对症支持治疗。

二、护理评估

（一）健康史

应仔细询问患儿胎龄、分娩方式，父母及患儿血型，母亲孕产史，黄疸出现时间。

（二）身体状况

1. 黄疸　新生儿溶血病患儿黄疸出现早、症状重，血清胆红素以未结合型为主。

2. 贫血　新生儿溶血病患儿贫血程度轻重不一。重症者可有严重贫血甚至伴有心力衰竭。

3. 肝脾肿大　Rh 溶血患儿可有肝脾肿大，轻重不一。

4. 胆红素脑病　神经系统症状历经警告期（表现为嗜睡、反应差、肌张力减低、吸吮力弱、拥抱反射减弱）、痉挛期（出现抽搐、角弓反张、发热）、恢复期（抽搐次数减少、角弓反张消失、肌张力恢复）、后遗症期（手足徐动、眼球运动障碍、听觉障碍、脑瘫、智力落后等）。

（三）社会心理状况

应注意评估患儿家长对新生儿溶血病的病因及预后的了解情况，了解是否因患儿病情危重而出现焦虑、恐惧心理。

（四）辅助检查

1. 母子血型检测　常见为 ABO 血型不合和 Rh 血型不合。

2. 溶血检测　红细胞、血红蛋白下降；网织红细胞、有核红细胞升高。

3. 胆红素检测　血清胆红素增高。

三、护理诊断/护理问题

1. 贫血　与溶血致红细胞大量破坏有关。

2. 潜在并发症　胆红素脑病。

3. 焦虑（家长）　与患儿病情危重有关。

4. 知识缺乏（家长）　与家长缺乏黄疸护理知识有关。

四、护理措施

1. 病情观察　观察皮肤、巩膜黄染部位、程度；精神状态、反应、肌张力、有无抽搐等神经系统症状；大便次数、性状、量。保持大便通畅，能减少肠肝循环，有利于胆红素排出。

2. 营养供给　耐心喂养，保证奶量摄入；促进正常肠道菌群的建立，减少胆红素肠肝循环，促进胆红素的排泄。

3. 退黄疸处理　实施光照疗法促进胆红素代谢；输注白蛋白、肝酶诱导剂促进胆红素代谢。

4. 换血治疗　换血治疗的目的是换出血中部分游离抗体和致敏红细胞，减轻溶血。可通过脐部动静脉置管或外周动静脉置管进行，用动脉抽血、静脉输血。治疗过程中护理人员应注意换血速度,以维持血压、血容量的稳定,避免静脉血压波动。换血过程中注意监测患儿体温、心率、呼吸、血压。开始及结束时注意采血查胆红素、血常规、血糖、血钙等。换血治疗过程中注意规范冲管,严防血栓形成。使用外周动脉抽血时还要注意防止动脉痉挛导致局部组织供血不足。

五、健康指导

1. 向家长讲解疾病知识及患儿病情,取得家长配合。

2. 向胆红素脑病患儿家长讲解康复措施、护理要点。

3. 倾听家长诉说,鼓励其树立战胜疾病的信心。

光照疗法

一、目的

光照疗法是一种通过荧光灯照射治疗新生儿高胆红素血症的辅助疗法,其主要作用是使患儿血中的间接胆红素氧化分解成水溶性胆红素,而随胆汁、尿液排出体外。具有简单易行、安全性好、作用明显的特点。

二、评估

患儿面色、体温、皮肤黄染部位和程度,大便性状、颜色;神志、精神状态、肌张力,有无抽搐,有无感染灶等。

三、计划

根据患儿病情及医嘱确定蓝光照射方法、时间。

四、实施

(一)光照前准备

1. 光疗箱的准备 一般采用波长 427～475 nm 的蓝色荧光灯,其疗效最好,也可用绿光或白光照射,光亮度在 160～320 W 为宜。灯管使用时间较长后其能量输出减弱,应及时更换。光疗箱有单面和双面两种。

(1)清洁、消毒光疗箱。若使用单面光疗箱,需给箱内婴儿床铺好棉垫、床单、枕头。

(2)向光疗箱水槽内注入蒸馏水。

(3)连接光疗箱地线,插上电源插头,打开电源开关,检查蓝光箱是否运转正常。

(4)使箱温升至患儿适中温度,相对湿度达 55%～65%。

2. 物品准备 患儿护眼罩、纸尿裤。必要时备温、湿度测量仪。

3. 黄疸患儿的准备 患儿入箱前清洁皮肤,剪短指甲,防止抓破皮肤。给患儿测量体温、胆红素水平,戴防护眼罩,穿尿裤。

(二)入箱后护理

1. 维持患儿体温正常 注意监测光疗箱内温度、湿度和患儿体温。注意增加患儿水分的摄入,保证其体温稳定。根据患儿体温调节光疗箱内温度,避免光疗过程中患儿出现脱水热。若患儿体温超过 37.8 ℃ 或低于 35 ℃,要暂停光疗。

2. 箱内操作 给光疗箱内患儿完成各项护理操作时,可从袖孔或边门伸入双手进行。给患儿更换尿裤时注意先关闭荧光灯,操作完毕再开荧光灯。若使用单面光疗箱要定时给患儿翻身并做好记录,以保证光疗效果(图 6-6,图 6-7)。

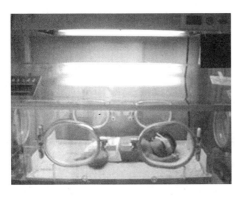

图 6-6 单面蓝光箱照射腹侧

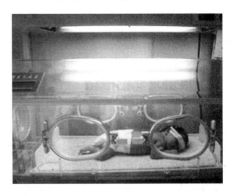

图 6-7 单面蓝光箱照射背侧

3. 病情观察 光疗过程中密切观察患儿生命体征,注意皮肤有无发红、干燥及皮疹;大、小便的颜色和性状,有无腹泻;新生儿精神、反应、吸吮力、哭声变化。若有异常情况及时报告医生。

4. 消毒隔离 ① 工作人员接触患儿前后或入箱操作、检查前必须洗手;② 注意对光疗箱的清洁消毒工作,每日用消毒液擦拭光疗箱,及时更换水槽内蒸馏水;③ 患儿出光疗箱后,应对光疗箱进行终末消毒。

5. 检查光疗箱 及时记录患儿光疗时间,光疗箱各参数,经常检查光疗箱的工作情况,保证患儿绝对安全。

6. 光疗结束后的护理 先将患儿的衣服预热,再给患儿穿好,切断电源,除去眼罩,抱回病床,做好各项记录。

五、评价

了解患儿胆红素水平,生命体征,面色,反应,进食进水量,大便性状、颜色,小便量等情况,判断光疗效果。

第十一节 新生儿感染性疾病

一、新生儿败血症

(一)疾病概要

新生儿败血症(neonatal septicemia)是指病原菌侵入新生儿血液循环,并在其中生长繁殖、产生毒素而造成的全身感染。

1. 病因

(1)病原菌 因地区不同而异,我国以葡萄球菌、大肠埃希菌多见。近年来,表皮葡萄球菌、铜绿假单胞菌等条件致病菌所致感染有增多的趋势。

(2)自身因素 ① 非特异性免疫功能:屏障功能差;淋巴结发育不全,缺乏吞噬细菌的过滤作用;补体含量少,机体对某些细菌抗原的调理作用差;白细胞在应急状态下杀菌能力下降。

② 特异性免疫功能:来自母体的 IgG 含量低,母体内的 IgM 和 IgA 不能通过胎盘,新生儿 T 细胞对特异性抗原反应差。

（3）感染途径　① 产前感染:与孕母存在明显感染有关,主要通过胎盘传播;② 产时感染:与胎儿通过产道时被细菌感染有关;③ 产后感染:最常见,与细菌经脐部、皮肤及黏膜损伤处、呼吸道、消化道及泌尿道等部位的侵入有关。此外,近年来医源性感染有增多的趋势。

2. 治疗原则

（1）抗生素治疗　选用合适的抗菌药物,早期、足量、联合静脉应用,疗程要足,一般疗程 10 ~ 14 天。注意药物的不良反应。

（2）对症、支持治疗　保暖,纠正酸中毒及低氧血症,维持水、电解质平衡。必要时输血,静脉注射丙种球蛋白。

（3）其他　及时处理局部病灶。

（二）护理评估

1. 健康史　应仔细询问母亲产前是否有细菌感染,是否进行过羊膜穿刺及宫内输血;是否采用新法接生,分娩中有无消毒不严及损伤,产时有无胎膜早破、产程延长;新生儿生后有无皮肤、黏膜、呼吸道、消化道及泌尿道等部位的感染;是否早产或低出生体重。

2. 身体状况　产前、产时感染一般在出生 3 天内发病,产后感染一般在出生 3 天后发病。临床表现无特异性,一般表现为精神萎靡、反应差、嗜睡、不吃、不哭、不动,发热或体温不升,黄疸,皮肤瘀点等。严重者可出现胆红素脑病、肝脾大、中毒性肠麻痹、休克、DIC、呼吸衰竭、循环衰竭等。

3. 社会心理状况　本病经适当治疗大多痊愈。应注意评估家长对本病的了解程度,护理新生儿知识和技能的掌握程度;是否因本病临床表现无特异性而对诊断持怀疑态度;是否因患儿病情危重而惊慌失措或因照顾不周发生感染而自责。

4. 辅助检查　白细胞总数多升高,有中毒颗粒和核左移,血培养阳性。

（三）护理诊断/问题

1. 体温调节无效　与感染有关。
2. 皮肤完整性受损　与皮肤感染病灶有关。
3. 营养失调:低于机体需要量　与营养摄入不足、消耗增加有关。
4. 恐惧（家长）　与病情危重及预后不良有关。

（四）护理措施

1. 维持体温稳定

（1）遵医嘱及时有效使用抗生素以控制感染。

（2）注意观察体温,每日测体温 4 ~ 6 次。体温过低时采取保暖措施,体温过高时通过调节室温、散开包被、温水浴等降温。

2. 清除局部病灶

（1）脐部感染者,行脐部护理时先用 3% 的过氧化氢溶液清洗,再涂 75% 乙醇溶液。

（2）皮肤小脓疱可用无菌针头刺破脓疱，刺破前后用75％乙醇溶液消毒局部皮肤。

（3）口腔溃烂用4％硼酸溶液冲洗。

3. 保证营养供给

（1）有条件者尽量坚持母乳喂养。少量多次，耐心喂养。

（2）不能进食者采用鼻饲或通过静脉补充能量和水。

（3）必要时输新鲜血或血浆。

（五）健康指导

1. 向家长介绍患儿病情及预后，帮助家长缓解恐惧心理，树立战胜疾病的信心。

2. 告知家长新生儿发生脐部等处感染时及时彻底治疗的必要性。

二、新生儿感染性肺炎

（一）疾病概要

新生儿感染性肺炎（neonatal infectious pneumonia）由细菌、病毒、支原体等不同的病原体引起，是新生儿时期的常见病，病死率较高。

1. 病因及分类

（1）宫内感染性肺炎　主要病原体为病毒，如风疹病毒、巨细胞病毒、单纯疱疹病毒等。常由母亲妊娠期间感染，病原体经血行通过胎盘感染胎儿。孕母细菌、原虫或支原体感染也可经胎盘感染胎儿，但较少见。

（2）分娩过程中感染性肺炎　由于胎儿吸入污染的羊水或产道分泌物而致。常见病原体为大肠埃希菌、肺炎链球菌等。

（3）出生后感染性肺炎　① 与呼吸道感染者接触；② 病原体经血液循环到达肺部；③ 医用器械消毒不严，常见病原体为金黄色葡萄球菌、大肠埃希菌等。

2. 治疗原则

（1）保持呼吸道通畅　行雾化吸入，翻身拍背，及时吸尽患儿呼吸道分泌物。

（2）合理氧疗　根据病情选择面罩、头罩、CPAP等方式给氧，维持患儿血氧饱和度的正常。

（3）抗感染　根据感染病原体不同，选择抗病毒药物或抗生素治疗。

（4）支持疗法　保证充足的营养供给，维持水、电解质、酸碱平衡。

（二）护理评估

1. 健康史　应仔细询问患儿有无宫内窘迫或产时窒息，母亲有无呼吸系统、生殖系统感染史，出生后新生儿有无感染接触史等。

2. 身体状况　宫内感染的患儿出生时常有窒息史，症状出现较早，多在12~24 h内发生；分娩过程中感染性肺炎要经过一定潜伏期；出生后感染性肺炎则多在出生后5~7天发病。患儿一般症状不典型，表现为反应差、哭声弱、拒奶、吐奶、口吐白沫、呼吸浅促、发绀、呼吸不规则、体温不稳定，病情严重者出现点头呼吸或呼吸暂停；肺部体征不明显，常听不到啰音。金黄色葡萄球菌肺炎易并发气胸、脓胸、脓气胸等。

3. 社会心理状况 新生儿肺炎多数预后良好,痊愈出院。少数早产儿肺炎病情较重,病死率较高。应注意评估家长对本病的了解程度,是否因患儿病情较重感到焦虑和恐惧。

4. 辅助检查 X 射线检查可见两肺纹理增粗或出现点片状阴影,常伴有肺气肿和肺不张。

(三)护理诊断/问题

1. 清理呼吸道无效 与咳嗽反射功能差,吸入羊水、胎粪有关。
2. 气体交换受损 与肺部炎症有关。
3. 体温调节无效 与感染有关。
4. 营养失调:低于机体需要量 与吸吮、吞咽功能欠佳,吸收功能差有关。
5. 恐惧(家长) 与病情危重及预后不良有关。

(四)护理措施

1. 保持呼吸道通畅

(1)胎头娩出后立即吸净口、咽、鼻腔分泌物,无呼吸及疑有分泌物堵塞气道者,立即用喉镜进行气管插管,并通过气管内导管将黏液吸出。

(2)分泌物黏稠者行雾化吸入,以湿化呼吸道,稀释痰液,促进分泌物排出。雾化吸入每次不超过 20 min。雾化吸入后可有较多呼吸道分泌物排出,注意及时清理呼吸道分泌物,必要时采用吸引器吸痰。

(3)经常更换体位,轻拍患儿背部,促进呼吸道分泌物松动和排出。

(4)痰液过多者吸痰时,注意吸痰的负压和时间,勿损伤呼吸道黏膜。

2. 改善呼吸功能

(1)根据病情给氧,使 PaO_2 维持在 60~80 mmHg。中度缺氧采用鼻导管给氧,氧流量为 0.3~0.6 L/min;或口罩给氧,氧流量为 1~1.5 L/min;重度缺氧可用面罩给氧,氧流量为 5~8 L/min。给氧浓度不宜过高,时间不宜过长,以免引起晶状体后纤维化。

(2)保持室内空气新鲜,温度、湿度适宜。

(3)遵医嘱使用抗生素、抗病毒药物。

(4)肺部理疗,以促进肺部炎症的吸收。

3. 维持体温稳定

(1)注意观察体温,每日测体温 4~6 次。体温过低时采取保暖措施,体温过高时通过调节室温、散开包被、温水浴等降温。多喂患儿温开水。

(2)遵医嘱及时有效使用抗生素以控制感染。

4. 细心喂养 喂养患儿遵循少量多次的原则,不宜过饱,防止呕吐、误吸导致的窒息。人工喂养患儿时应选择乳孔大小适宜的奶嘴,以防患儿进食时呛咳。病情危重的患儿为保证营养供给可采用鼻饲法或给予肠道外营养。

5. 防止心力衰竭

(1)注意控制液体总量和输液速度,避免短时间大量输液引起肺水肿导致心力衰竭。

（2）如患儿出现烦躁不安、心率加快、呼吸急促、肝在短时间内迅速增大时,提示可能合并心力衰竭,应立即报告医生,配合抢救。

（五）健康指导

1. 向家长详细介绍患儿病情、治疗方案及预后,帮助患儿家长消除恐惧心理。
2. 向家长讲解新生儿的喂养知识和日常护理知识,保证患儿营养的供给,避免呛奶、窒息。

三、新生儿脐炎

（一）疾病概要

脐炎(omphalitis)指细菌入侵新生儿脐带残端并繁殖所引起的炎症。

1. 病因与发病机制 新生儿出生后脐部可有金黄色葡萄球菌、表皮葡萄球菌、大肠埃希菌、链球菌生长。若局部护理不当可导致细菌繁殖引发局部炎症。

2. 治疗原则 轻症者局部消毒,重症者静脉输注抗生素治疗。

（二）护理评估

1. 健康史 应仔细询问出生时脐带处理方法及日常护理方法。

2. 身体状况 轻度脐炎仅脐轮与脐周皮肤轻度红肿或伴有少量脓性分泌物;重度脐炎脐部红肿发硬、脓性分泌物多,常伴有臭味,甚至引起腹壁蜂窝织炎、皮下坏疽、败血症。患儿出现发热、精神萎靡、反应差、拒食、消瘦、哭声弱等。

3. 社会心理状况 应注意评估家长对脐部的护理知识及脐炎的病因、预后的了解情况。

4. 辅助检查 脐部分泌物培养及药敏试验可查出致病菌,以指导静脉使用敏感抗生素;血常规示白细胞增高;C反应蛋白可增高;血培养结果提示败血症细菌。

（三）护理诊断/护理问题

1. 皮肤完整性受损 与脐部感染有关。
2. 体温过高 与脐部感染、败血症有关。
3. 知识缺乏 与家长缺乏脐部护理相关知识有关。

（四）护理措施

1. 抗感染 轻症者局部用3%过氧化氢溶液及75%乙醇溶液清洗。脓液多、脐周有扩散、伴有全身症状者静脉输注抗生素。有脓肿形成者需切开引流并使用抗生素。

2. 退热处理 采用降低室温、散包、温水浴等方式帮助患儿散热。

3. 保证营养供给 耐心喂养,必要时置胃管鼻饲以补充足够能量,满足机体需要。

（五）健康指导

讲解脐炎的疾病知识,指导家长正确的脐部护理措施。应该向对脐炎危害性认识不够的家长重点讲解严重并发症的不良后果,提醒家长重视脐部护理。向过度紧张的家长讲解治疗措施,帮助其树立信心、减轻自责感。

第十二节 新生儿寒冷损伤综合征

一、疾病概要

新生儿寒冷损伤综合征(neonatal cold injury syndrome)亦称新生儿硬肿症。是由于寒冷和(或)多种疾病所致,主要表现为低体温和皮肤硬肿,重症可发生多器官功能损害。早产儿多见。

(一)病因与发病机制

1. 病因 主要与寒冷、早产、感染、窒息有关。

2. 发病机制

(1)新生儿体温调节中枢发育不成熟,体表面积相对较大,皮下脂肪少,易散热,导致低体温。

(2)新生儿皮下脂肪中饱和脂肪酸多,熔点高,寒冷时易凝固。

(3)新生儿在寒冷时主要靠棕色脂肪产热,早产儿棕色脂肪储存量少,在寒冷、感染和窒息时产热不足,致体温过低。

(4)新生儿红细胞及血红蛋白含量高,血液黏稠,在低体温时血流更缓慢,易引起微循环障碍,重者导致肾衰竭、弥散性血管内凝血(DIC)。

(二)治疗原则

1. 复温 将患儿置于温箱,根据患儿病情调节箱内温度,帮助患儿逐步恢复正常体温。

2. 支持疗法 供给充足的热量,帮助患儿复温和维持正常体温。

3. 纠正各器官功能紊乱 积极处理心力衰竭、休克、DIC、肾衰竭、肺出血等并发症。

4. 控制感染 根据血培养结果合理使用抗生素。

二、护理评估

(一)健康史

应仔细询问患儿胎龄,分娩方式,Apgar 评分,日龄,出生体重,皮肤硬肿变化情况;出生后保暖、喂养等情况,以及有无感染。

(二)身体状况

多于出生后 1 周内发病,以寒冷季节多见。

1. 一般表现 反应低下、哭声微弱或不哭、吮乳差或拒乳、活动减少、心率减慢、呼吸频率减慢或暂停。

2. 低体温 体温低于 35 ℃,严重者常低于 30 ℃。

3. 硬肿　由皮脂硬化和水肿形成,发生在全身皮下脂肪积聚的部位。其特点为皮肤发硬、水肿,紧贴皮下组织不能移动,按之似橡皮样感,呈暗红色或青紫色,有水肿者压之有轻度凹陷。硬肿发生顺序依次为:下肢→臀部→面颊→上肢→全身。硬肿面积按头颈部20%、双上肢18%、前胸及腹部14%、背及腰骶部14%、臀部8%及双下肢26%计算。

4. 其他　重症患儿可出现心力衰竭、休克、DIC、急性肾衰竭和肺出血等多器官衰竭表现。

(三)社会心理状况

本病早产儿发病率最高。应注意评估家长对本病病因、预后、护理知识的了解程度,评估家庭居住环境及经济状况。

(四)辅助检查

根据病情需要,检测血常规、血电解质、血糖、尿素氮、DIC筛查实验,必要时做心电图及胸部X射线检查。

三、护理诊断/问题

1. 体温过低　与新生儿体温调节功能不足、寒冷、早产、感染和窒息有关。
2. 皮肤完整性受损　与皮肤硬化、水肿、局部血液供应不良有关。
3. 有感染的危险　与免疫力低下有关。
4. 营养失调:低于机体需要量　与吸吮、吞咽无力有关。
5. 潜在并发症:肺出血、DIC。
6. 知识缺乏　与患儿家长缺乏正确保暖措施及育儿知识有关。

四、护理目标

1. 患儿体温逐渐恢复正常。
2. 患儿皮肤完整性良好,硬肿逐渐消失。
3. 患儿能维持良好的营养状况,体重开始增长。
4. 患儿住院期间不发生继发感染及并发症。
5. 患儿家长能正确采取保暖措施,正确喂养和护理患儿。

五、护理措施

1. 积极复温,消除硬肿

(1)肛温为30～34℃的患儿　足月儿一般用温暖的襁褓包裹,置于25～26℃室温环境中,加用热水袋保暖;早产儿置于30℃的温箱中,每小时监测1次肛温,根据患儿体温恢复情况调节温箱温度在30～34℃范围内,使患儿在6～12 h恢复正常体温。

(2)肛温低于30℃的患儿　先将患儿置于比其体温高1～2℃的温箱中开始复温,每小时提高温箱温度0.5～1℃,不超过34℃,使患儿在12～24 h恢复正常体温。也可用远红外辐射式保暖床复温。如无条件者可用热水袋、电热毯或置于母亲怀中保暖复温,注意防止烫伤。

2. 保持患儿皮肤清洁、干燥　治疗、护理操作动作轻柔。经常更换患儿体位,防止发生体位性水肿。尽量减少穿刺、肌内注射等侵入性操作,防止皮肤破损而引起感染。

3. 预防感染　护理人员执行各项治疗、护理操作时遵守操作规程,严格执行消毒隔离制度。操作前后认真洗手或用快速手消毒设备消毒双手。

4. 保证热能供给　细心喂养,吸吮无力者用鼻饲或静脉补液,重症者可输全血或血浆。

5. 病情观察　注意观察体温、脉搏、呼吸、皮肤硬肿范围及程度、尿量、有无出血倾向等。如患儿突然面色发绀、呼吸频率增快、肺部啰音增多则提示肺出血,应及时报告医生并协助处理。

六、健康指导

向家长讲解患儿病情,介绍本病的基本知识。重点讲解保暖措施和喂养方法等护理要点。

第十三节　新生儿低血糖

一、疾病概要

葡萄糖是新生儿脑细胞的基本能源来源,若不及时纠正低血糖将对患儿造成永久的脑损伤。新生儿出生后血糖有一个自然下降继而上升的过程。新生儿低血糖的定义一直未完全统一。多数专家认为新生儿全血血糖 < 2.2 mmol/L(40 mg/dL) 为新生儿低血糖(neonatal hypoglycemia)。

(一)病因与发病机制

1. 葡萄糖产生过少、储备不足　糖原储备主要在妊娠的后 4 ~ 8 周。早产儿、小于胎龄儿体内糖原、脂肪储备不足,糖原异生功能低下,易患新生儿低血糖。

2. 葡萄糖需要增加、消耗增多　窒息、严重感染等应激状态下,新生儿体内儿茶酚胺分泌增加,胰高血糖素、皮质醇类物质水平增高,血糖增高,糖原被大量消耗。一旦糖原耗竭随即出现血糖下降;寒冷损伤、先天性心脏病等使患儿糖的摄入减少而利用增多亦可发生低血糖;糖尿病母亲所生患儿、Rh 溶血病患儿体内胰岛素增多,可导致患儿出现低血糖。

3. 先天性疾病　先天性高胰岛素血症、垂体功能低下、肾上腺皮质增生、胰高血糖素及生长激素缺乏、遗传代谢性疾病患儿可发生持续性低血糖。

(二)治疗原则

无症状低血糖且能进食的患儿可给予进食,并密切监测血糖。若低血糖不能纠正者可静脉输注葡萄糖;有症状患儿应静脉输注葡萄糖。对持续或反复低血糖者,结合病情在静脉输注葡萄糖的基础上加用氢化可的松、胰高血糖素或泼尼松。

二、护理评估

(一)健康史

应仔细询问新生儿胎龄;母亲妊娠期间血糖情况,是否患有糖尿病;妊娠及分娩过程有无异常及 Apgar 评分;母亲血型、家族遗传性疾病史。

（二）身体状况

患儿多表现为反应差或烦躁、喂养困难、哭声异常、肌张力低下、易激惹、惊厥、呼吸暂停等。

（三）社会心理状况

评估家长对本疾病的病因、预后、护理知识的了解程度。是否因胎儿宫内窘迫、妊娠期糖尿病而自责;是否因患儿病情需完善检查、治疗而焦虑。

（四）辅助检查

采用纸片法取微量血进行血糖检测筛查。对持续低血糖者监测胰岛素、胰高血糖素、生长激素、甲状腺功能、皮质醇等生化指标。对高胰岛素血症者可行胰腺 B 超或 CT 检查。

三、护理诊断/护理问题

1. 营养失调:低于机体需要量　与储存、摄入不足,消耗增加有关。
2. 潜在并发症:呼吸暂停。

四、护理措施

1. 加强喂养　新生儿出生后尽早开奶,早产儿或窒息患儿应尽快建立静脉通道,保障葡萄糖输注。
2. 监测血糖　进行血糖筛查,发现异常定期监测。对于低血糖患儿应根据监测结果合理调整输注葡萄糖的速度和浓度。
3. 观察病情　严密观察患儿病情变化,了解患儿哭声、反应、肌张力;注意有无震颤、惊厥、呼吸暂停等。发现异常及时报告医生并配合处理。

五、健康指导

1. 指导母亲尽早给新生儿开奶及母乳喂养的方法。母乳不足或缺乏者,指导其合理进行配方奶喂养。
2. 详细讲解低血糖病因、典型表现及护理措施。
3. 做好家长的心理疏导,告知家长,大多数新生儿低血糖为暂时性,经治疗后多能及时恢复正常,不必过于紧张;对于持续性低血糖患儿应倾听家长诉说,了解其担忧的内容,介绍检查目的和方法,鼓励家长配合完成检查、诊断和治疗。

第十四节　新生儿低钙血症

一、疾病概要

新生儿低钙血症(neonatal hypocalcemia)指新生儿血清总钙 < 1.75 mmol/L(7 mg/dL),血

清游离钙 <1 mmol/L(4 mg/dL)。低钙血症是新生儿惊厥的常见原因之一，但对于极低出生体重儿，血清游离钙水平常为 0.8～1 mmol/L，可没有任何症状。

（一）病因与发病机制

1. 难产、窒息、感染、产伤患儿因细胞破坏导致血磷升高，与钙结合致血钙浓度下降。
2. 牛乳喂养的足月儿因牛乳中钙、磷比例不适宜，钙吸收差。
3. 新生儿肾小管对磷再吸收能力强，使血磷升高，血钙沉积于骨骼。
4. 呼吸性碱中毒或使用碳酸氢钠的患儿血中游离钙变为结合钙。
5. 孕母甲状旁腺功能亢进、新生儿先天性甲状旁腺功能不全。

（二）治疗原则

调整饮食，补钙、补镁、补充维生素 D。

二、护理评估

（一）健康史

应仔细询问孕母健康状况，妊娠史，产前、产时状况；新生儿喂养史、生长发育状况等。

（二）身体状况

患儿往往烦躁不安、易激惹，可出现肌肉抽动、震颤、惊跳、呼吸暂停等症状，严重者甚至可出现惊厥。

（三）社会心理状况

应注意评估家长对本疾病的病因、临床表现及护理知识的了解程度。了解是否因患儿出现肌肉抽动、震颤、惊厥而感到焦虑。

（四）辅助检查

血清总钙 <1.75 mmol/L(7 mg/dL)，血清游离钙 <1.0 mmol/L(4 mg/dL)，血磷 >2.6 mmol/L(8 mg/dL)。

三、护理诊断/护理问题

1. 营养失调：低血钙　与钙、磷比例不适宜，钙吸收障碍有关；与甲状旁腺功能不全有关。
2. 潜在并发症：惊厥、呼吸暂停。

四、护理措施

1. 调整饮食　母乳喂养或选择钙、磷比例恰当的配方奶喂养。
2. 遵医嘱补充钙、镁、维生素 D　落实口服补钙及维生素 D。如静脉补钙需选择粗直外周静脉或中心静脉输注。注意输注速度与药物浓度，严防输液渗漏。

3. 观察病情　严密观察患儿用药效果、精神状态、肌张力、有无抽搐症状,发现异常及时通知医生处理。

五、健康指导

1. 指导合理喂养,提倡母乳喂养。母乳不足或无母乳者应予以钙、磷比例适宜的配方奶喂养。

2. 指导科学日光浴,促进钙的吸收。

3. 讲解疾病知识,缓解家长焦虑、紧张情绪。

本 章 小 结

新生儿时期是人的一生中最重要的发展阶段之一,此期小儿脱离母体开始独立生存,生活方式和环境均发生了巨大的变化。医护人员应根据新生儿生理和疾病的特点给予及时、恰当的治疗和护理,为其一生的健康和发展奠定良好的基础。

本章详细介绍了正常足月新生儿和早产儿的特点及护理要点。新生儿期常见内科疾病(新生儿窒息、新生儿缺氧缺血性脑病、新生儿颅内出血、胎粪吸入综合征、新生儿呼吸窘迫综合征、新生儿黄疸、新生儿败血症、新生儿感染性肺炎、新生儿寒冷损伤综合征)的病因、治疗原则、护理评估、常见护理诊断、具体护理措施。并简单介绍了新生儿重症监护内容、温箱的使用和蓝光箱的使用。

思 考 题

一、选择题

A1 型题

1. 下列关于早产儿出院的标准错误的是(　　)。

　　A. 能直接吸吮母乳,无呛咳　　　　　　B. 体重≥1 900 g 并能稳定增长

　　C. 在室温下能维持正常体温　　　　　　D. 虽有呼吸暂停但能自行缓解

　　E. 无心动过缓

2. 下列关于足月儿的外观特点错误的是(　　)。

　　A. 皮肤红润,皮下脂肪少,胎毛多　　　　B. 耳郭软骨发育良好

　　C. 指、趾甲达指、趾端　　　　　　　　　D. 趾纹清楚

　　E. 女婴大阴唇覆盖小阴唇

3. 新生儿窒息的常见并发症是(　　)。

　　A. 新生儿缺氧缺血性脑病　　　B. 心源性休克　　　　C. 胎粪吸入综合征

　　D. 病理性黄疸　　　　　　　　　E. 新生儿寒冷损伤综合征

4. 新生儿病理性黄疸的病因是(　　)。

　　A. 新生儿败血症　　　　　　　B. 新生儿肝炎　　　　　C. 新生儿溶血症

　　D. 牛乳性黄疸　　　　　　　　E. 胆道闭锁

5. 新生儿行蓝光治疗时护理措施中错误的是(　　)。

　　A. 注意保护患儿的眼和外阴部

B. 注意及时给患儿补充水分

C. 注意观察患儿血胆红素浓度

D. 使用单面蓝光箱时,需定时给患儿翻身

E. 患儿体温 >37 ℃时要暂停光疗

6. 新生儿败血症局部病灶的处理错误的是(　　)。

A. 脐部化脓性病灶先用碘附,再用3%过氧乙酸溶液处理

B. 脐部化脓性病灶先用3%过氧乙酸溶液,再用75%乙醇溶液处理

C. 皮肤小脓疱可在无菌操作原则下刺破脓疱

D. 皮肤小脓疱需用75%乙醇溶液消毒局部皮肤

E. 口腔溃烂用4%硼酸溶液冲洗

A2 型题

7. 孕 35^{+2} 周,出生体重 1 400 g,肛温 27 ℃的硬肿症患儿,正确的保暖措施是(　　)。

A. 以温暖的褓褓包裹,置于 25 ~ 26 ℃室温中

B. 置于 29 ℃温箱中

C. 置于 30 ℃温箱中

D. 置于 31 ℃温箱中

E. 置于 32 ℃温箱中

8. 某生后 15 天患儿,系孕 39^{+2} 周顺产出生,出生体重 3 100 g,Apgar 评分情况不详。因不吃、不哭、不动 2 天来院就诊。入院时反应差、肌张力低下,全身皮肤干燥、脱皮、皱褶、苍白,前囟凹陷,体温不升,体重 2 600 g。作为接诊护士,你在护理评估时首先应注意了解(　　)。

A. 询问母亲孕产史　　　　　　　B. 了解胎盘、脐带情况

C. 了解胎动、胎心情况　　　　　D. 了解喂养方式与喂养量

E. 了解居家保暖情况

9. 某患儿系孕 39^{+5} 周出生,出生时脐带绕颈 2 周,出生 1 min,5 min Apgar 评分分别为 5 分和 8 分。生后 2 天出现肌张力增高、惊跳。血电解质检查提示血钙 0.9 mmol/L。对该患儿的护理措施中不妥当的是(　　)。

A. 加强母乳喂养　　　　　　　　B. 落实口服补充钙剂

C. 落实口服补充维生素 D　　　　D. 观察患儿肌张力,注意有无抽搐

E. 注意约束四肢,防范抽搐发生

10. 某患儿,出生 10 天,系足月顺产出生。入院时体重 3 000 g,体温 37.8 ℃,心率 136 次/min,呼吸 42 次/min,反应差,全身皮肤、口腔黏膜干燥,脐部红肿,可见黄色脓性分泌物,有恶臭。护理人员首先对患儿应采取的护理措施为(　　)。

A. 吸痰行痰培养

B. 咽拭子培养后行口腔护理

C. 脐部分泌物培养后行脐部护理

D. 留取大便培养后行臀部护理

E. 留尿查尿常规

A3 型题

11～14 题共用题干

足月新生儿难产,高位产钳助产出生。出生 1 min、5 min Apgar 评分分别为 3 分和 6 分。患儿易激惹,多次出现双眼凝视、面部肌肉抽搐。头部 CT 提示颅内出血。

11. 患儿出现惊厥时首先用药是( )。

    A. 地西泮   B. 水合氯醛   C. 苯巴比妥

    D. 甘露醇   E. 地塞米松

12. 目前的护理要点中错误的是( )。

    A. 注意观察患儿神志、瞳孔、呼吸

    B. 注意前囟张力和肌张力变化,有无抽搐

    C. 及时清除口鼻分泌物

    D. 经常翻身拍背以利排痰

    E. 抬高患儿头肩部 15°～30°

13. 患儿颅内出血停止后可选用的脑代谢激活剂是( )。

    A. 苯巴比妥   B. 尼可刹米   C. 胞磷胆碱

    D. 丹参   E. 维生素 K_1

14. 使用降低颅内压药物的注意事项中错误的是( )。

    A. 选择粗、直、弹性好的血管输注甘露醇

    B. 输液过程中观察有无渗漏

    C. 每次用药时保证药物在 30 min 内输注完毕

    D. 输注完毕应及时使用强心剂以免患儿出现心力衰竭

    E. 用药后注意观察患儿前囟张力及抽搐情况

15～18 题共用题干

某患儿出生后 6 h,发现皮肤、巩膜黄染,遂急诊入院。

15. 采集病史时特别注意( )。

    A. 询问母亲健康状况   B. 询问父母血型

    C. 询问母亲孕期用药情况   D. 了解胎动、胎心情况

    E. 了解喂养方式

16. 追问病史了解到患儿系第 3 胎第 1 产,孕 35^{+5} 周天胎膜早破急诊剖宫产出生,出生时 1 min,5 min Apgar 评分分别为 8 分和 10 分。其母第 1 胎为人工流产,第 2 胎为自然流产。父亲血型为 A 型,母亲血型为 O 型。目前可暂不给该患儿进行的血液检查是( )。

    A. 血型   B. 血常规   C. 血糖

    D. 心肌酶   E. 血清胆红素

17. 患儿明确诊断为 ABO 溶血,需要实施换血治疗,护理人员在换血治疗时需要注意( )。

    A. 为保持血压、血容量的稳定应严格控制换血速度

    B. 为防止动脉痉挛导致局部组织供血不足,换血治疗时严禁在外周动脉抽血

    C. 新生儿溶血病患儿往往存在贫血,换血治疗时应先从静脉输血,待贫血纠正后再从动脉抽血

　　D. 为防止患儿体内血栓形成,换血治疗时应常规输注抗凝剂

　　E. 为避免患儿出现贫血,换血治疗结束 48 h 内严禁给患儿静脉采血

18. 下列不是为降低患儿体内胆红素而实施的护理是(　　　)。

　　A. 沐浴　　　　　　　　　　　　　B. 蓝光治疗

　　C. 加强喂养,保持大便通畅　　　　D. 静脉输注肝酶诱导剂

　　E. 静脉输注白蛋白

二、病例分析

　　孕 39 周新生儿,因突然出现胎动增多、胎心减慢,急诊剖宫产出生。出生时,体重 3 400 g,脐带绕颈 2 周。羊水Ⅱ度污染,Apgar 评分 6 分。急救处理后转入新生儿病房。出生 2 h 出现鼻翼扇动、吸气三凹征。体温 36.5 ℃,心率 160 次/min,呼吸 68 次/min,节律不齐。经皮测血氧饱和度 85% 。双肺可闻及细湿啰音。

　　1. 该患儿目前存在的护理诊断/问题有哪些?

　　2. 应对患儿采取哪些护理措施?

实习五　新生儿与新生儿疾病患儿的护理

一、实习目标

1. 掌握正常新生儿、早产儿特点。

2. 熟悉正常新生儿、早产儿日常护理要点。

3. 了解温箱、蓝光箱的使用,重症监护内容。

二、实习内容

1. 新生儿和早产儿皮肤护理、脐部护理,新生儿、早产儿喂养。

2. 新生儿面罩/头罩给氧法。

3. 温箱、蓝光箱的使用。

4. 心电监护仪的使用,经皮血氧饱和度的监测。

三、用物准备

1. 新生儿沐浴用品、脐部护理用品、人工喂养用品。

2. 新生儿面罩/头罩给氧用品。

3. 温箱、蓝光箱、心电监护仪。

四、实习方法

1. 实习地点　儿科护理模拟病房。

2. 实习方法

(1) 先集中示教,然后将学生分为 3～4 个组进行操作。

(2) 条件不具备者可组织学生观看视频。

第七章 消化系统疾病患儿的护理

学习目标

1. 掌握 小儿液体疗法及护理,小儿腹泻的护理评估及护理措施。
2. 熟悉 口炎、小儿腹泻的病因及治疗原则。
3. 了解 小儿消化系统的解剖生理特点。

第一节 小儿消化系统解剖生理特点

一、解剖生理特点

小儿消化系统解剖生理特点及临床意义见表7－1。

表7－1 小儿消化系统解剖生理特点及临床意义

解剖部位	解剖生理特点	临床意义
口腔	两颊脂肪垫发育良好	吸吮和吞咽功能较好
	唾液腺不够发达,唾液分泌少,口腔黏膜薄嫩,血管丰富	易感染
	3～4个月唾液分泌开始增加	常出现生理性流涎
食管	下食管括约肌发育不成熟	常发生胃食管反流
胃	婴儿胃呈水平位,贲门括约肌发育不成熟,幽门括约肌发育良好	易发生溢奶和呕吐
	酶少、活力低	消化功能差
	胃容量小,新生儿为30～60 mL,1～3个月90～150 mL,1岁时250～300 mL	胃排空时间:水为1.5～2 h,母乳2～3 h,牛乳为3～4 h
肠	相对较长,黏膜血管丰富	有利于消化吸收
	肠系膜长而柔软,黏膜下组织松弛,升结肠与后腹壁固定差	易发生肠套叠、肠扭转
	肠壁薄,通透性高	易引起感染或变态反应性疾病
肝	相对较大,血管丰富,肝细胞发育尚不完善	解毒能力差,在感染、缺氧、中毒等情况下易发生肝充血肿大和变性
胰腺	胰液分泌量少,胰淀粉酶活性较低	易发生消化不良,3～4个月前不宜过早添加淀粉类食物

二、肠道细菌

胎儿消化道内无细菌,出生后数小时细菌即侵入至肠道,主要分布在结肠和直肠。单纯母乳喂养儿以双歧杆菌为主,人工喂养和混合喂养儿肠内有大肠埃希菌、嗜酸杆菌、双歧杆菌及肠球菌等。正常肠道菌群对侵入的致病菌有一定的拮抗作用。婴幼儿正常肠道菌群脆弱,易受内、外界因素影响而致菌群失调,引起消化功能紊乱。

三、健康小儿粪便

1. 胎粪 新生儿最初排出的大便为深墨绿色、黏稠、无臭味,称胎粪。胎粪由胎儿肠道脱落的上皮细胞、消化液及吞下的羊水组成,多在出生后 12 h 内开始排便,总量为 100～200 g,2～3 天逐渐过渡为黄糊状粪便。如 24 h 内无胎粪排出,应注意有无肛门闭锁等消化道畸形。

2. 母乳喂养儿粪便 呈金黄色,糊状,偶有细小乳凝块,不臭,呈酸性反应,2～4 次/d。一般在添加辅食后次数减少,一周岁后减至 1～2 次/d。

3. 人工喂养儿粪便 呈淡黄色,较干稠,多成形,含乳凝块较多、较大,量多,较臭,呈碱性或中性反应,1～2 次/d,易发生便秘。

4. 混合喂养儿粪便 与喂牛乳者相似,但质地较软,黄色,添加谷类、蛋、肉、蔬菜等辅食后,粪便性状逐渐接近成人,1 次/d。

第二节 口 炎

一、疾病概要

口腔黏膜的炎症称口炎(stomatitis),大多数由病毒、细菌、真菌或螺旋体引起。本病在小儿时期较为多见,尤其是在婴儿时期最常见。可单独发病或继发于急性感染、腹泻、营养不良、久病体弱、B 族维生素或维生素 C 缺乏等全身性疾病。食具消毒不严、口腔不卫生或机体抵抗力低下等因素均有利于口炎的发生。如病变仅局限于舌、牙龈、口角亦可称为舌炎,牙龈炎,口角炎。

(一)病因

小儿常见口炎的病因见表 7 - 2。

表 7 - 2　小儿常见口炎的病因

口炎	好发年龄	病原体	诱因
鹅口疮	新生儿	白念珠菌	营养不良、腹泻、长期应用广谱抗生素或激素
疱疹性口炎	1～3 岁	单纯疱疹病毒	卫生条件差的家庭和集体、托幼机构感染容易传播
溃疡性口炎	婴幼儿	链球菌、金黄色葡萄球菌、肺炎链球菌、铜绿假单胞菌、大肠埃希菌	急性感染、长期腹泻所致抵抗力低下、口腔不洁

（二）治疗原则

小儿常见口炎的治疗原则见表 7 - 3。

表 7 - 3 小儿常见口炎的治疗原则

口炎	治疗原则
鹅口疮	① 保持口腔清洁,哺乳前后用 2% 的碳酸氢钠溶液清洁口腔 ② 局部用药,局部涂抹 10 万 ~20 万 U/mL 制霉菌素鱼肝油溶液
疱疹性口炎	① 重视口腔卫生,多饮水,禁用刺激性药物和食物 ② 局部处理:局部涂碘苷、西瓜霜、锡类散等,预防继发感染可涂 2.5% ~5% 的金霉素鱼肝油,疼痛重者在进食前局部涂 2% 利多卡因 ③ 对症处理:发热用退热剂,补充营养和液体,使用抗生素控制感染
溃疡性口炎	① 控制感染,选用有效抗生素 ② 做好口腔清洁及局部涂药 ③ 注意营养和水分的补充

二、护理评估

（一）健康史

应详细询问有无局部刺激使口腔黏膜受损的病史,如不适当的擦拭口腔、饮食过热、食物过硬;了解有无乳母乳头不洁史,或奶瓶、橡皮乳头消毒不严;有无营养不良、长期腹泻、长期应用广谱抗生素或肾上腺糖皮质激素;有无导致机体抵抗力下降的病史;有无疱疹性口炎患儿的接触史等。

（二）身体状况

常见口炎的临床特点见表 7 - 4。

表 7 - 4 常见口炎的临床特点

口炎	口腔表现	全身表现
鹅口疮	口腔黏膜表面出现白色或灰白色乳凝块状物,粗糙无光,不易拭去,不流涎	无全身症状
疱疹性口炎	口腔黏膜出现单个、一簇或几簇小疱疹,疱疹破裂后的浅表溃疡覆盖有黄白色纤维素性渗出物,疼痛,流涎	发热,体温达 38 ~40 ℃,拒食、烦躁,颌下淋巴结肿大 2 ~3 周后消退
溃疡性口炎	口腔黏膜充血水肿,形成大小不等的糜烂或溃疡,上有灰白色或黄色假膜,边界清楚,易拭去,疼痛,流涎	发热,可达 39 ~40 ℃,拒食、烦躁,局部淋巴结肿大,白细胞总数和中性粒细胞增多

（三）社会心理状况

本病为自限性疾病,但传染性强,可在托幼机构引起小流行。应注意评估家长对本病的认识程度,是否因患儿不能顺利进食而焦虑;患儿是否因口腔疼痛而烦躁;托儿机构是否为防止疾病流行而采取措施。

（四）辅助检查

口腔涂片或细菌培养可发现致病菌。

三、护理诊断/问题

1. 口腔黏膜改变　与护理不当、理化因素刺激、口腔不洁、抵抗力低下有关。
2. 疼痛　与口腔黏膜损伤及炎症刺激有关。
3. 体温过高　与感染有关。
4. 营养失调:低于机体需要量　与口腔疼痛、进食少有关。
5. 知识缺乏(家长)　与缺乏口炎的预防及护理知识有关。

四、护理措施

（一）饮食护理

以高热量、高蛋白质、富含维生素的流质或半流质饮食为宜,食物温度不宜过高,避免进食刺激性食物。溃疡疼痛影响进食者,局部涂 2% 利多卡因。

（二）口腔护理

1. 清洁口腔　鼓励患儿多饮水,进食后漱口,保持口腔黏膜湿润和清洁,减少口腔细菌繁殖。溃疡性口炎用 3% 过氧化氢溶液或 0.1% 依沙吖啶(利凡诺)溶液清洗溃疡面,鹅口疮用 2% 碳酸氢钠溶液,较大儿童可用含漱剂。对流涎者,及时清除流出物,保持皮肤干燥、清洁,避免引起皮肤湿疹及糜烂。

2. 正确涂药　涂药前应将纱布或干棉球放在患儿颊黏膜腮腺管口处或舌系带两侧,以隔断唾液;再用干棉球将病变部黏膜表面吸干净后方能涂药。涂药时动作要轻、快、准,用棉签在溃疡面上滚动式涂药,切不可摩擦,以免患儿疼痛加重。涂药后嘱患儿闭口 10 min,然后取出纱布或棉球,叮嘱患儿不可立即漱口、饮水或进食。

（三）食具消毒

接触患儿的奶具、食具、毛巾要及时消毒,食具专用;护理人员进行口腔护理前后要洗手;哺乳妇女要保持乳头清洁,防止交叉感染。

（四）监测体温

体温超过 38.5 ℃时,给予物理降温,必要时给予药物降温。

五、健康指导

1. 向家长讲解口炎发生的原因,指导家长学会口腔护理的方法。

2. 教育小儿养成良好的卫生习惯,纠正患儿吮手指、不刷牙等不良习惯,年长儿进食后漱口。指导常用物品的清洁、消毒,强调乳母做好个人卫生。

3. 宣传均衡营养对提高机体抵抗力的重要性,避免偏食、挑食,预防疾病,增强机体抵抗力。

第三节　液体疗法

一、小儿体液平衡特点

(一)体液总量及分布

体液由细胞内液、血浆、间质液三部分组成,其中后两者合称细胞外液。细胞内液和血浆量相对稳定,间质液量变化较大。体液总量占体重的百分比随着年龄的增加而减少。小儿体液增多的部分主要是细胞外液中的间质液(表 7-5)。因此,小儿发生急性脱水时,由于细胞外液首先丢失,故脱水症状可在短期内立即出现。

表 7-5　不同年龄的体液分布(占体重的%)

年龄	细胞内液	细胞外液		体液总量
		血浆	间质液	
新生儿	35	5	40	80
1 岁	40	5	25	70
2~14 岁	40	5	20	65
成人	40~45	5	10~15	55~60

(二)体液代谢特点

1. 水的交换　正常情况下,体内水的出入量为体液保持动态平衡。每天需水量和热量消耗成正比。小儿由于新陈代谢旺盛,排泄水的速度较成人快。年龄愈小,出入水量相对愈多。婴儿每日水的交换量为细胞外液量的 1/2(成人为 1/7),对缺水的耐受力差,易发生脱水。

2. 体液调节　体液调节主要靠肾、肺、神经和内分泌系统的调节功能,以及血浆中的缓冲系统。年龄愈小,体液调节能力愈差,易出现水、电解质紊乱。

二、常用溶液及其配制

(一)非电解质溶液

非电解质溶液常用 5% 和 10% 的葡萄糖溶液。5% 的葡萄糖溶液为等渗溶液,10% 的葡萄糖溶液为高渗溶液。葡萄糖输入体内后被氧化成二氧化碳和水,或转变为糖原储存于肝内,失去其渗透压的作用;用于补充水分和供应部分热量,视为无张力溶液。

(二)电解质溶液

电解质溶液主要用于补充损失的体液、电解质,纠正体液的渗透压和酸碱失衡。

1. 0.9% 氯化钠溶液(生理盐水) 为等渗溶液,常与其他液体混合后使用。含 Na^+ 和 Cl^- 各 154 mmol/L,钠接近于血浆浓度,而氯比血浆浓度高;输入过多可造成高氯性酸中毒,尤其在严重脱水、酸中毒或肾功能不佳时,有加重酸中毒的危险。

2. 复方氯化钠溶液(林格液) 为等渗溶液,内含 0.86% 氯化钠、0.03% 氯化钾、0.03% 氯化钙。其作用与缺点和生理盐水基本相同,且不会因输液而发生低血钾和低血钙。

3. 高渗氯化钠溶液 常用 3% 氯化钠溶液纠正低钠血症(市售为 10% 溶液,稀释 3.3倍),10% 氯化钠溶液配制各种混合溶液。

4. 碱性溶液 主要用于纠正酸中毒。① 碳酸氢钠溶液:可直接增加缓冲碱,纠正酸中毒作用迅速。1.4% 溶液为等渗溶液,市售为 5% 溶液,稀释 3.5 倍即为等渗溶液。在紧急抢救酸中毒时,亦可不稀释而静脉注射。但多次使用后可使细胞外液渗透压增高。② 乳酸钠溶液:需在有氧条件下,经肝代谢产生 HCO_3^- 起作用。因此,在肝功能不全、缺氧、休克、新生儿期,以及乳酸潴留性酸中毒时,不宜使用。1.87% 溶液为等渗液,市售为 11.2% 溶液,稀释 6倍即为等渗溶液。

5. 氯化钾溶液 用于纠正低钾血症。常用 10% 和 15% 氯化钾溶液两种,不可直接静脉注射,以免发生心肌抑制导致死亡,须稀释成 0.2% ~0.3% 溶液缓慢静脉滴注。

(三)混合溶液

混合溶液是为适应不同情况液体疗法的需要,将几种溶液按一定比例配成的溶液(表 7 -6、表 7 -7)。

表 7 -6 常用混合溶液的组成

溶液种类	生理盐水/份	5% ~10%葡萄糖溶液/份	1.4%碳酸氢钠溶液/份	张力	用途
2:1 液	2	—	1	等张	低渗性脱水
4:3:2 液	4	3	2	2/3	低渗性脱水
2:3:1 液	2	3	1	1/2	等渗性脱水
1:1 液	1	1	—	1/2	等渗性脱水
1:2 液	1	2	—	1/3	高渗性脱水
1:3 液	1	3	—	1/4	高渗性脱水
1:4 液	1	4	—	1/5	高渗性脱水
维持液	1	4	—	1/5	

表7-7 几种常见混合溶液的简易配制

混合溶液	加入溶液/mL		
	5%或10%葡萄糖	10%氯化钠	5%碳酸氢钠(11.2%乳酸钠溶液)
1:1含钠液(1/2张液)	加至500	20	
1:2含钠液(1/3张液)	加至500	15	
1:4含钠液(1/5张液)	加至500	10	
2:1含钠液(等张液)	加至500	30	47(30)
2:3:1含钠液(1/2张液)	加至500	15	24(15)
4:3:2含钠液(2/3张液)	加至500	20	33(20)

注:为方便配制,加入液体均为整数,配成的是近似的溶液

(四)口服补液盐

口服补液盐(oral rehydration salts,简称 ORS 液),是世界卫生组织 1971 年推荐用于治疗急性腹泻合并脱水的一种溶液。由氯化钠 3.5 g,碳酸氢钠 2.5 g,氯化钾 1.5 g,葡萄糖 20.0 g,加水至 1 000 mL 配制而成。新配方用枸橼酸钠 2.9 g 代替了碳酸氢钠。适用于能口服且脱水不严重者。

三、补液方法

液体疗法的目的是纠正水、电解质和酸碱平衡紊乱,以恢复机体的正常生理功能。补液总量包括补充累积损失量、继续损失量及生理需要量三部分。补充累积损失量,即补充自发病以来丢失的水和电解质的总液量(严重酸中毒需补给碱性溶液,待循环改善、酸中毒纠正、见尿后及时补钾);补充继续损失量,指补充液体治疗开始后,由于呕吐、腹泻等情况继续丢失的液体量;补充生理需要量,指补充当日热量、液体量及电解质的需要量。补液种类根据脱水性质决定,根据脱水程度决定补液速度(表7-8)。

表7-8 小儿液体疗法的补液方法

项目	补液量(定量)/mL·kg^{-1}	补液种类(定性)	补液速度(定速)
累积损失量	轻度脱水:50 中度脱水:50~100 重度脱水:100~120 婴幼儿给予计算结果的 2/3 量,学龄前及学龄儿童给予 3/4 量	低渗性脱水:2/3 张 等渗性脱水:1/2 张 高渗性脱水:1/3~1/5 张,暂不能确定者,按等渗性脱水	一般 8~12 h;需迅速扩容者,先从补液总量中按 20 mL/kg 给予等渗含钠液,于 30~60 min 快速静脉输入,总量不超过 300 mL。高渗性脱水适当减慢
继续损失量	每日 10~40	1/3~1/2 张	于补充累积损失量后的 12~16 h 均匀滴入,每小时 5 mL/kg
生理需要量	每日 60~80	1/4~1/5 张	每小时约 5 mL/kg

第四节 小 儿 腹 泻

一、疾病概要

小儿腹泻(infantile diarrhea),或称腹泻病,是由多病原、多因素引起的以大便次数增多和大便性状改变为特点的一组临床综合征。是儿科最常见疾病之一,多见于6个月~2岁的婴幼儿,1岁以内者约占半数,一年四季均可发病。是造成小儿营养不良、生长发育障碍的主要原因之一,是我国儿童保健重点防治的"四病"之一。

(一)分类

1. 病因分类   感染性腹泻和非感染性腹泻。

2. 病程分类   急性腹泻(病程<2周)、迁延性腹泻(病程2周~2个月)和慢性腹泻(病程>2个月)。

3. 病情分类   轻型腹泻和重型腹泻。

(二)病因

1. 易感因素

(1)生长发育特点   婴幼儿时期生长发育快,所需营养物质多,消化道负担重,经常处于紧张的工作状态,易发生消化功能紊乱。

(2)消化系统特点   婴幼儿消化系统发育不够成熟,胃酸和消化酶分泌不足,消化酶活性低,对食物质和量的较大变化耐受力差。

(3)机体防御能力较差   婴儿胃内酸度低,胃排空较快,对进入胃内的细菌杀灭能力较弱;血清免疫球蛋白、胃肠道SIgA水平较低,免疫功能差;新生儿正常肠道菌群尚未建立,或因使用抗生素引起肠道菌群失调。

(4)人工喂养   由于不能从母乳中得到SIgA、乳铁蛋白等体液因子、巨噬细胞和粒细胞等有很强抗肠道感染作用的成分,加上食物、食具被污染等因素,人工喂养儿肠道感染发生率明显高于母乳喂养儿。

2. 感染因素

(1)肠道内感染   可由病毒、细菌、真菌、寄生虫引起。① 病毒:轮状病毒是引起小儿秋季腹泻的常见病原,其次为腺病毒、埃可病毒、柯萨奇病毒、冠状病毒等;② 细菌:以致腹泻大肠埃希菌为主要病原,其次为空肠弯曲菌、耶尔森菌、沙门菌、变形杆菌、金黄色葡萄球菌等;③ 真菌:也可引起急、慢性肠炎,小儿以白念珠菌多见,长期应用广谱抗生素引起肠道菌群失调或长期应用肾上腺皮质激素使机体免疫功能低下,亦易发生白念珠菌或其他条件致病菌肠炎;④ 寄生虫:常见为蓝氏贾第鞭毛虫、阿米巴原虫和隐孢子虫等。

(2)肠道外感染   患中耳炎、上呼吸道感染、肺炎、肾盂肾炎、皮肤感染、急性传染病等可伴腹泻。肠道外感染的某些病原体(主要是病毒)也可同时感染肠道。

3. 非感染因素

(1)饮食因素   多发生在人工喂养儿。由于喂养不定时,量过多或过少,或食物成分不适宜,过早给予淀粉或脂肪类食品等。

（2）过敏因素　个别婴儿对牛奶或某些食物过敏或不耐受,均可引起腹泻。

（3）气候因素　腹部受凉使肠蠕动增加;天气过热使消化酶分泌减少;由于口渴饮牛奶过多,增加消化道负担而致腹泻。

（三）发病机制

1. 非感染性腹泻　由于饮食量和质不恰当,食物消化、吸收不良,积滞于小肠上部,酸度减低,肠道下部细菌上移并繁殖,即内源性感染,使消化功能更加紊乱;加之食物分解后腐败性毒性产物刺激肠道,使肠蠕动增加,引起腹泻、脱水、电解质紊乱及中毒症状。

2. 感染性腹泻

（1）病毒性肠炎　病毒侵犯小肠绒毛的上皮细胞,使之变性坏死,导致小肠吸收水和电解质能力下降,引起腹泻。病变的肠黏膜细胞内双糖酶活力低下,使糖类吸收不良,增加了肠腔内渗透压,使水分进入肠腔更加重了腹泻。

（2）细菌性肠炎　① 肠毒素性肠炎:主要由各种产生肠毒素的细菌引起。如产毒性大肠埃希菌、空肠弯曲菌等,肠毒素促使水与电解质向肠腔内转移,当超过结肠的吸收限度就会发生大量水样腹泻导致脱水、酸中毒和产生中毒症状。② 侵袭性肠炎:是由各种侵袭性细菌引起。如侵袭性大肠埃希菌、空肠弯曲菌、金黄色葡萄球菌等,可侵入肠黏膜组织,引起充血、水肿、炎细胞浸润、溃疡和渗出等病变,排出含有大量白细胞和红细胞的菌痢样粪便。

（四）治疗原则

调整饮食,纠正水、电解质及酸碱平衡紊乱,控制感染,防止并发症。

二、护理评估

（一）健康史

应仔细询问喂养史,是母乳喂养还是人工喂养,喂何种乳品,冲调浓度、喂乳次数和量,添加辅食及断奶情况。有无不洁饮食史、食物过敏史、外出旅游和气候变化史等。腹泻开始的时间、次数、颜色、性质、量,是否伴随发热、呕吐、腹胀、腹痛及里急后重等症状。既往有无腹泻史、其他疾病史和长期服用广谱抗生素史等。

（二）身体状况

1. 轻型腹泻　多为饮食因素或肠道外感染引起。起病可急可缓,以胃肠道症状为主,主要表现为食欲减退,偶有恶心、呕吐或溢乳。大便次数增多及性状改变,一天大便可达 10 次左右,每次大便量少、呈黄色或黄绿色、有酸味、粪质不多,常见白色或黄白色奶瓣和泡沫。一般无脱水及全身中毒症状。

2. 重型腹泻　多为肠道内感染所致。起病常比较急,除有较重的胃肠道症状外,还有明显的脱水、电解质紊乱及全身中毒症状,如发热、烦躁、精神萎靡、嗜睡甚至昏迷、休克。

（1）胃肠道症状　食欲减退,常伴有呕吐,有时甚至进水即吐,严重者可吐咖啡样液体。

大便次数明显增多,每天 10 次至数十次,多呈黄绿色水样便或蛋花汤样便,量多,可有少量黏液。大便镜检可见脂肪球和少量白细胞。少数患儿可有少量血便。

(2)水、电解质和酸碱平衡紊乱 ① 脱水:由于吐泻丢失体液以及摄入量不足,使体液总量尤其是细胞外液量减少,造成轻、中、重度脱水(图 7-1,表 7-9);由于腹泻时水和电解质两者丧失的比例不同,造成低渗、等渗、高渗性脱水(表 7-10)。② 代谢性酸中毒:腹泻丢失大量碱性物质;摄入热量不足,引起酮体大量产生;血容量减少,血液浓缩使血流缓慢,组织缺氧导致乳酸堆积;肾血流不足,尿少,使酸性代谢产物潴留等。可出现精神萎靡、口唇樱红、呼吸深大、呼气有丙酮味。③ 低钾血症:血清钾 <3.5 mmol/L。发生原因为腹泻、呕吐,失钾过多;进食少,钾摄入量不足;酸中毒使钾从细胞内释出而由肾排出。脱水、酸中毒未纠正前,血液浓缩,缺钾症状不明显;脱水、酸中毒纠正后,表现为神经肌肉兴奋性降低,心率加快,心音低钝,肾浓缩功能降低而出现多尿、夜尿、口渴等。④ 低钙和低镁血症:腹泻患儿进食少,吸收不良,腹泻丢失,均可使体内钙、镁减少。腹泻较久或伴有活动性佝偻病的患儿多见。其症状多发生在脱水、酸中毒纠正之后,表现为惊厥、喉痉挛和手足搐搦等。用钙剂治疗无效时,考虑有低镁血症的可能。

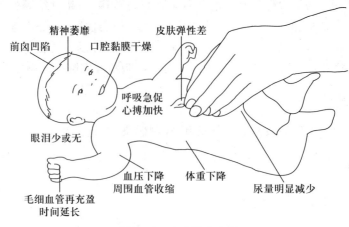

图 7-1 小儿脱水表现

表 7-9 不同程度脱水的临床特点

项目	轻度	中度	重度
失水占体重的百分比	<5%	5%~10%	>10%
一般状态	精神稍差	精神萎靡或烦躁	昏睡或昏迷
皮肤弹性	稍差	差	极差
口腔黏膜	稍干燥	干燥	极干燥
眼窝及前囟凹陷	稍凹陷	明显凹陷	极凹陷
眼泪	有	少	无
尿量	略少	明显减少	极少甚至无尿
周围循环衰竭	无	不明显	明显

表 7 – 10　不同性质脱水的临床特点

项目	低渗性脱水	等渗性脱水	高渗性脱水
病因	营养不良、补充非电解质过多、病程较长	呕吐、腹泻、病程较短	腹泻时补充含钠液过多、高热入水量减少
失水、失钠比例	以失钠为主	水、钠成比例丢失	以失水为主
血钠浓度	<130 mmol/L	130～150 mmol/L	>150 mmol/L
口渴	不明显	明显	极明显
皮肤弹性	极差	稍差	尚可
血压	明显下降	下降	正常或稍低
神志	嗜睡或昏迷	精神萎靡	烦躁、易激惹
发生率	较多	多	少

3. 几种常见急性感染性肠炎的临床特点

（1）轮状病毒肠炎　好发于秋、冬季，又称秋季腹泻。多见于 6～24 个月的婴幼儿。潜伏期 1～3 天,起病急,常伴有发热和上呼吸道感染症状,病初即出现呕吐,大便次数多、量多,呈黄色或淡黄色,水样或蛋花汤样,无腥臭味,常并发脱水、酸中毒。本病为自限性疾病,数日后呕吐渐停,腹泻减轻,不喂乳类的患儿恢复更快,3～8 天可自行恢复。

（2）大肠埃希菌肠炎　多发生在 5～8 月气温较高季节,可在新生儿室、托儿所甚至病房内流行。营养不良儿、人工喂养儿或更换饮食时更易发病。致病性大肠埃希菌肠炎和产毒性大肠埃希菌肠炎大便呈蛋花汤样或水样、混有黏液,常伴呕吐,严重者可伴发热、脱水、电解质紊乱和酸中毒;侵袭性大肠埃希菌肠炎可排出痢疾样黏液脓血便,常伴恶心、呕吐、腹痛和里急后重,可出现全身中毒症状甚至休克;出血性大肠埃希菌肠炎开始为黄色水样便,后转为血水便,有特殊臭味,伴腹痛,大便镜检有大量红细胞,一般无白细胞。

4. 迁延性腹泻与慢性腹泻　迁延性腹泻和慢性腹泻多与营养不良、急性期未彻底治疗有关。以人工喂养儿、营养不良儿多见。表现为腹泻迁延不愈,病情反复,大便次数和性质极不稳定,严重时可出现水、电解质紊乱。由于营养不良患儿腹泻时易迁延不愈,持续腹泻又加重了营养不良,两者可互为因果,最终引起免疫功能低下,继发感染,形成恶性循环,导致多脏器功能异常。

5. 生理性腹泻　多见于出生 6 个月以内的婴儿,小儿虚胖,常有湿疹,出生后不久即出现腹泻,但除大便次数增多外,无其他症状,食欲好,生长发育正常。可能与婴儿食奶较多,小肠乳糖酶相对不足有关,或由于母乳中前列腺素 E_2 含量较高所致。添加辅食后,大便即逐渐转为正常。

（三）社会心理状况

腹泻是小儿的常见病、多发病。应注意评估家长对本病的认识程度,患儿家庭的经济状况、居住条件、卫生习惯,及家长的文化程度。

（四）辅助检查

大便常规及细菌培养有助于判断腹泻的类型,血清电解质、尿素氮、二氧化碳结合力等有助于了解脱水的性质、机体内酸碱平衡紊乱的性质和程度。

三、护理诊断/问题

1. 体液不足　与呕吐、腹泻致使体液丢失和摄入量不足有关。
2. 营养失调:低于机体需要量　与腹泻、呕吐丢失营养过多且摄入量减少有关。
3. 体温过高　与肠道感染有关。
4. 皮肤完整性受损　与大便次数增多,刺激臀部皮肤有关。
5. 知识缺乏(家长)　与家长缺乏合理喂养知识、卫生习惯,以及腹泻患儿护理知识有关。

四、护理目标

1. 患儿腹泻、呕吐次数逐渐减少至停止,大便性状正常。
2. 患儿脱水、电解质紊乱得以纠正,体重恢复正常,尿量正常。
3. 患儿体温逐渐恢复正常。
4. 患儿皮肤保持完整,无破损。
5. 患儿家长能在医护人员指导下正确护理患儿。

五、护理措施

（一）调整饮食,合理喂养

腹泻脱水患儿除严重呕吐者暂禁食 4~6 h(不禁水)外,均应继续进食。母乳喂养者继续哺乳,暂停辅食;人工喂养者,可喂以等量米汤或稀释的牛奶或其他代乳品,腹泻次数减少后,给予半流质如粥、面条等,少量多餐,随着病情稳定和好转,逐步过渡到正常饮食。病毒性肠炎多有双糖酶缺乏,不宜用蔗糖,对可疑病例暂停乳类喂养,改为豆制代用品或发酵奶,以减轻腹泻,缩短病程。腹泻停止后,继续给予营养丰富的饮食,并每日加餐 1 次,共 2 周,以满足正常生长的需要。对少数严重病例口服营养物质不能耐受者,应加强支持疗法,必要时全静脉营养。

（二）补充液体,纠正水、电解质紊乱

1. 口服补液(口服 ORS 溶液)　用于腹泻时脱水的预防及纠正轻、中度脱水。轻度脱水为 50~80 mL/kg,中度脱水为 80~100 mL/kg,于 8~12 h 内将累积损失量补足;脱水纠正后,将余量用等量水稀释,按病情需要随时口服。对无脱水者,可将 ORS 溶液加等量水稀释,每天 50~100 mL/kg,少量频服,以预防脱水。有明显腹胀、休克、心功能不全或其他严重并发症者及新生儿不宜口服补液。在口服补液过程中,如呕吐频繁或腹泻,脱水加重,应改为静脉补液。服用 ORS 溶液期间,应当增加水分,以防高钠血症。

2. 静脉补液　用于中、重度脱水或吐泻频繁的患儿。根据不同的脱水程度和性质,结合

年龄、营养状况、自身调节功能,决定溶液的成分、容量和滴注时间。

(1)第一天补液

1)输液总量 一般轻度脱水 90～120 mL/kg,中度脱水 120～150 mL/kg,重度脱水 150～180 mL/kg。包括补充累积损失量、继续损失量和生理需要量。对少数营养不良及心力衰竭、呼吸衰竭、肾衰竭的患儿应就具体病情分别做较精确的计算。

2)溶液种类 根据脱水性质而定。若临床判断脱水性质有困难时,可先按等渗脱水处理。

3)输液速度 主要取决于脱水程度和继续损失的量和速度,遵循先快后慢的原则。一般前 8～12 h,每小时 8～10 mL/kg,若中度和重度脱水有明显周围循环障碍,先快速扩容,用 2:1 等张含钠液 20 mL/kg,于 30～60 min 内静脉输入;脱水纠正后,补充生理需要量和异常的损失量时速度宜减慢,于 12～16 h 内补完,每小时约 5 mL/kg;若吐泻缓解,可酌情减少补液量或改为口服补液。

(2)第二天及以后的补液 脱水和电解质紊乱已基本纠正,主要补充生理需要量和继续损失量,可改为口服补液,补液量需要根据吐泻和进食情况估算,一般生理需要量为每日 60～80 mL/kg,用 1/5 张含钠液;继续损失量是丢多少补多少,用 1/2～1/3 张含钠液,将这两部分相加于 12～24 h 内均匀静脉滴注。

(三)维持皮肤完整性

腹泻时,大便次数频繁而且性质改变,肛门周围皮肤容易发生糜烂甚至引起溃疡及感染。需选用柔软布类尿布,勤更换;每次便后用清水清洗臀部并吸干;局部皮肤发红处涂 5% 鞣酸软膏或 40% 氧化锌油并按摩片刻,促进局部血液循环;皮肤溃疡局部可用灯泡照射,以促进愈合;避免使用不透气塑料或橡皮布,防止尿布皮炎发生。因为女婴的尿道口接近肛门,应注意会阴部的清洁,预防上行性尿路感染。

(四)病情观察

1. 观察排便情况 观察记录大便次数、颜色、气味、性状、量,及时送检,采集标本时注意应采集黏液脓血部分。做好动态比较,为输液方案和治疗提供可靠依据。

2. 监测生命体征 对高热者给予头部冰敷等物理降温措施,擦干汗液,及时更衣,做好口腔护理及皮肤护理。

3. 并发症观察 当患儿出现精神萎靡、口唇樱红、呼吸深长时,应警惕代谢性酸中毒的发生;当患儿哭声低下或不哭、吃奶无力、肌张力低下、反应迟钝、恶心呕吐、腹胀及听诊肠鸣音减弱或消失时,应警惕低血钾的发生。需及时报告医生进行处理。

(五)液体疗法的护理

1. 遵医嘱全面安排 24 h 液体总量 本着"先盐后糖、先浓后淡、先快后慢、见尿补钾、抽搐补钙、急需先补"的原则分期分批输入。

2. 严格掌控输液速度 明确每小时应输入量,计算出每分钟输液滴数,并随时检查,防止输液速度过快或过缓。最好使用输液泵,以精确控制输液速度。

3. 补钾注意事项　轻症可口服氯化钾 200～300 mg/kg,较为安全,重症者静脉补钾,全天 10% 氯化钾 1～3 mL/kg,浓度不超过 0.3%,滴速宜慢,不少于 8 h。严禁直接静脉注射。

4. 观察脱水情况　注意患儿的神志状态,有无口渴,皮肤、黏膜干燥程度,眼窝及前囟凹陷程度,尿量多少,呕吐及腹泻次数及量等;比较输液前后的变化,判定脱水减轻或加重。

5. 计算液体出入量　24 h 液体入量包括口服液体和静脉补液量。液体出量包括尿、大便和不显性失水。呼吸增快时,不显性失水增加 4～5 倍;体温每升高 1 ℃,不显性失水每小时增加 0.5 mL/kg;环境湿度可分别减少或增加不显性失水;体力活动增多时,不显性失水增加 30%。补液过程中,计算并记录 24 h 液体出入量,是液体疗法护理的重要工作内容。婴幼儿大小便不易收集,可采用"称尿布法"计算液体排出量。

六、健康指导

1. 指导家长正确配制和使用 ORS 溶液。
2. 教会家长观察大便次数与性状,以及脱水征象的方法。
3. 向家长示范清洁口腔、更换尿布、臀部护理的方法。
4. 指导家长合理喂养,注意饮食卫生,避免长期滥用广谱抗生素。
5. 培养儿童饭前便后洗手、勤剪指甲的良好卫生习惯。

本 章 小 结

常见的口炎有疱疹性口炎、溃疡性口炎和鹅口疮,临床主要表现为口腔局部黏膜破损、疼痛、发热、流涎、拒食,严重者伴有脱水、电解质紊乱。治疗原则为抗感染、对症、支持疗法。护理要点是加强口腔护理,维持正常体温。

小儿腹泻是由多病原、多因素引起的以大便次数增多和大便性状改变为特点的一组临床综合征。临床主要表现为发热、呕吐、腹泻及不同程度的脱水。治疗原则为纠正水、电解质及酸碱平衡紊乱,控制感染,防止并发症。护理要点是调整饮食,做好液体疗法的护理,密切观察病情。

液体疗法是纠正水、电解质和酸碱平衡紊乱的主要手段。补液时应根据脱水程度及性质决定补液总量、液体种类及补液速度,即"定量、定性、定速";原则是"先盐后糖、先浓后淡、先快后慢、见尿补钾、抽搐补钙、急需先补"。

思 考 题

一、选择题

A1 型题

1. 关于口炎的叙述,不正确的是(　　)。
   A. 多见于婴幼儿　　　　　　　　　B. 营养不良、小儿腹泻的患儿发病率高
   C. 细菌、病毒、真菌均可引起　　　D. 局部涂制霉菌素有特效
   E. 疱疹性口炎常伴有发热、患处疼痛、流涎

2. 引起鹅口疮的病原体是( )。

    A. 衣原体   B. 白色念珠菌   C. 葡萄球菌

    D. 链球菌   E. 疱疹病毒

3. 引起小儿腹泻的最常见的病原菌是( )。

    A. 侵袭性大肠埃希菌   B. 白念珠菌   C. 空肠弯曲菌

    D. 产毒性大肠埃希菌   E. 金黄色葡萄球菌

4. 婴儿腹泻重型与轻型的主要区别点是( )。

    A. 每日大便超过 10 次   B. 镜检有大量脂肪滴   C. 发热、呕吐

    D. 大便含黏液,腥臭   E. 有水、电解质紊乱

5. 下列提示低钾血症的是( )。

    A. 肠鸣音消失,四肢肌力低下   B. 神经肌肉兴奋性增加

    C. 呼吸深大   D. 心音亢进,心率减慢

    E. 肠鸣音亢进

A2 型题

6. 患儿,女,3 个月,混合喂养,腹泻 1 个月,大便 5 ~ 6 次/d,稀或糊便,无脓血,食欲好,面有湿疹,体重 5.5 kg。最可能的诊断是( )。

    A. 感染性腹泻   B. 生理性腹泻   C. 慢性腹泻

    D. 迁延性腹泻   E. 饮食性腹泻

7. 患儿,男,5 个月,因"呕吐、腹泻 2 天,加剧 1 天,尿少"来院急诊,体温 38.2 ℃,眼窝、前囟凹陷,皮肤弹性较差,血 Na^+ 140 mmol/L,动脉血气 pH 7.3,BE 12 mmol/L。最适宜的处理是( )。

    A. 静脉注射 25% 葡萄糖溶液   B. 禁食 6 h,以后牛奶喂养

    C. 1.4% 碳酸氢钠溶液静脉滴注   D. 静脉注射呋塞米

    E. 2:3:1 溶液静脉滴注

8. 患儿,男,7 个月,呕吐、腹泻 5 天,精神萎靡,口渴及尿量减少不明显,前囟及眼窝凹陷,皮肤弹性差,四肢稍凉,心音尚可,应考虑为( )。

    A. 中度等渗性脱水   B. 中度低渗性脱水   C. 中度高渗性脱水

    D. 重度低渗性脱水   E. 重度等渗性脱水

9. 患儿,1 岁,呕吐、腹泻 3 天,经补液,脱水基本纠正,现出现腹胀、心音低钝、膝腱反射减弱,考虑为( )。

    A. 低钙血症   B. 低钠血症   C. 低镁血症

    D. 低钾血症   E. 低血糖症

A3 型题

10 ~ 11 题共用题干

患儿,7 个月。腹泻 3 天,水样便,1 日 10 余次。10 h 无尿,呼吸深大,前囟、眼窝明显凹陷,四肢凉,血钠 126 mmol/L,血钾 4 mmol/L,血钙 2.25 mmol/L,二氧化碳结合力 11.2 mmol/L。

10. 该患儿的诊断是小儿腹泻伴( )。

    A. 中度低渗性脱水,酸中毒   B. 中度脱水,酸中毒,低钾血症

    C. 中度等渗性脱水,酸中毒   D. 重度低渗性脱水,酸中毒

    E. 重度脱水,酸中毒,低钾血症

11. 首批应输入的混合液是(　　)。

    A. 4:3:2 含钠液   B. 2:3:1 含钠液   C. 2:1 含钠液

    D. 1:2 含钠液   E. 1:1 含钠液

12~15 题共用题干

    患儿,1 岁,呕吐、腹泻稀水便 5 天,1 天来尿量极少,精神萎靡,前囟及眼窝极度凹陷,皮肤弹性差,四肢发凉,脉细弱,血清钠 125 mmol/L。

12. 该患儿脱水程度与性质是(　　)。

    A. 轻度低渗性脱水   B. 重度低渗性脱水   C. 中度等渗性脱水

    D. 重度等渗性脱水   E. 中度高渗性脱水

13. 根据患儿脱水程度和性质,应首先给(　　)。

    A. 2:1 等张含钠液   B. 1/2 张含钠液   C. 1/3 张含钠液

    D. 1/4 张含钠液   E. 1/5 张含钠液

14. 患儿经输液 6 h 后,脱水情况好转,开始排尿,但又出现精神萎靡,心音低钝,腹胀,肠鸣音减弱,这时应首先考虑为(　　)。

    A. 酸中毒未纠正   B. 中毒性肠麻痹   C. 低血钾

    D. 低血钙   E. 低血镁

15. 如患儿需要补钾,应把氯化钾稀释至(　　)而后静脉缓慢滴注。

    A. 0.2%~0.3%   B. 0.3%~0.5%   C. 0.5%~1.0%

    D. 1.0%~1.5%   E. 1.5%~3.0%

二、病例分析

    患儿,男,7 个月。因"呕吐、腹泻 3 天,少尿 1 天"入院。大便每日 10 余次,量多,呈蛋花汤样,呕吐较频繁,呕吐物为胃内容物。近 1 天出现少尿、烦躁、腹胀。查体:T 38.5 ℃,P 140 次/min,R 60 次/min,嗜睡,面色苍白,口唇樱桃红色,皮肤弹性差,前囟及眼窝明显凹陷,口腔黏膜干燥,心音略低钝,腹胀,肠鸣音减弱,四肢腱反射减弱,手足较凉。粪常规:脂肪球(+++),血钠 136 mmol/L,血钾 3.0 mmol/L,CO_2 CP 12 mmol/L。

1. 该患儿目前存在的护理诊断/问题有哪些?

2. 应对该患儿采取哪些护理措施?

实习六　小儿腹泻患儿的护理

一、实习目标

1. 掌握小儿腹泻患儿的护理评估。

2. 熟悉小儿腹泻患儿护理要点。

二、实习内容

1. 小儿腹泻患儿的护理查体。

2. 叙述小儿腹泻患儿的护理措施。

三、实习方法

1. 实习地点　医院儿科病房或儿科护理实训室。

2. 实习方法

（1）由带教老师讲解相关内容后分组，每组由一名带教老师在床边对患儿进行护理查体，边示范、边讲解；学生在一旁观察，最后小结。

（2）指导学生结合病例制订出整体护理计划。

（3）若无条件到医院实习，可组织学生观看视频或选择典型案例，进行个案护理讨论。

第八章　呼吸系统疾病患儿的护理

学习目标

1. 掌握　急性上呼吸道感染、急性支气管炎、支气管肺炎的病因、护理评估和护理措施。

2. 熟悉　小儿呼吸系统解剖生理特点，急性上呼吸道感染、急性支气管炎、支气管肺炎的治疗原则。

3. 了解　支气管哮喘、急性呼吸衰竭的护理评估和护理措施。

第一节　小儿呼吸系统解剖生理特点

一、解剖特点

呼吸系统以环状软骨下缘为界划分为上、下呼吸道。上呼吸道包括鼻、鼻窦、咽、咽鼓管、会厌及喉，下呼吸道包括气管、支气管、毛细支气管、呼吸性毛细支气管、肺泡管及肺泡（表 8-1）。

表 8-1　小儿呼吸系统解剖特点及临床意义

解剖部位	解剖特点	临床意义
鼻	鼻腔相对狭窄，无鼻毛，黏膜柔嫩，血管丰富	易感染，感染时黏膜充血、肿胀，易堵塞，导致呼吸困难或张口呼吸
鼻窦	鼻窦黏膜与鼻腔黏膜相延续，鼻窦口相对较大	急性鼻炎时易导致鼻窦炎，以上颌窦和筛窦最易感染
鼻泪管	鼻泪管较短，开口瓣膜发育不全	鼻腔感染时易致结膜炎
咽鼓管	咽鼓管宽、直、短，呈水平位	鼻咽炎时易致中耳炎
咽部	腭扁桃体 1 岁末才逐渐增大，4～10 岁时发育达高峰，14～15 岁时渐退化	扁桃体炎常见于年长儿，1 岁以内少见
喉部	喉部呈漏斗形，相对较窄，软骨柔软，黏膜柔嫩，血管丰富	炎症时易引起充血、水肿，导致声音嘶哑和吸气性呼吸困难
气管、支气管	管腔相对狭窄，黏膜柔嫩，血管丰富，软骨柔软，纤毛运动较差；右侧支气管较左侧直、短、粗，为气管直接延伸	易感染，感染时易发生充血、水肿，导致呼吸道阻塞；异物易进入右支气管
肺	弹力纤维发育差，血管丰富，间质发育旺盛；肺泡数量较少，肺含血量多而含气量少	易感染，易引起间质性炎症、肺不张或肺气肿
胸廓	胸廓前后径略等于横径，呈桶状，肋骨呈水平位，膈肌位置较高，胸腔较小，呼吸肌发育差	肺不能充分扩张，通气和换气，易致缺氧和二氧化碳潴留而出现发绀

二、生理特点

1. 呼吸频率和节律　小儿代谢旺盛,需氧量高,但因解剖特点使呼吸量受到一定限制,只能加快呼吸频率来满足生理需要。年龄越小,呼吸频率越快(表8-2)。婴儿尤其是新生儿,由于呼吸中枢发育不完善,易出现呼吸节律不齐,甚至呼吸暂停。

表8-2　各年龄小儿呼吸和脉搏频率比较/(次·min⁻¹)

年龄	呼吸	脉搏	呼吸:脉搏
新生儿	40~45	120~140	1:3
1岁以下	30~40	110~130	1:(3~4)
2~3岁	25~30	100~120	1:(3~4)
4~7岁	20~25	80~100	1:4
8~14岁	18~20	70~90	1:4

2. 呼吸类型　婴幼儿呼吸肌发育差,呼吸时胸廓活动范围小而膈肌活动明显,呈腹膈式呼吸;随着年龄增长,呼吸肌逐渐发育,膈肌和腹腔脏器下降,肋骨由水平位逐渐倾斜,胸廓前后径和横径增大,出现胸腹式呼吸。

3. 呼吸功能　小儿肺活量、潮气量、每分通气量和气体弥散量均较成人小,而呼吸道阻力较成人大,各项呼吸功能的储备能力均较低。当患呼吸道疾病时,易发生呼吸功能不全。

三、免疫特点

小儿呼吸道非特异性免疫及特异性免疫功能均较差。如咳嗽反射及纤毛运动功能差,难以有效清除吸入的尘埃和异物颗粒;婴幼儿体内免疫球蛋白含量低,尤以分泌型IgA为低;肺泡巨噬细胞功能不足,乳铁蛋白、溶菌酶、干扰素、补体等的数量和活性不足,故易患呼吸道感染。

第二节　急性上呼吸道感染

一、疾病概要

急性上呼吸道感染(acute upper respiratory infection,AURI),系由各种病原引起的上呼吸道的急性感染,简称上感,俗称"感冒",是小儿最常见的疾病。主要侵犯鼻、鼻咽和咽部,如上呼吸道某一局部炎症特别突出,即按该处炎症命名,如"急性鼻炎、急性咽炎、急性扁桃体炎"等。

(一)病因

各种病毒和细菌均可引起急性上呼吸道感染,但90%以上为病毒,主要有呼吸道合胞病毒、流感病毒、副流感病毒、腺病毒、鼻病毒、柯萨奇病毒、单纯疱疹病毒等。病毒感染后可继发细菌感染,常见为溶血性链球菌,其次为肺炎球菌、流感嗜血杆菌等,肺炎支原体亦可引起感染。

由于上呼吸道的解剖生理特点和免疫特点,婴幼儿易患本病。若有营养障碍性疾病,如维生素 D 缺乏病,维生素 A、锌或铁缺乏症,蛋白质 – 能量营养不良等,易致反复感染或使病情迁延。气候改变、环境不良、护理不当容易诱发本病。

(二)治疗原则

以对症治疗为主,注意预防并发症。注意休息。抗病毒药物常选用利巴韦林(病毒唑、三氮唑核苷),有继发细菌感染或发生并发症者选用抗生素。确定为链球菌感染或既往有风湿热、肾炎者,使用青霉素治疗 7 ~ 14 天。

二、护理评估

(一)健康史

应仔细询问近期有无因护理不当而"受凉",或受气候改变及不良环境影响;本次发病有无发热等症状,发热程度如何,是否使用过药物治疗;既往有无营养障碍性疾病、先天性心脏病、贫血等;有无反复发病史。

(二)身体状况

1. 一般类型上感

(1)症状 ① 局部症状:鼻塞、流涕、喷嚏、干咳,咽部不适和咽痛等,多于受凉后 1 ~ 3 天出现,发病 3 ~ 4 天内缓解。② 全身症状:发热、烦躁不安、头痛、全身不适、乏力等。部分患儿有食欲减退、呕吐、腹痛、腹泻等消化道症状。腹痛多为脐周阵发性疼痛,可能与发热所致肠痉挛或肠系膜淋巴结炎有关。婴幼儿起病较急,以全身症状为主,多有发热,体温可高达 39 ~ 40 ℃,起病 1 ~ 2 天可因高热引起惊厥。年长儿以局部症状为主,全身症状较轻,可仅轻度发热。

(2)体征 体格检查可见咽部充血,扁桃体肿大,有时可见下颌和颈淋巴结肿大、触痛。肺部听诊一般正常。肠病毒感染患儿可出现不同形态的皮疹。

2. 两种特殊类型上感

(1)疱疹性咽峡炎(herpangina) 病原体为柯萨奇 A 组病毒,好发于夏秋季。表现为急起高热、咽痛、流涎、厌食、呕吐等。体格检查可见咽部充血,咽腭弓、腭垂、软腭等处的黏膜上有数个至数十个 2 ~ 4 mm 大小灰白色的疱疹,周围有红晕,1 ~ 2 天后破溃形成小溃疡。病程 1 周左右。

(2)咽结合膜热(pharyngoconjunctival fever) 病原体为腺病毒,好发于春夏季,散发或发生小流行。以发热、咽炎、结合膜炎为特征。主要表现为高热、咽痛、眼部刺痛。咽部充血,一侧或两侧滤泡性眼结合膜炎,畏光、流泪,颈部、耳后淋巴结肿大。病程 1 ~ 2 周。

3. 并发症 可并发中耳炎、鼻窦炎、咽后壁脓肿、扁桃体周围脓肿、颈淋巴结炎、喉炎、支气管炎及肺炎等。年长儿患链球菌性上感可引起急性肾炎、风湿热。

4. 喉炎 急性感染性喉炎为喉部黏膜急性弥漫性炎症,多继发于上呼吸道感染,通常表现为发热、夜间突发声嘶、犬吠样咳嗽和吸气性喉鸣伴呼吸困难,严重时出现面色发绀、烦躁不安。咽部充血,间接喉镜检查可见假声带、声门下黏膜肿胀,致喉腔狭小而发生喉梗阻,呈吸气性呼吸困难,鼻翼扇动,吸气时出现三凹征。

(三)社会心理状况

本病起病急,小婴儿全身症状明显,少数患儿并发高热惊厥。应注意评估家长对本病的认识程度,是否因患儿高热而感到焦虑。特殊类型的上呼吸道感染常流行,且很多急性传染病的早期表现为上呼吸道感染症状,还应注意评估流行病学情况。

(四)辅助检查

病毒感染者白细胞计数正常或偏低;细菌感染者白细胞计数增高,中性粒细胞增高。病毒分离和血清学检查可明确病原体。

三、护理诊断/问题

1. 体温过高 与上呼吸道感染有关。
2. 舒适的改变 与鼻塞、咽痛有关。
3. 潜在并发症:高热惊厥。

四、护理措施

1. 维持正常体温

(1)卧床休息,保持室内安静,室内温度在18~22℃,湿度在50%~60%,每日通风2次。衣被冷暖适度,以利于散热。出汗后及时更换衣服。

(2)保证摄入充分的营养和水分,给予易消化和富含维生素的清淡饮食,必要时遵医嘱静脉补充营养和水分。

(3)密切观察体温变化,每4h测量体温一次,并准确记录,如是超高热或有高热惊厥史者,须1~2h测量一次。

(4)体温超过38.5℃时给予物理降温,如头部冷敷、腋下及腹股沟处置冰袋、温水或30%~50%乙醇溶液擦浴、冷盐水灌肠等。物理降温后30min应复测体温,并记录在体温单上。

(5)遵医嘱给予退热剂,如口服对乙酰氨基酚或布洛芬、25%安乃近溶液滴鼻。

(6)遵医嘱给予抗病毒药物,合并细菌感染者使用抗生素治疗。

2. 促进舒适感

(1)鼻塞的护理 及时清除鼻腔分泌物,结痂时可用棉签蘸生理盐水轻轻拭去,并用凡士林、液状石蜡等涂抹鼻翼周围的皮肤,以减轻皮肤疼痛;对因鼻塞影响吸吮者,可在哺乳前10~15min用0.5%的麻黄碱液滴鼻,每次1~2滴,使鼻腔通畅,保证吸吮。

(2)口腔护理 婴幼儿饭后喂少量温开水以清洗口腔;年长儿可用淡盐水或复方硼酸溶液漱口。注意咽部充血、水肿、化脓情况,咽痛者可给予润喉含片或雾化吸入。

3. 预防高热惊厥 密切观察有无惊厥先兆,尤其是有高热惊厥史的患儿更应注意。当高热患儿出现兴奋、烦躁、惊跳等惊厥先兆时,立即通知医生采取措施。发生惊厥时按惊厥护理(参见第十七章第二节)。

五、健康指导

1. 患儿居室应注意通风,保持适宜的温、湿度。

2. 提倡母乳喂养,及时添加辅食,保证摄入足量的蛋白质和维生素,积极防治佝偻病等慢性病的发生。

3. 加强体格锻炼,多进行户外运动,提高小儿对气候骤变的适应能力和呼吸道的抵抗力。

4. 根据气候变化及时增减衣服,避免受凉。有流行趋势时,尽量避免到拥挤的场所,可用食醋熏蒸法对居室进行消毒(食醋 $5 \sim 10$ mL/m^3,加水 $1 \sim 2$ 倍,加热熏蒸到全部气化)。

5. 教会家长观察并发症的早期表现,如高热持续不退或退而复升、淋巴结肿大、咳嗽加重、呼吸困难等,一旦出现,应及时就诊。

第三节　急性支气管炎

一、疾病概要

急性支气管炎(acute bronchitis)是指由于各种致病原引起的支气管黏膜的急性炎症,气管常同时受累,故可称为急性气管支气管炎。常继发于上呼吸道感染后,或为一些急性传染病的一种表现。

(一)病因

病原体为各种病毒或细菌,或为混合感染。凡能引起上呼吸道感染的病原体皆可引起支气管炎。免疫功能低下、特异性体质、营养障碍性疾病等为本病的危险因素。气候变化、空气污染、化学因素的刺激也是本病的发病因素。

(二)治疗原则

本病的治疗主要是控制感染和止咳、化痰、平喘等对症处理。考虑为细菌感染时使用抗生素。一般不用镇咳剂或镇静剂,以免抑制咳嗽反射,影响痰液咳出。有哮喘症状者可给予支气管扩张剂,如沙丁胺醇气雾剂吸入。

二、护理评估

(一)健康史

应仔细询问有无上呼吸道感染史;发病时间,发病后有无治疗,效果如何;既往是否反复发作,有无湿疹或其他过敏史;是否为特异性体质;有无免疫功能失调、营养障碍性疾病。

（二）身体状况

大多先有上呼吸道感染症状。之后以咳嗽为主要症状,开始为刺激性干咳,以后有痰。婴幼儿全身症状较重,常有发热、食欲减退、乏力、呕吐、腹泻等。双肺呼吸音粗糙,可闻及不固定的散在的干、湿啰音。啰音的特点是易变,常在体位改变或咳嗽后随分泌物的排出而暂时减少甚至消失。

婴幼儿可发生一种特殊类型的支气管炎,称为哮喘性支气管炎(asthmatic bronchitis),也称喘息性支气管炎,泛指一组有喘息表现的婴幼儿急性支气管感染。除上述临床表现外,其特点为:① 多见于 3 岁以下,有湿疹或其他过敏史的患儿;② 有类似哮喘的临床表现,如呼气性呼吸困难,肺部叩诊呈鼓音,听诊两肺满布哮鸣音及少量粗湿啰音;③ 部分病例复发,大多与感染有关;④ 近期预后大多良好,到 3 ~ 4 岁发作次数减少,渐趋康复,但少数可发展成为哮喘(参见本章第五节)。

（三）社会心理状况

本病易反复发作,尤其是哮喘性支气管炎,少数患儿可发展为支气管哮喘。应注意评估家长对该病的认识程度,对护理知识的掌握程度;是否因担心患儿会发展为支气管哮喘而感到焦虑。

（四）辅助检查

胸部 X 射线检查多无异常改变,或有肺纹理增强,肺门阴影增深。病毒感染者,白细胞总数正常或偏低;细菌引起或合并细菌感染者,白细胞总数及中性粒细胞均增高。

三、护理诊断/问题

1. 清理呼吸道无效　与痰液黏稠不易咳出,气道分泌物堆积有关。
2. 体温过高　与感染有关。

四、护理措施

1. 保持呼吸道通畅

（1）保持室内空气新鲜,温度在 18 ~ 22 ℃,湿度在 50% ~ 60%,以减少对支气管黏膜的刺激,利于排痰。

（2）鼓励患儿多饮水,使痰液稀释易于咳出。

（3）经常更换患儿体位、拍击背部,指导并鼓励患儿有效咳嗽,使呼吸道分泌物易于排出。方法是五指并拢稍向内合掌,由下向上、由外向内地轻拍背部,边拍边鼓励患儿咳嗽。

（4）采用超声雾化吸入或蒸气吸入(图 8 - 1),湿化气道,促进排痰。常用药物有庆大霉素、利巴

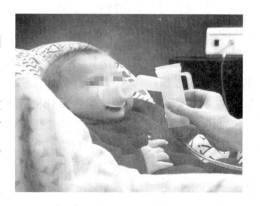

图 8 - 1　超声雾化吸入

韦林、维生素 K_1、糜蛋白酶等。必要时用吸引器及时清除痰液。

（5）遵医嘱给予抗生素、止咳化痰剂、平喘剂，注意观察用药后反应。

（6）对哮喘性支气管炎的患儿，缺氧症状明显时给予氧气吸入。

2. 维持正常体温　参见本章第二节。

五、健康指导

1. 向患儿及家长介绍本病的基本知识。

2. 向家长讲解哮喘性支气管炎与支气管哮喘的关系，说明多数是可以痊愈的。

3. 强调预防本病的关键是防治上呼吸道感染。

第四节　肺　　炎

一、疾病概要

肺炎（pneumonia），系指不同病原体或其他因素所致的肺部炎症。主要表现为发热、咳嗽、气促、呼吸困难和肺部固定湿啰音。肺炎为婴幼儿时期重要的常见病，居我国住院小儿死亡原因的第一位，是我国儿童保健重点防治的"四病"之一。

（一）分类

1. 病理分类　可分为支气管肺炎、大叶性肺炎、间质性肺炎等。小儿以支气管肺炎最为多见。

2. 病因分类　感染性肺炎，如病毒性肺炎、细菌性肺炎、支原体肺炎、衣原体肺炎、真菌性肺炎、原虫性肺炎等；非感染性肺炎，如吸入性肺炎、坠积性肺炎等。

3. 病程分类　急性肺炎（病程＜1个月）、迁延性肺炎（病程1～3个月）、慢性肺炎（病程＞3个月）。

4. 病情分类　轻症肺炎（主要为呼吸系统表现）、重症肺炎（除呼吸系统表现外，其他系统亦受累，全身中毒症状明显）。

（二）病因及发病机制

1. 病因

（1）病原体　常见病原体为病毒和细菌。病毒中最常见的为呼吸道合胞病毒，其次为腺病毒、流感病毒等；细菌中以肺炎链球菌多见，其他有葡萄球菌、链球菌、革兰阴性杆菌等；近年来，肺炎支原体、衣原体和流感嗜血杆菌有增加趋势。

（2）内在因素　婴幼儿呼吸系统发育不完善，尤其是下呼吸道的解剖、生理特点和呼吸道的免疫功能不健全，故婴幼儿易患肺炎。

（3）疾病因素　低出生体重、营养障碍性疾病、先天性心脏病、免疫功能低下等患儿易患本病，且病情严重，容易迁延不愈。

2. 发病机制　病原体多由呼吸道入侵，也可经血行入肺，引起支气管、肺泡、肺间质炎症。

支气管因黏膜水肿而使管腔变窄甚至阻塞,造成通气功能障碍;肺泡壁因充血、水肿而增厚,肺泡腔内充满炎性渗出物,造成换气功能障碍。通气和换气障碍导致低氧血症与高碳酸血症。如为代偿性缺氧,患儿呼吸频率与心率加快,出现鼻翼扇动和三凹征,严重时可产生呼吸衰竭。由于病原体作用,重症肺炎常伴有毒血症,引起不同程度的感染中毒症状。缺氧、二氧化碳潴留及毒血症,可导致循环系统、消化系统、神经系统的一系列症状以及水、电解质与酸碱平衡紊乱(图 8 - 2)。

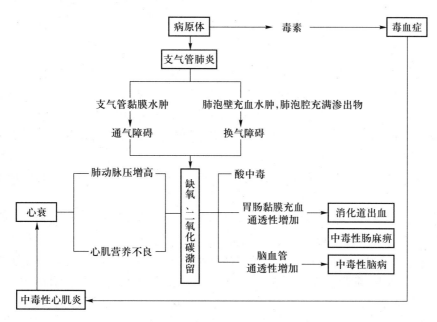

图 8 - 2 支气管肺炎的病理生理

(三)治疗原则

1. 控制感染 明确为细菌感染者,根据不同病原体选用敏感抗生素,重症宜静脉给药。用药时间一般持续至体温正常后的 5 ~ 7 天,临床症状消失后 3 天,葡萄球菌性肺炎在体温正常后继续用药 2 周,总疗程 6 周,支原体肺炎至少用药 2 周。病毒感染者应选用利巴韦林、干扰素等抗病毒药物。

2. 对症治疗 止咳、平喘、保持呼吸道通畅;吸氧,改善肺的通气功能;纠正水、电解质与酸碱平衡紊乱;对于中毒性肠麻痹者,应禁食、胃肠减压、皮下注射新斯的明等。发生感染中毒性休克、脑水肿和心肌炎者应及时处理。

3. 使用激素 若出现严重憋喘或呼吸衰竭、全身中毒症状明显、合并感染中毒性休克、脑水肿时,可短期使用激素。常用地塞米松静脉滴注。

4. 防治并发症 脓胸和脓气胸者应及时进行穿刺引流,若脓液黏稠经反复穿刺抽脓不畅或发生张力性气胸时,宜采用胸腔闭式引流。

二、护理评估

（一）健康史

应仔细询问有无上呼吸道感染或支气管炎病史,有无麻疹、百日咳等原发病史,有无发热、咳嗽、气促,既往生长发育情况,有无营养障碍性疾病、先天性心脏病等。

（二）身体状况

1. 支气管肺炎

（1）轻症肺炎 以呼吸系统症状为主,大多起病较急。主要表现为发热、咳嗽和气促。① 发热:热型不定,多为不规则热,新生儿或重度营养不良患儿可不发热,甚至体温不升;② 咳嗽:较频繁,初为刺激性干咳,以后有痰,新生儿则表现为口吐白沫;③ 气促:呼吸频率加快,多在发热、咳嗽后出现;④ 全身症状:精神不振、食欲减退、烦躁不安,轻度腹泻或呕吐。鼻翼扇动、唇周发绀、点头呼吸,呼吸频率增快达 40～80 次/min,三凹征。肺部听到较固定的中、细湿啰音,背部两侧下方及脊柱两旁较多,于深吸气末更明显。新生儿或小婴儿症状体征可不典型。

（2）重症肺炎 除呼吸系统症状和全身中毒症状加重外,常有循环、神经、消化系统受损的表现。① 循环系统:常见心肌炎、心力衰竭。心肌炎表现为面色苍白、心动过速、心音低钝、心律不齐,心电图显示 ST 段下移和 T 波低平、倒置;心力衰竭表现为呼吸频率突然加快 >60 次/min,极度烦躁不安,面色苍白或发绀,心率增快（婴儿 >180 次/min,幼儿 >160 次/min）,心音低钝,奔马律,颈静脉怒张,肝迅速增大,尿少或无尿,颜面或下肢水肿等。② 神经系统:轻度缺氧表现为精神萎靡,烦躁不安或嗜睡;发生脑水肿时出现意识障碍、惊厥、前囟隆起、瞳孔对光反射迟钝或消失、呼吸节律不齐甚至停止、脑膜刺激征等。③ 消化系统:表现为食欲减退、呕吐和腹泻,有中毒性肠麻痹时腹胀严重,肠鸣音消失,有消化道出血时呕吐咖啡样物、便血或大便隐血试验阳性。若延误诊断或病原体致病力强,可引起脓胸、脓气胸、肺大疱等并发症。

2. 几种不同病原体所致肺炎特点 见表 8－3。

（三）社会心理状况

本病病情较重,病程较长,常需住院治疗,给患儿带来较大的痛苦和困扰,家长则要承受心理和经济的双重压力。应注意评估患儿及家长对疾病的病因和防护知识的认识程度,患儿及家长的心理状况、家庭环境和经济状况。

（四）辅助检查

1. 血常规 病毒感染者白细胞计数正常或偏低,细菌感染者白细胞计数增高,中性粒细胞增高,并有核左移。

2. X 射线检查 早期肺纹理增粗,以后出现大小不等的斑片状阴影或融合成片,可伴有肺气肿或肺不张。

表 8 - 3 几种不同病原体所致肺炎特点

项目	呼吸道合胞病毒肺炎	腺病毒肺炎	金黄色葡萄球菌肺炎	支原体肺炎
病原体	呼吸道合胞病毒	腺病毒	金黄色葡萄球菌	支原体
好发年龄	< 2 岁, 2 ~ 6 个月多见	6 个月 ~ 2 岁	新生儿、婴幼儿	婴幼儿、年长儿
主要症状	干咳、低 ~ 中度发热、喘憋为突出表现,很快出现呼吸困难及缺氧症状。临床有毛细支气管炎和间质性肺炎两种类型,前者全身中毒症状较轻,后者全身中毒症状较重	起病较急,稽留高热,全身中毒症状明显,咳嗽较剧,可有喘憋、呼吸困难、发绀	起病急、病情重、发展快、全身中毒症状明显。多呈弛张高热,面色苍白、烦躁不安、咳嗽、呻吟。可有各种类型皮疹	发热,刺激性咳嗽为突出表现。婴幼儿起病急,病程长,病情较重,呼吸困难、喘憋等症状较为突出
肺部体征	以喘鸣为主,可闻及细湿啰音	出现较晚,常在发热 4 ~ 5 天后可闻及细湿啰音。病灶融合时可出现实变体征	肺部体征出现较早,可闻及中、细湿啰音	不明显,与剧咳及发热等临床表现不一致
X 射线表现	① 毛细支气管炎:支气管周围炎,肺气肿 ② 合胞病毒肺炎:点片状阴影,肺气肿	出现较肺部体征为早,可见大小不等的片状阴影或融合成大病灶,并多见肺气肿	小片浸润影,可很快出现小脓肿、肺大疱或胸腔积液	① 肺门阴影增浓 ② 支气管肺炎改变 ③ 间质性肺炎改变 ④ 均一实变影

3. 病原学检查 取鼻咽拭子或气管分泌物等做病毒分离,同时进行细菌培养和药敏试验可明确病原体及指导治疗,还可用免疫荧光法及 IgM 抗体捕获试验等进行病原诊断。

三、护理诊断/问题

1. 气体交换受损 与肺部炎症有关。
2. 清理呼吸道无效 与呼吸道分泌物过多、黏稠,不易排出有关。
3. 体温过高 与肺部感染有关。
4. 营养失调:低于机体需要量 与摄入不足、消耗增加有关。
5. 潜在并发症:心力衰竭、中毒性脑病、中毒性肠麻痹、脓胸、脓气胸、肺大疱。

四、护理目标

1. 患儿气促、发绀症状消失,呼吸平稳。
2. 患儿能及时清除呼吸道分泌物,保持呼吸道通畅。
3. 患儿体温恢复正常。

4. 患儿住院期间能得到充足的营养。

5. 患儿住院期间不发生并发症或发生并发症时能及时发现,及时处理。

五、护理措施

1. 改善呼吸功能

(1) 保持室内空气新鲜,温度在 18 ~ 22 ℃,湿度在 50% ~ 60%,利于呼吸道的湿化,有助于分泌物的排出。

(2) 尽量使患儿保持安静,以减少氧的消耗。置患儿于半卧位或抬高床头,并经常变换体位,以减少肺部淤血和防止肺不张。

(3) 凡有低氧血症,如呼吸困难、喘憋、口唇发绀等情况应立即给氧。一般采用鼻导管给氧(图 8 - 3),氧流量为 0.5 ~ 1 L/min,氧浓度不超过 40%;缺氧明显者可用面罩给氧(图 8 - 4),氧流量为 2 ~ 4 L/min,氧浓度为 50% ~ 60%。出现呼吸衰竭时,应使用人工呼吸机。

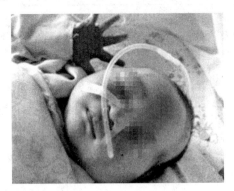

图 8 - 3　鼻导管给氧

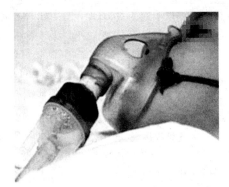

图 8 - 4　面罩给氧

(4) 遵医嘱给予抗生素或抗病毒药物,以消除肺部炎症。

2. 保持呼吸道通畅　参见本章第三节。

3. 维持体温正常　参见本章第二节。

4. 营养和水分的补充

(1) 给予患儿高热量、高蛋白、高维生素易消化的饮食,少量多餐,防止过饱而影响呼吸。

(2) 哺喂时应耐心,每次喂食时应将患儿头部抬高或抱起,防止呛咳引起窒息;重症患儿不能进食时,给予肠道外营养。

(3) 鼓励患儿多饮水,保证液体的摄入量,湿润呼吸道黏膜,以利于痰液的排出,并有助于黏膜病变的修复及纤毛的运动,同时防止发热导致的脱水。

5. 病情观察

(1) 如患儿出现烦躁不安、面色苍白、气喘加剧,呼吸频率 >60 次/min,心率 >160 ~ 180 次/min,肝在短时间内迅速增大等心力衰竭的表现,应及时报告医生,减慢输液速度,给氧,准备强心、利尿药物。若患儿口咳粉红色泡沫痰,为肺水肿的表现,可给予经 20% ~ 30% 乙醇溶液湿化的氧气吸入(乙醇能降低肺泡表面张力,使泡沫破裂消散,以改善气体交换),但每次吸入不宜超过 20 min。

（2）如患儿出现烦躁或嗜睡、惊厥、昏迷、呼吸节律不规则、肌张力增高等,提示颅内压增高,可能发生了中毒性脑病,应及时报告医生,共同抢救。

（3）如患儿腹胀明显伴低钾者,遵医嘱补钾;有中毒性肠麻痹时,给予腹部热敷、肛管排气、禁食、胃肠减压,遵医嘱皮下注射新斯的明。

（4）如患儿病情突然加重,出现烦躁不安、剧烈咳嗽、呼吸困难、胸痛、发绀、患侧呼吸运动受限等,提示并发脓胸或脓气胸,应及时配合医生进行胸腔穿刺或胸腔闭式引流。

六、健康指导

1. 向患儿家长介绍患儿的病情,缓解家长的紧张、焦虑情绪。讲解肺炎的护理要点,如合理安排患儿休息的重要性,经常怀抱小婴儿及年长儿要经常变换体位的意义。教会家长拍背协助排痰的方法。

2. 介绍治疗肺炎常用药物的名称、剂量、用法及不良反应,说明用药前、后的注意事项。

3. 指导家长应加强患儿体格锻炼,多进行户外活动;对易患呼吸道感染的患儿,在寒冷季节或气候骤变外出时,应注意保暖,避免着凉;定期健康检查,按时预防接种;教育患儿咳嗽时用手帕或纸捂嘴,不随地吐痰,防止病原菌污染空气而传染给他人;积极治疗佝偻病、贫血、营养不良、先天性心脏病及各种急性传染病等,以减少肺炎的发生。

第五节 支气管哮喘

一、疾病概要

支气管哮喘(bronchial asthma)简称哮喘,是由多种细胞特别是肥大细胞、嗜酸性粒细胞和 T 淋巴细胞参与的气道慢性炎症,引起气道高反应,导致可逆性气道阻塞性疾病。主要表现为反复发作性喘息、呼吸困难、胸闷或咳嗽,常在夜间和(或)清晨发作或加剧,多数患儿经治疗缓解或自行缓解。

(一)病因

本病与遗传、免疫、精神、神经和内分泌因素有关,患儿多具有过敏体质(特异反应性体质),多数患儿以往有婴儿湿疹、变态反应性鼻炎、食物或药物过敏史,不少患儿有家族史。哮喘的形成和反复发作又受环境因素的综合作用,常见诱因有以下几种。

1. 外在过敏原　如接触或吸入螨虫、花粉、真菌、动物毛屑等。

2. 感染　上呼吸道细菌或病毒等感染。

3. 空气中的刺激物　烟、汽油、味道强烈的化学制剂、油漆等。

4. 气候变化　寒冷刺激、空气干燥、大风等。

5. 药物　常见的有阿司匹林等。

6. 食物　主要为异类蛋白质,如牛奶、鸡蛋、鱼虾等。

7. 其他　部分小儿可由于过度兴奋、大哭大笑而诱发。学龄儿童还可出现运动性哮喘,于运动后突然发作,但持续时间短。

(二) 发病机制

本病主要表现为慢性气道炎症、气流受阻及气道高反应性。气道的慢性炎症是哮喘的本质,以肥大细胞的激活、嗜酸性粒细胞与活化 T 淋巴细胞浸润、许多炎性介质产生为特点。气流受阻是支气管痉挛、气道壁肿胀、慢性黏液栓形成和气道壁重塑 4 种原因所致。而气道高反应性是哮喘的重要特征,是气道炎症通过气道上皮损伤、细胞因子和炎症介质的作用引起气道对多种刺激因素,如过敏原、理化因素、运动和药物等呈现高度敏感状态。

(三) 治疗原则

支气管哮喘的治疗原则包括祛除病因、控制发作和预防复发。坚持长期、持续、规范和个体化的治疗原则。急性发作期治疗重点为抗炎、平喘,以便快速缓解症状;慢性持续期和临床缓解期应防止症状加重和预防复发,如避免触发因素、抗炎、降低气道高反应性、防止气道重塑,并做好自我管理。

二、护理评估

(一) 健康史

应仔细询问发病前有无上呼吸道感染或接触过敏原;哮喘发作时间,使用过何种药物,可否缓解;既往哮喘发作史;有无湿疹、变态反应性鼻炎病史;有无食物或药物过敏史;有无家族史。

(二) 身体状况

典型表现为咳嗽、胸闷、喘息及呼吸困难,以夜间和清晨为重。哮喘发作前常有刺激性干咳、流涕、打喷嚏,发作时有呼气性呼吸困难,呼气相延长伴喘鸣音;病情严重的患儿恐惧不安,大汗淋漓,面色青灰,被迫采取端坐位。桶状胸,三凹征,叩诊呈鼓音,听诊全肺分布有哮鸣音,但重症患儿因气道广泛堵塞,哮鸣音反可消失,称"闭锁肺",是哮喘最危险的体征。发作间歇可无任何症状和体征。

哮喘发作一般可自行缓解,或用平喘药物后缓解。若哮喘严重发作,经合理使用拟交感神经药物仍不能在 24 h 内缓解,称为哮喘持续状态。

(三) 社会心理状况

本病呈慢性反复发作,发作时呼吸困难较为严重。因反复就医,患儿和家长的正常生活、学习会受到一定影响。应注意评估患儿及家长对疾病的病因和防护知识的了解程度,评估患儿及家长的心理状况,了解家庭环境和经济状况,以及患儿既往有无住院经历。

(四) 辅助检查

1. 血常规 嗜酸性粒细胞增高($>300 \times 10^6/L$)。

2. 胸部 X 射线检查 急性期胸片不正常或呈间质性改变,可见肺气肿或肺不张。

3. 肺功能测定 适用于 5 岁以上的患儿。第 1 秒用力呼气容积占用力肺活量比值(FEV_1/FVC)及呼气峰流速(PEF)值均降低。若 $FEV_1/FVC < 70\% \sim 75\%$,吸入支气管扩张剂 $15 \sim 20$ min 后 FEV_1/FVC 增加 12% 或更多,表明为可逆性气流受限,是诊断支气管哮喘的重要依据。

4. 过敏原测试 用可疑的抗原做皮肤试验有助于明确过敏原。

三、护理诊断/问题

1. 低效性呼吸型态 与支气管痉挛、呼吸道阻力增加有关。
2. 清理呼吸道无效 与呼吸道分泌物多且黏稠有关。
3. 潜在并发症:心力衰竭、呼吸衰竭。
4. 焦虑(家长) 与哮喘反复发作有关。
5. 知识缺乏(家长) 缺乏哮喘的防护知识。

四、护理措施

1. 缓解呼吸困难

(1) 置患儿于坐位或半坐位,以利于呼吸;给予氧气吸入,氧浓度以 40% 为宜。定时进行血气分析,及时调整氧流量,保持 PaO_2 在 $70 \sim 90$ mmHg。

(2) 遵医嘱给予支气管扩张剂和肾上腺皮质激素,并评价其效果和不良反应。

(3) 保证患儿摄入足够的水分以降低分泌物的黏稠度,降低痰栓的形成的风险。

(4) 教会患儿做深而慢的呼吸运动。

2. 保持呼吸道通畅 参见本章第三节。

3. 病情观察 当患儿出现烦躁不安、发绀、大汗淋漓、气喘加剧、心率加快、血压下降、呼吸音减弱、肝在短时间内急骤增大等情况,应立即报告医生并共同抢救。

4. 用药护理

(1) 支气管扩张剂 ① β_2 受体激动剂:常用的药物有沙丁胺醇(舒喘灵)、特布他林(舒喘宁)等。可采用吸入、口服等方式给药,其中吸入治疗具有用量少、起效快、不良反应少等优点,是首选的药物治疗方法。不良反应主要是心动过速、血压升高、恶心、过敏反应及反复发作的支气管痉挛等。② 茶碱类:常用的药物有氨茶碱,可采用口服、静脉滴注等方式给药。其不良反应主要是胃部不适、恶心、呕吐、头晕、头痛、心悸、心律失常及血压下降等。另外,由于氨茶碱的有效浓度与中毒浓度很接近,故宜做血浓度监测。

(2) 糖皮质激素 是目前治疗哮喘最有效的药物。因长期使用可产生二重感染、肥胖等较多不良反应,故尽可能采用吸入疗法。常用的吸入剂有二丙倍氯米松(必可酮)、布地奈得(普米克)。3 岁以下患儿可用储物罐辅助送气。糖皮质激素吸入治疗的局部不良反应为口咽部念珠菌感染、声音嘶哑、上呼吸道不适。吸药后清水漱口可减轻局部不良反应。

5. 心理护理 哮喘发作时安抚和鼓励患儿,指导家长以正确的态度对待患儿,发挥患儿自我护理、预防复发的主观能动性。

五、健康指导

1. 指导患儿及家长辨认哮喘发作的早期征象、发作表现及适当的处理方法。
2. 指导患儿及家长正确使用长期预防及快速缓解哮喘的药物。
3. 告诉患儿及家长在适当的时候及时就医,以控制哮喘严重发作。
4. 指导患儿及家长确认哮喘发作的诱因并避免。
5. 增强机体抵抗力,预防呼吸道感染。

第六节　急性呼吸衰竭

一、疾病概要

急性呼吸衰竭(acute respiratory failure,ARF),简称为呼衰,是指累及呼吸中枢和(或)呼吸器官的各种疾病,导致肺通气和(或)肺换气不足,引起低氧血症和(或)高碳酸血症,并由此产生一系列生理功能和代谢紊乱的临床综合征。

(一)病因

急性呼吸衰竭主要分为中枢性呼吸衰竭和周围性呼吸衰竭两种。中枢性呼吸衰竭是因病变累及呼吸中枢引起呼吸运动发生障碍;周围性呼吸衰竭是因呼吸器官的严重病变或呼吸肌麻痹所致,可同时发生通气与换气功能障碍。

1. 中枢性呼吸衰竭　新生儿窒息,新生儿缺氧缺血性脑病,颅内感染、出血、损伤、肿瘤,药物中毒及颅内压增高所致的呼吸中枢受损。

2. 周围性呼吸衰竭

(1)呼吸道疾病　急性喉炎、气管和支气管炎、急性会厌炎、气管异物、急性毛细支气管炎、哮喘持续状态、肺炎、新生儿呼吸窘迫综合征等。

(2)胸廓及胸腔疾病　气胸、脓胸、血胸等。

(3)心血管疾病　先天性心脏病、心肌炎、充血性心力衰竭等。

(4)神经系统疾病　多发性神经根炎、脊髓灰质炎等所致的呼吸肌麻痹。

(二)治疗原则

治疗原发病及防治感染,改善呼吸功能,纠正酸碱平衡失调及电解质紊乱,维持心、肺、脑、肾功能,及时进行辅助呼吸。

二、护理评估

(一)健康史

应仔细询问患儿有无原发病史,如新生儿窒息、新生儿缺氧缺血性脑病、新生儿呼吸窘迫综合征;有无颅内感染、出血、损伤、肿瘤;有无药物中毒及颅内压增高;是否患有急性喉炎、气管和支气管炎、急性会厌炎,气管异物、急性毛细支气管炎、哮喘持续状态、肺炎等。

（二）身体状况

1. 呼吸系统表现

（1）中枢性呼吸衰竭 主要表现为呼吸节律和频率的改变,如潮式呼吸、叹息样呼吸、抽泣样和下颌式呼吸等,甚至出现呼吸暂停。

（2）周围性呼吸衰竭 主要表现为呼吸困难,如鼻翼扇动、点头呼吸、三凹征等。由于病变部位不同,呼吸困难的性质各异,如上呼吸道梗阻表现为吸气性呼吸困难;下呼吸道梗阻表现为呼气性呼吸困难;肺内病变表现为混合性呼吸困难。

2. 低氧血症表现

（1）发绀 是缺氧的典型表现,以唇、口周和甲床等处明显。$SaO_2 < 80\%$ 时出现发绀,但当严重贫血（$Hb < 50$ g/L）时,可不出现发绀。

（2）循环系统 早期心率增快、血压升高;严重时出现心率减慢、心律失常,并发生心力衰竭或心源性休克等。

（3）消化系统 可出现腹胀甚至肠麻痹,部分患儿可出现应激性溃疡出血。

（4）泌尿系统 出现少尿或无尿,尿中可有蛋白、红细胞、白细胞及管型,甚至出现肾衰竭。

（5）神经系统 早期烦躁、易激惹、视物模糊,继而出现神志模糊、嗜睡、意识障碍等,严重时出现颅内压增高和脑疝表现。

3. 高碳酸血症表现 $PaCO_2$ 轻度增高时,表现为烦躁不安、多汗、四肢温暖、皮肤潮红、口唇樱红或暗红色、瞳孔缩小、脉速、血压升高;严重时出现惊厥、昏迷、视盘水肿等。

（三）社会心理状况

应注意评估家长对本病预后的了解程度,对治疗和护理操作的理解程度;有无恐惧心理,能否配合医院的抢救。了解家庭经济状况。

（四）辅助检查

血气分析测定:判断呼吸衰竭的类型、程度及酸碱平衡紊乱的程度。

Ⅰ型呼吸衰竭:常见于呼吸衰竭早期或轻症,$PaO_2 < 50$ mmHg,$PaCO_2$ 正常。

Ⅱ型呼吸衰竭:常见于呼吸衰竭晚期或重症,$PaO_2 < 50$ mmHg,$PaCO_2 > 50$ mmHg。

三、护理诊断/问题

1. 气体交换受损 与肺通气及换气功能障碍有关。

2. 清理呼吸道无效 与呼吸功能受损,呼吸道分泌物黏稠积聚有关。

3. 不能维持自主呼吸 与呼吸肌麻痹及呼吸中枢功能障碍有关。

4. 潜在并发症:继发感染、营养失调。

5. 恐惧（家长） 与病情危重有关。

四、护理措施

1. 改善呼吸功能

（1）保持室内空气新鲜，温度在 18 ~ 22 ℃，湿度在 50% ~ 60%。尽量使患儿保持安静，以减少氧的消耗。置患儿于有利于肺扩张的体位并经常变换，以减少肺部淤血和防止肺不张。

（2）合理用氧。凡有低氧血症、呼吸困难、喘憋、口唇发绀等情况应立即给氧。以温湿化吸入氧气为佳。将氧气装置的湿化瓶盛 60 ℃ 左右的温水，使吸入的氧气温湿化。给氧的原则为能缓解缺氧但不抑制颈动脉窦和主动脉体对低氧分压的敏感性为准，故应低流量持续给氧，以维持 PaO_2 在 65 ~ 85 mmHg 为宜。一般中度缺氧吸氧浓度为 30% ~ 40%；重度缺氧为 50% ~ 60%。在抢救急性呼吸衰竭时，如供给 60% 氧仍不能改善发绀，可用 100% 的纯氧，但持续时间不超过 6 h。一般采用鼻导管、口罩、头罩或面罩等方法给氧。

2. 保持呼吸道通畅　参见本章第三节。

3. 应用人工呼吸

（1）应用指征　① 经上述治疗无效，病情恶化；② 吸高浓度氧亦难以缓解的发绀；③ 急性 CO_2 潴留；④ 呼吸频率仅为正常的 1/2、频繁呼吸暂停或暂停达 10 s 以上；⑤ 呼吸骤停或即将停止。

（2）禁忌证　① 肺大疱、张力性气胸、大量胸腔积液；② 肺部病变广泛，超过三叶以上，肺功能严重损害；③ 重症先天性心脏病；④ 全身衰竭、恶液质。

（3）机械通气方式　① 间歇正压呼吸（IPPV）：呼吸机在吸气相以正压将气体压入肺内，呼气时不加压，借助胸廓和肺的弹性回缩将气体排出，能提高有效通气；② 呼气末正压呼吸（PEEP）：采用特别装置，使呼气时气道保持一定正压，防止肺泡及小气道萎缩；③ 持续正压呼吸（CPAP）：呼吸机在吸、呼气相均保持气道有恒定的正压气流，其使用压力与作用同 PEEP，仅用于患儿有自主呼吸时，无需插管。

（4）使用注意事项　① 应有专人监护：经常检查各项参数是否符合要求；注意观察患儿胸部起伏、神态、面色和周围循环情况，防止通气不足或通气增量；观察有无脱管或堵管的发生。② 防止继发感染：每天消毒呼吸机管道，更换湿化器滤过纸和消毒加温湿化器，雾化液要新鲜配制；同时做好口腔、鼻腔护理。③ 撤离呼吸机的准备：帮助患儿进行自主呼吸锻炼，逐渐减少强制呼吸次数或逐渐降低压力水平或每日停用呼吸机数次，并逐渐延长停机时间，根据病情逐步撤离呼吸机。撤离前要准备好吸氧装置、吸痰设备、解痉药品及再次插管物品。

（5）停用指征　① 患儿病情改善，呼吸循环系统功能稳定；② 能持续自主呼吸 2 h 以上无异常；③ 吸入 50% 氧时，$PaO_2 > 50$ mmHg，$PaCO_2 < 50$ mmHg；④ 在间歇指令通气等辅助通气条件下，能以较低的通气条件维持血气正常。

4. 防止并发症　保证营养和液体摄入量，昏迷患儿应给予肠道外营养或鼻饲；遵医嘱给予抗感染药物。

5. 心理护理　关心体贴患儿，耐心向患儿及家长解释有关问题，引导患儿树立信心，减轻患儿及家长的恐惧心理。

五、健康指导

1. 根据患儿家长的接受能力,以适当的方式介绍患儿的病情、采取的措施及预后估计。

2. 呼吸衰竭缓解后,针对不同的原发病进行相应的健康指导。

清理呼吸道法

一、目的

有效清除呼吸道内的分泌物,保持呼吸道通畅。

二、用物

吸引用具(洗耳球、电动吸引器)、叩击用具(软塑料药杯或边缘用胶布垫好的剪去一半的洗耳球)、痰盂或敷料纸、枕头。

三、操作流程

1. 洗耳球吸痰法　适用于吸引小婴儿口、鼻腔内稀薄的分泌物。

(1) 将患儿抱起,使患儿头部枕于操作者左臂上或半卧位,患儿右臂置于操作者背后,患儿左臂置于操作者左手掌中。

(2) 操作者右手握住洗耳球,用拇指挤压球部,并轻轻将洗耳球尖端插进患儿口腔或鼻腔,松开拇指,使球恢复原状,利用吸引器内负压将分泌物吸出。

(3) 拔出洗耳球,将分泌物挤到痰盂中(或敷料纸上)丢掉。

(4) 用清水反复冲洗洗耳球,沥干水分备用。

2. 电动吸引器吸痰法　适用于吸引咽喉部及气管内分泌物。小儿操作流程同成人。

3. 体位引流法　适用于肺炎、肺不张时分泌物部位较深而难于排出者,病情危重者不宜采用此方法。

(1) 按引流的肺叶、肺段不同将患儿置于适当的体位,如引流肺下叶下角,小儿俯卧于操作者膝上,垫上枕头或用枕头稍抬高患儿臀部。

(2) 选择胸部拍击的部位,如引流肺下叶下角时,应叩击两侧肩胛骨的下方。

(3) 操作者手绷紧呈杯状或手持叩击用具,使手掌与患儿胸壁之间构成空间,手腕放松,用力适度、均匀,快速叩击(100～120 次/min),每次叩击 1～2 min,每个部位反复叩击 6～7 次。

(4) 操作完毕,使患儿逐渐恢复坐位,吸出气管内痰液,清洁口腔。

四、注意事项

1. 洗耳球吸痰法

(1) 患儿不宜抱起时,可采取侧卧位或者平卧位,头偏向一侧。

(2) 洗耳球插入口腔内位置不宜过深,以免刺激咽部引起恶心、呕吐。

(3) 洗耳球尖端不可强行插入鼻腔,不宜紧贴鼻腔黏膜或口腔黏膜上,否则影响吸引效果。

2. 电动吸引器吸痰法

(1) 按年龄、分泌物性质不同选择吸痰管,年龄小,吸痰管宜细。

(2) 按年龄调节吸引器负压,新生儿 <100 mmHg,婴幼儿 100～200 mmHg,儿童 <300 mmHg,

动作轻柔、迅速,间歇进行,以免发生缺氧和损伤呼吸道黏膜。

3. 体位引流法

(1)哺乳或饭后 1 h 内不宜进行,以免引起呕吐。

(2)操作时应注意观察患儿呼吸情况,若有病情变化立即停止。

(3)胸部叩击时不可出现局部皮肤发红,应发出空瓮音,而不是"叭、叭"声。

本 章 小 结

肺炎系指不同病原体或其他因素所致的肺部炎症,临床主要表现为发热、咳嗽、气促、呼吸困难和肺部固定湿啰音。以支气管肺炎为主要病理类型。治疗原则为控制感染,改善肺的通气功能。护理要点是改善呼吸功能,保持呼吸道通畅;加强病情观察,及时发现并处理并发症。

支气管哮喘是由多种细胞特别是肥大细胞、嗜酸性粒细胞和 T 淋巴细胞参与的气道慢性炎症,引起气道高反应,导致可逆性气道阻塞性疾病。临床主要表现为反复发作性喘息、呼吸困难、胸闷或咳嗽。治疗原则是祛除病因、控制发作和预防复发。护理要点是缓解呼吸困难,保持呼吸道通畅,指导用药。

急性呼吸衰竭是指累及呼吸中枢和(或)呼吸器官的各种疾病导致呼吸功能障碍,引起低氧血症和(或)高碳酸血症,并由此产生一系列生理功能和代谢紊乱的临床综合征。护理要点是改善呼吸功能,保持呼吸道通畅,应用人工呼吸,防止并发症。

思 考 题

一、选择题

A1 型题

1. 婴幼儿易患呼吸道感染与(　　　)低下有关。

　　A. SIgA　　　　　　　B. IgD　　　　　　　C. IgE　　　　　　　D. IgG　　　　　　E. IgM

2. 年长儿链球菌引起的急性上呼吸道感染可诱发(　　　)。

　　A. 肠炎　　　　　　　B. 脑膜炎　　　　　　C. 急性肾炎

　　D. 肺脓肿　　　　　　E. 泌尿系统感染

3. 引起咽 – 结合膜热的病原体是(　　　)。

　　A. 腺病毒　　　　　　B. 埃可病毒　　　　　C. 冠状病毒

　　D. 单纯疱疹病毒　　　E. 呼吸道合胞病毒

4. 支气管肺炎区别于支气管炎的主要特点是(　　　)。

　　A. 气促　　　　　　　B. 白细胞计数增高　　C. 发热、咳嗽

　　D. 呼吸音减弱　　　　E. 固定的细湿啰音

5. 肺炎合并心力衰竭时的主要临床表现不包括(　　　)。

　　A. 呼吸突然加快 >60 次/min　　　　　　　　B. 心率突然 >180 次/min

　　C. 肝迅速增大　　　　　　　　　　　　　　D. 突然极度烦躁不安,面色青紫

　　E. 吐粉红色泡沫痰

6. 支气管哮喘长期防治的首选药物是(　　　)。

　　A. 长期应用抗生素　　　　　　　　　　　　B. 长期规则吸入糖皮质激素

C. 口服泼尼松　　　　　　　　　　　　D. 长期应用短效 β_2 受体激动剂

E. 长期口服氨茶碱

A2 型题

7. 患儿,女,生后 3 天,发热、鼻塞。查体:体温 39.8 ℃,咽部充血,诊断为急性上呼吸道感染,对该患儿的护理措施应首选(　　　)。

A. 解开过厚衣物散热　　　　　　　　　B. 口服退热药物

C. 用退热栓降温　　　　　　　　　　　D. 用 0.5% 麻黄碱滴鼻

E. 用 50% 乙醇溶液擦浴降温

8. 患儿,女,2 岁,1 天前,出现发热、声音嘶哑、喉鸣和吸气性呼吸困难、双肺可闻及喉传导音或管状呼吸音,心率加快,护士考虑该患儿最可能的诊断是(　　　)。

A. 喘憋性肺炎　　　　　　　　　　　　B. 支气管哮喘

C. 急性感染性喉炎　　　　　　　　　　D. 支气管肺炎合并心力衰竭

E. 腺病毒肺炎合并心力衰竭

9. 2 岁小儿,咳嗽 3 天,体温 38 ℃,双肺有干性及不固定湿啰音,其诊断应首先考虑是(　　　)。

A. 支气管肺炎　　　　　　　　　　　　B. 急性支气管炎

C. 急性上呼吸道感染　　　　　　　　　D. 毛细支气管炎

E. 支气管异物

10. 2 岁小儿,发热、咳嗽 3 天,加重伴气促 1 天就诊。查体:体温 38 ℃,呼吸稍急促,精神稍差,两肺有散在中、细湿啰音,心音有力,肝肋下未触及,应考虑为(　　　)。

A. 轻症支气管肺炎　　　　　　　　　　B. 重症支气管肺炎

C. 慢性肺炎　　　　　　　　　　　　　D. 大叶性肺炎

E. 迁延性肺炎

11. 2 岁小儿,因肺炎入院,突然烦躁不安,体温 39 ℃,呼吸 60 次/min,心率 180 次/min,心音较钝,面灰、唇绀、两肺布满细湿啰音,肝肋下 3.0 cm,考虑为(　　　)。

A. 支气管肺炎　　　　　　　　　　　　B. 支气管肺炎并发脑病

C. 支气管肺炎合并 DIC　　　　　　　　D. 支气管肺炎合并心力衰竭

E. 支气管肺炎合并中毒性休克

12. 患儿,男,2 岁,发热,体温 38 ℃,咳嗽,初为干咳,现在有痰。查体:双肺呼吸音粗,可闻及散在的干、湿啰音,下列治疗措施不妥的是(　　　)。

A. 退热　　　　　B. 化痰　　　　　C. 平喘

D. 镇咳　　　　　E. 控制感染

13. 患儿,女,1 岁,3 天前因受凉出现发热、咳嗽、喘憋、食欲减退。查体:体温 37.5 ℃,心率 140 次/min,呼吸 58 次/min,口周发绀,鼻翼扇动,肺部听诊有中量湿啰音,护士首先应为患儿采取的措施是(　　　)。

A. 药物降温　　　　B. 雾化吸入　　　　C. 静脉补液

D. 氧气吸入　　　　E. 给予止咳药物

A3 型题

14～16 题共用题干

患儿,男,5 岁,弛张高热、气促、咳嗽有黄痰,突然出现明显的呼吸困难、烦躁、剧烈咳嗽、面色发绀、不能平卧。查体:胸廓饱满,叩诊胸廓上方呈鼓音、下方呈实音,听诊呼吸音减弱,心率 140 次/min,肝大,肋下 2.0 cm。

14. 该患儿最可能合并(　　)。

    A. 气胸　　　　　　　B. 肺不张　　　　　　C. 脓气胸

    D. 心力衰竭　　　　　E. 中毒性脑病

15. 引起肺炎最可能的病原体是(　　)。

    A. 腺病毒　　　　　　B. 肺炎支原体　　　　C. 流感嗜血杆菌

    D. 呼吸道合胞病毒　　E. 金黄色葡萄球菌

16. 最紧急的护理措施是(　　)。

    A. 吸氧　　　　　　　B. 控制输液量　　　　C. 减慢输液速度

    D. 按医嘱用利尿剂　　E. 配合医生进行胸腔穿刺或胸腔闭式引流

17～19 题共用题干

患儿,女,5 个月,因"咳嗽、咳痰 2 天,加重 1 天"入院。患儿咳嗽初为干咳,以后有痰,并出现呼吸困难。查体:体温 39 ℃,心率 150 次/min,呼吸 50 次/min,体重 6 kg,面色灰白,精神萎靡,两肺有细湿啰音,诊断为支气管肺炎。

17. 患儿现存的首要护理诊断是(　　)。

    A. 清理呼吸道无效　　B. 体温过高　　　　　C. 气体交换受损

    D. 营养失调　　　　　E. 体液不足

18. 患儿饮食护理下列不妥的是(　　)。

    A. 给予高营养的流质或半流质饮食

    B. 进食后患儿侧卧位并抬高头肩部

    C. 哺喂过程中可暂停让患儿休息

    D. 必要时边吸氧边喂哺

    E. 少量多餐,避免过饱

19. 对患儿的输液速度应控制在每小时(　　)。

    A. 1 mL/kg　　　　　B. 2.5 mL/kg　　　　C. 5 mL/kg

    D. 7.5 mL/kg　　　　E. 10 mL/kg

20～22 题共用题干

患儿,男,8 个月,因"肺炎"入院,突然烦躁不安,发绀且呈进行性加重。查体:呼吸 60 次/min,心率 180 次/min,心音低钝,两肺布满细湿啰音,诊断为肺炎合并心力衰竭。

20. 对该患儿首先采取的护理措施是(　　)。

    A. 超声雾化吸入　　　B. 限制钠水入量　　　C. 设法让患儿安静

    D. 患儿取右侧卧位　　E. 清理患儿呼吸道

21. 此时给予的护理操作不妥的是(　　)。

    A. 控制输液量　　　　　　　　　　　　　　B. 减慢输液速度

    C. 及时给患儿吸入氧气   D. 监测患儿生命体征

    E. 给患儿做体位引流以帮助排痰

22. 判断患儿心力衰竭缓解的主要指标是(　　)。

    A. 心率是否减慢   B. 呼吸频率是否减慢

    C. 烦躁不安是否缓解   D. 呼吸困难是否缓解

    E. 肺部啰音是否消失

A4 型题

23～26 题共用题干

6 个月婴儿,因"发热、咳嗽 4 天,伴气促 2 天"来诊。体检:体温 38.5 ℃,呼吸急促,鼻翼扇动,口周发绀,双肺可闻及少量中、细湿啰音。血常规:WBC 18×10^9/L;X 射线检查:两肺可见散在的斑片状阴影。

23. 其最可能的肺炎类型为(　　)。

    A. 大叶性肺炎   B. 支气管肺炎   C. 迁延性肺炎

    D. 吸入性肺炎   E. 过敏性肺炎

24. 对该患儿的护理下列不妥的是(　　)。

    A. 置患儿于半卧位   B. 室内保持合适的温湿度

    C. 面罩给氧   D. 必要时吸痰

    E. 快速补充液体

25. 患儿在治疗过程中突然出现烦躁不安,呼吸困难,发绀加重,口吐粉红色泡沫痰,应考虑发生了(　　)。

    A. 脑水肿   B. 中毒性心肌炎   C. 脓胸、脓气胸

    D. 肺大疱   E. 急性肺水肿

26. 护士应给患儿采取的卧位是(　　)。

    A. 平卧   B. 俯卧   C. 半卧位

    D. 仰卧屈膝位   E. 坐位、双腿下垂

二、病案分析

3 岁小儿,因"高热、咳嗽伴呼吸急促 1 天"入院。入院查体:体温 40 ℃,呼吸 64 次/min,心率 168 次/min,精神差,面色苍白,口周发绀,鼻翼扇动,烦躁不安,双肺可闻及较多的细湿啰音,心音低钝,律齐,腹软,肝右肋下 3 cm,脾未及,双下肢轻度水肿。血常规:白细胞计数 19×10^9/L。X 射线检查:双肺纹理增粗,有斑片状阴影。请问:

1. 该患儿目前存在的护理诊断/问题有哪些?

2. 护士应采取哪些护理措施来改善患儿的呼吸困难?

实习七　支气管肺炎患儿的护理

一、实习目标

1. 通过临床见习或个案讨论,掌握支气管肺炎患儿的护理评估及护理措施,能对患儿及家长进行有效的健康教育。

2. 在见习中表现出认真负责的态度,同情和关爱患儿。

二、实习内容

1. 见习支气管肺炎患儿的护理评估及护理措施。

2. 选择个案情景,学生向患儿及家长进行健康指导。

三、用物准备

1. 联系好实习医院儿科病房,向肺炎患儿及家长说明进行护理实践的目的,取得其配合。

2. 护生服装鞋帽整洁,态度和蔼,语言温和,操作认真,具有安全意识。

3. 选择一份支气管肺炎患儿的讨论病例。

四、实习方法

1. 实习地点 医院儿科病房或儿科护理实训室。

2. 实习方法

(1) 先集中由带教老师讲解支气管肺炎患儿的护理评估及护理措施,并进行相关的护理操作演示。

(2) 每6~10名学生为一组,对1名患儿进行护理评估并记录,带教老师随时指导和纠正。

(3) 组织学生讨论患儿存在的护理问题,拟出护理诊断,制订护理计划和护理措施。

(4) 各组写出实习小结。

(5) 若无条件见习到肺炎患儿,可集中展示讨论案例。每6~10名学生为一组,分组讨论并记录,各组选出1名代表汇报小组讨论情况。最后教师纠正总结。

第九章 循环系统疾病患儿的护理

学习目标

1. 掌握 常见先天性心脏病、病毒性心肌炎、充血性心力衰竭的护理评估及护理措施。
2. 熟悉 循环系统解剖生理特点,常见先天性心脏病的病因及治疗原则。
3. 了解 先天性心脏病、病毒性心肌炎及充血性心力衰竭的发病机制。

第一节 小儿循环系统解剖生理特点

一、心脏的胚胎发育

1. **原始心脏形成** 胚胎在第 2 周开始形成原始心脏。原始心脏是一个血管源性纵直管道,由外表收缩环将其分为心房、心室、心球 3 部分。在一系列基因调控下,心管逐渐扭曲生长,从上到下构成静脉窦(以后发育成上、下腔静脉及冠状窦)、原始心房、原始心室、心球(以后形成心室的流出道)和动脉总干(以后分隔为主动脉和肺动脉)。

2. **心房与心室的形成** 胚胎第 4 周时,心脏外形基本形成,但心房和心室是共腔的,从静脉窦流入的血液由动脉干流出。房和室的划分最早是在房室交界处的背面和腹面各长出一心内膜垫,最后背侧内膜垫与腹侧内膜垫相接将心脏分为心房和心室。

3. **房间隔的形成** 左、右心房之分始于胚胎的第 3 周末,先是在心房腔的前背部向心内膜垫长出第 1 房间隔,在与心内膜垫会合之前所留的孔道,称为第 1 房间孔。第 1 房间孔闭合前,第 1 房间隔上部组织吸收,逐渐形成第 2 房间孔。至胚胎第 5、6 周,第 1 房间隔右上方又长出一镰状隔,称为第 2 房间隔,其游离缘留下一个孔道为卵圆孔。随着心脏继续生长,第 1 房间隔与第 2 房间隔逐渐接近黏合,第 2 房间孔被第 2 房间隔掩盖闭合。胚胎发育过程中,若心内膜垫未能与第 1 房间隔完全接合,第 1 房间孔未闭,就形成第 1 孔缺损;若第 1 房间隔上部吸收过多,或第 2 房间隔发育不良,就形成第 2 孔缺损。临床上以第 2 孔缺损多见。

4. **室间隔的形成** 在房间隔形成的同时,原始心室底壁向上生长的室间隔基胚,逐渐将原始心室分为左、右两部分,所留未分隔部为室间孔。至胚胎第 7 周时室间隔上缘的结缔组织、漏斗部和心内膜垫融合成膜部室间隔,将室间孔完全闭合。心室间隔的形成有 3 个来源:① 肌隔,原始心室底壁向上生长,部分将左、右两室分开;② 心内膜垫向下生长与肌隔相合,构成室间隔;③ 小部分为动脉总干及心球分化成主动脉与肺动脉时的中隔向下延伸部分,后两部分形成室间隔的膜部。胚胎发育过程中,若肌部发育不良,形成室间隔低位缺损;若膜部未长成,形成室间隔的高位缺损。二尖瓣、三尖瓣分别由房室交界的左、右侧及腹、背侧心内膜垫和圆锥隔组成。

5. 腔静脉和大动脉的形成　胚胎发育5~8周时,静脉窦近端部分被右心房吸收,远端部分形成腔静脉。心球的近端部分被右心室吸收,组成右心室的流出道。动脉总干内层两侧各长出一纵嵴,两者在中央轴相连,将总干分为主动脉和肺动脉。由于该纵隔自纵干分支处呈螺旋形向心室生长,使主动脉与左心室相连,肺动脉与右心室相连。胚胎发育过程中,若纵嵴发育障碍、分隔发育偏差或扭转不全,则可造成主动脉骑跨或大血管错位等畸形。

原始心脏于第2周开始形成,约于胚胎第4周心脏有循环作用,第8周房室中隔完全形成,成为具有四腔的心脏。心脏胚胎发育的关键时期是在胚胎2~8周,此期间如受到某些物理、化学和生物因素的影响,则易导致先天性心脏畸形。

二、胎儿新生儿血液循环转换

1. 正常胎儿血液循环　胎儿期由于不存在有效呼吸运动,肺循环血流量甚少,又由于卵圆孔与动脉导管开放,故胎儿心脏在解剖和血液循环通路上与成人是不相同的,几乎左、右心的血液都经主动脉向全身运送。胎儿时期其营养和气体交换是通过脐血管和胎盘与母体之间以弥散的方式进行的,含氧量较高的动脉血经脐静脉进入胎儿体内。其在肝下缘分为两支:一支入肝与门静脉汇合后经肝静脉至下腔静脉;另一支经静脉导管进入下腔静脉,与来自下半身的静脉血混合,共同流入右心房。由于下腔静脉瓣的阻隔,来自下腔静脉的血液(以动脉血为主)进入右心房后,大部分经卵圆孔流入左心房,再经左心室流入升主动脉,主要供应心脏、脑和上肢(上半身);其余小部分流入右心室。从上腔静脉回流的、来自上半身的静脉血,进入右心房后,绝大部分流入右心室,与来自下腔静脉的血一起再流入肺动脉。由于胎儿肺脏处于压缩状态,肺血管阻力高,故肺动脉血只有少量流入肺脏经肺静脉回到左心房,而大部分的血液经动脉导管与来自升主动脉的血汇合流入降主动脉(以静脉血为主),供应腹腔器官和下肢(下半身),最后血液经脐动脉回到胎盘,进行氧气和营养交换。所以胎儿期供应脑、心、肝及上肢的血氧量远较下半身高(图9-1)。

综上所述,正常胎儿血循环有以下几个特点:① 胎儿通过胎盘和脐血管进行营养、代谢产物和气体交换;② 静脉导管、卵圆孔、动脉导管正常开放,是胎儿血液循环的特殊通道;③ 左、右心均向全身供血,右心室的容量负荷较左心室重,由于肺未张开,肺循环只有少量血液运行,胎儿以体循环为主而无有效的肺循环;④ 胎儿血液除脐静脉是氧合血外,其他都是混合血;⑤ 供应脑、心、肝和上肢的血氧含量远较下半身高。

2. 出生后血液循环的改变　出生后脐带结扎,切断了脐血管与母体的联系,胎盘血液循环停止,使静脉导管也渐渐闭塞,经6~8周,脐血管完全闭锁,形成韧带。出生后新生儿呼吸建立,肺脏开始进行气体交换,由于肺泡的扩张,肺小动脉管壁肌层逐渐退化,管壁变薄、扩张,肺循环压力降低,从右心室流入肺内的血液增多,使肺静脉回流到左心房的血液增多,左心房压力因而增高。当左心房压力超过右心房压力时,卵圆孔瓣膜发生功能性关闭,到出生后5~7个月时,卵圆孔解剖上大多闭合,15%~20%的人可保留卵圆孔但无左向右分流。由于肺循环压力降低,体循环压力增高,通过动脉导管的血液逐渐减少,最后停止,动脉导管形成功能性关闭。此外,由于自主呼吸使动脉血含氧量增高,高的动脉氧分压和出生后婴儿体内前列腺素的减少,使导管逐渐收缩、闭塞,成为动脉韧带。生后3~4个月约80%婴儿、1岁时95%婴儿

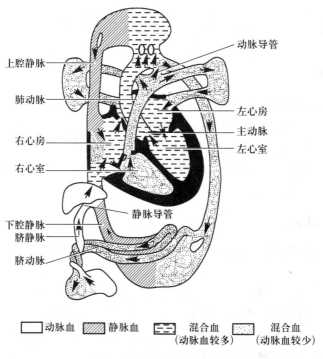

上腔静脉

动脉导管

肺动脉

左心房

主动脉

右心房

左心室

右心室

静脉导管

下腔静脉

脐静脉

脐动脉

动脉血　　静脉血　　混合血　　　　混合血
　　　　　　　　　　（动脉血较多）（动脉血较少）

图 9 - 1　正常胎儿血液循环

动脉导管形成解剖上关闭。

三、小儿心脏、心率、血压的特点

1. 心脏的大小和位置　小儿心脏体积相对要比成人大。小儿心脏在胸腔的位置是随年龄而改变的。新生儿和小于 2 岁婴幼儿的心脏多呈横位,心尖搏动位于左侧第 4 肋间、锁骨中线外侧,心尖部主要为右心室;以后心脏逐渐由横位转为斜位,3～7 岁时心尖搏动则已位于左侧第 5 肋间、锁骨中线处,左心室形成心尖部;到 7 岁以后心尖的位置逐渐移到锁骨中线以内 0.5～1 cm。

2. 心率　由于小儿新陈代谢旺盛和交感神经兴奋性较高,所以心率较快。随着年龄的增长,心率逐渐减慢。新生儿期 120～140 次/min,婴儿期 110～130 次/min,幼儿期 100～120 次/min,学龄前期 80～100 次/min,学龄期 70～90 次/min。小儿进食、活动、哭闹和发热等因素可影响心率,因此应在小儿安静或睡眠时测量心率和脉搏。一般体温每升高 1 ℃,心率每分钟增加 10～15 次。

3. 血压　小儿由于心搏出量较少,动脉壁弹性较好和血管口径相对较大,故血压偏低;但随着年龄的增长血压逐渐升高。新生儿收缩压平均为 60～70 mmHg,1 岁为 70～80 mmHg。2 岁以后收缩压可按公式计算:收缩压(mmHg) = 年龄 × 2 + 80 mmHg;舒张压(mmHg)为收缩压的 2/3。收缩压高于此标准 20 mmHg 为高血压,低于此标准 20 mmHg 为低血压。正常情况下,下肢血压比上肢约高 20 mmHg。

第二节　先天性心脏病

一、疾病概要

先天性心脏病(congenital heart disease),简称先心病,是胎儿时期心脏血管发育异常导致的先天畸形。本病是小儿最常见的心脏病,其发病率为活产婴儿的 5‰~10‰。随着心导管检查、心血管造影和超声心动图等的应用及在低温麻醉和体外循环下心脏直视手术的发展,术后监护技术的提高,使很多复杂的先心病能得到及早诊断和彻底根治,先心病的预后已大为改观。

(一)病因和预防

1. 病因　先心病病因尚未完全明确,目前认为主要与内在因素和外在因素及二者相互作用有关。

(1)内在因素　主要与遗传有关,特别是染色体异常或多基因突变。

(2)外在因素　外在因素较重要的是妊娠早期宫内感染,如风疹病毒、流感病毒、流行性腮腺炎病毒和柯萨奇病毒感染等;其他还有孕母接触大量放射线,患有代谢性疾病,服用药物(抗癌药、抗癫痫药等)以及酗酒、吸食毒品等。

2. 预防　虽然目前大多数先心病患儿的病因尚不清楚,目前认为 85% 以上先心病的发生可能是胎儿周围环境因素与遗传因素相互作用的结果。因此加强妊娠期保健,特别是妊娠早期适量补充叶酸,积极预防风疹、流感等病毒性疾病,避免与先心病发病有关的因素接触,慎用药物,保持健康生活方式等,对预防先心病具有积极意义。目前,妊娠早期和中期可以通过胎儿超声心动图及染色体、基因诊断等方法对先心病进行早期诊断和干预。

(二)分类

先心病的种类很多,根据左、右心腔及大血管之间有无分流和临床有无青紫,可将先心病分为三类。

1. 左向右分流型(潜伏青紫型)　在左、右心之间或主动脉与肺动脉之间有异常通路。正常情况下由于体循环压力高于肺循环压力,故血液从左向右分流而不出现青紫。但当剧烈哭闹、屏气或任何病理情况下致使肺动脉或右心室压力增高并超过左心室压力时,含氧量低的血液自右向左分流而出现暂时性青紫,故又称潜伏青紫型。如室间隔缺损、房间隔缺损、动脉导管未闭等。

2. 右向左分流型(青紫型)　左、右心之间有异常通路。某些原因如肺动脉高压或右心流出道梗阻,使右心压力增高并超过左心,使血流从右心向左心分流,或因大动脉起源异常使大量静脉血流入体循环,可出现持续青紫。如法洛四联症、大动脉错位等。

3. 无分流型(无青紫型)　左、右心之间或主动脉与肺动脉之间无异常通路或分流,故无青紫现象。如肺动脉狭窄、主动脉缩窄等。

（三）几种常见先心病

1. 室间隔缺损（ventricular septal defect，VSD） 室间隔缺损是心脏在胚胎时期发育异常而形成的左、右心室之间的异常通道，是最常见的先心病。

（1）病理生理 室间隔缺损属左向右分流型。由于左心室压力高于右心室，血液由左向右分流，所以一般无青紫。由于分流导致右心室的血量增多，进入肺循环的血量增加，回到左心房、左心室的血增多，致使左心房、左心室增大。随着病情的发展或分流量大时，可产生肺动脉高压，此时左向右分流量减少，出现双向分流或反向分流而出现青紫。当肺动脉高压显著，产生自右向左分流时，患儿出现持久性青紫，即艾森曼格（Eisenmenger）综合征（图 9 - 2）。

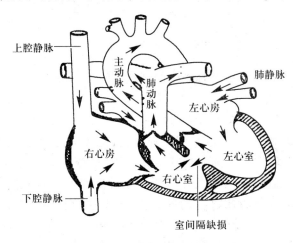

图 9 - 2 室间隔缺损血液循环

（2）治疗原则 室间隔缺损有自然闭合的可能，中小型缺损可先在门诊随访至学龄前期，有临床症状如反复呼吸道感染和充血性心力衰竭时，应进行抗感染、利尿、强心等内科处理。大中型缺损和有难以控制的充血性心力衰竭者，肺动脉压力持续升高超过体循环的 1/2 或肺循环/体循环量之比大于 2∶1，可考虑手术。室间隔缺损过去只能在体外循环心内直视下手术修补，随着介入医学的发展，应用可自动张开和自动置入的装置（Amplatzer 装置）经心导管堵塞成为非开胸治疗的新技术。

2. 房间隔缺损（atrial septal defect，ASD） 房间隔缺损是心脏在胚胎时期发育异常而形成的左、右心房之间的异常通道，也是常见先心病之一。

（1）病理生理 小儿出生后随着肺循环血量的增加，使左心房压力超过右心房压力，房间隔缺损导致分流自左向右。分流造成右心房和右心室负荷过重而产生右心房和右心室增大，肺循环血量增多和体循环血量减少。分流量大时可产生肺动脉压力升高，晚期当右心房压力大于左心房压力时，则产生右向左分流，出现持续性青紫（图 9 - 3）。

（2）治疗原则 对于较大而不能自然闭合的房间隔缺损者，一般在 3 ~ 5 岁时选择体外循环下手术治疗。反复呼吸道感染、发生心力衰竭或合并肺动脉高压者应尽早手术治疗。房间隔缺损也可通过介入性心导管术进行治疗，但要注意其适应证。

3. 动脉导管未闭（patent ductus arteriosus，PDA） 动脉导管是胎儿时期肺动脉和主动脉

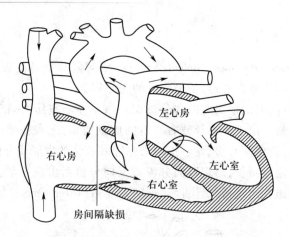

图 9-3 房间隔缺损血液循环

之间的重要通道,80% 在出生后 3 个月发生解剖性关闭。若持续开放,并产生病理生理改变,即称动脉导管未闭。

（1）病理生理 动脉导管未闭引起的病理变化是通过动脉导管导致的血液分流。由于主动脉较肺动脉的压力高,无论在收缩期或舒张期,血液均自主动脉向肺动脉分流,使肺循环血量及回流到左心房和左心室的血量都明显增加,左心负荷加重,导致左心房扩大,左心室室壁肥厚。长期大量血液流向肺循环造成肺动脉壁增厚,肺动脉压力增高,可致右心室肥厚甚至衰竭。当肺动脉压力超过主动脉时,即产生逆向右向左分流,由于动脉导管开口于降主动脉,造成患儿下半身青紫,称差异性青紫(differential cyanosis)。此外由于收缩压多正常,而舒张压降低,脉压增大,可出现周围血管征,如水冲脉、股动脉枪击音、毛细血管搏动等(图 9-4)。

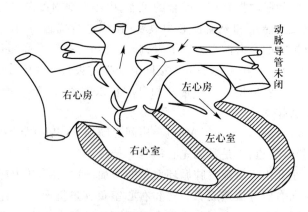

图 9-4 动脉导管未闭血液循环

（2）治疗原则 不同年龄、不同大小的开放动脉导管均应及时手术或采用介入性治疗予以关闭。生后 1 周内应用吲哚美辛可促使导管平滑肌收缩而关闭导管,但仍有 10% 患儿需手术治疗。目前,介入性治疗已成为动脉导管未闭首选治疗方法,可采用微型弹簧圈、蘑菇伞等堵塞动脉导管。

4. 法洛四联症(tetralogy of Fallot,TOF)　法洛四联症是最常见的青紫型先心病,由四种畸形组成:① 肺动脉狭窄:漏斗部狭窄多见;② 室间隔缺损;③ 主动脉骑跨:主动脉骑跨在左、右心室之上;④ 右心室肥厚:是肺动脉狭窄后,右心室负荷增加的结果。以肺动脉狭窄为最主要。

（1）病理生理　由于肺动脉狭窄,血液进入肺循环受阻,右心室压力增高,引起右心室代偿性肥厚;狭窄严重时,右心室压力超过左心室,此时为右向左分流。又由于主动脉骑跨于两心室之上,主动脉除接受左心室的血液外,还直接接受一部分来自右心室的静脉血,输送到全身各部,因而出现青紫。另外,由于肺动脉狭窄,肺循环进行气体交换的血流减少,加重了青紫的程度。在动脉导管关闭前,肺循环血流量减少的程度比较轻,青紫可不明显,而随着动脉导管关闭和漏斗部狭窄逐渐加重,青紫则日益明显,并出现杵状指(趾)（图9-5）。患儿运动后有蹲踞现象,因蹲踞时下肢屈曲,静脉回心血量减少,减轻了心脏负荷;同时下肢动脉受压,体循环阻力增加,右向左分流量减少,使缺氧症状暂时得以缓解。婴儿期发绀会导致缺氧发作,表现为呼吸加深加快,严重者甚至发生昏厥、抽搐及脑血管意外。其原因是在肺漏斗部狭窄的基础上,突然发生该处肌部痉挛,引起一过性肺动脉梗阻所致。

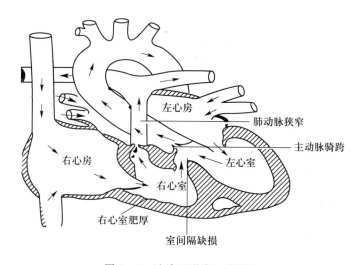

图9-5　法洛四联症血液循环

（2）治疗原则　诊断明确者以外科手术治疗为主。内科治疗原则是对症处理,预防与处理并发症。法洛四联症患儿因哭闹、活动等引起缺氧发作时,应协助医生进行抢救处理,置患儿于膝胸位,立即吸氧保持患儿安静,去除诱发原因,纠正酸中毒,必要时皮下注射吗啡消除呼吸急促,静脉注射普萘洛尔减慢心率。

二、护理评估

1. 健康史　应仔细询问家族中有无心脏畸形患者;了解母亲健康状况及妊娠史,在妊娠早期的3个月内有无病毒感染、接触过大剂量放射线、是否用过抗癌药等特殊药物。了解患儿有无青紫,出现青紫的时间;有无乏力、多汗、声音嘶哑;是否喜欢蹲踞,有无阵发性呼吸困难或突然昏厥发作；有无喂养困难，生长发育是否落后；是否易反复发生呼吸道感染。

2. 身体状况　注意评估患儿的精神状态、生长发育情况；皮肤、黏膜有无发绀，有无周围血管征；有无呼吸急促、心率加快、鼻翼扇动、肺部啰音、肝大等心力衰竭的表现；有无杵状指（趾），胸廓有无畸形；心脏杂音位置、时间、性质和程度，有无震颤，肺动脉瓣区第二心音是增强还是减弱，是否有分裂（表9-1）。

表9-1　临床常见先心病特点

项目	室间隔缺损	房间隔缺损	动脉导管未闭	法洛四联症
分类	左向右分流	左向右分流	左向右分流	右向左分流
症状	发育落后、消瘦、乏力、气短，易患上呼吸道感染，晚期出现肺动脉高压时有青紫	同左	同左	发育落后、消瘦、乏力、气短、青紫、蹲踞、阵发性昏厥
杂音部位	胸骨左缘第3~4肋间	胸骨左缘第2~3肋间	胸骨左缘第2肋间	胸骨左缘第2~4肋间
杂音性质和响度	Ⅲ~Ⅳ级全收缩期响亮、粗糙的杂音，传导范围广	Ⅱ~Ⅲ级收缩期喷射性杂音，传导范围较小	粗糙响亮的连续性机器样杂音，向颈部传导	Ⅱ~Ⅲ级喷射性收缩期杂音，传导范围广
震颤	有	无	有	可有
肺动脉第二心音	亢进	亢进、固定、分裂	亢进	减低
并发症	支气管肺炎、充血性心力衰竭、肺水肿、亚急性细菌性心内膜炎	同左	同左	脑血栓、脑脓肿、亚急性细菌性心内膜炎
X射线检查				
肺动脉段	凸出	同左	同左	凹陷
肺野	充血	充血	充血	清晰
肺门舞蹈	有	有	有	无

3. 社会心理状况　本病的检查和治疗过程比较复杂，预后难以预测。应注意评估患儿及家长对本病的认识程度，患儿是否因本病使其活动、学习受到影响而产生抑郁、自卑等心理；家长是否因本病治疗风险大、费用高而产生焦虑、恐惧等心理；评估患儿家庭的经济状况。

4. 辅助检查　可根据病情进行心电图、胸部X射线、超声心动图、磁共振、心导管检查。

三、护理诊断/问题

1. 活动无耐力　与体循环血量减少和（或）血氧饱和度下降、心功能受损有关。
2. 生长发育迟缓　与体循环血量减少或血氧下降影响生长发育有关。

3. 营养失调：低于机体需要量　与喂养困难有关。

4. 有感染的危险　与肺循环血量增加及机体免疫力低下有关。

5. 潜在并发症：脑血栓、感染性心内膜炎、充血性心力衰竭。

6. 焦虑　与缺乏先心病的相关知识及对本病的担忧有关。

四、护理目标

1. 患儿活动量得到适当限制，并能满足基本生活所需。

2. 患儿获得充足营养，满足生长发育需要。

3. 患儿不发生感染。

4. 患儿不发生并发症或发生时能被及时发现，并得到适当处理。

5. 患儿及家长能获得本病的有关知识，得到心理支持，能较好地配合诊断检查和治疗。

五、护理措施

1. 建立合理生活制度　安排好患儿的作息时间，使患儿保持充足的睡眠和休息，根据病情适当活动，减少心脏负担。病情严重的患儿应卧床休息。尽量集中护理，避免患儿情绪激动后长时间哭闹。鼓励家长注意观察患儿的活动极限。

2. 保证充足营养　出生后第一年的患儿需要补充铁剂或食用加入了含铁剂的配方奶，因为贫血会加重心脏负担。应给予高蛋白、高热量、高维生素饮食，保证营养，增强体质。对喂养困难的患儿，应特别细心、耐心，少量多餐，避免呛咳、气促和呼吸困难等，必要时给予肠道外营养。对心功能不全有水钠潴留的患儿，适当限制食盐摄入。

3. 预防感染　注意按气温变化增减衣被，避免受凉引起呼吸系统感染。注意保护性隔离，避免交叉感染。做各种口腔小手术时应给予抗生素预防感染，及时而彻底治疗感染以防止感染性心内膜炎的发生。

4. 病情观察　① 注意心率、呼吸、血压及心脏杂音、肝的变化，观察有无心力衰竭的临床表现，如出现则立即置患儿于半卧位，吸氧，及时与医生联系进行抢救，按心力衰竭护理。② 防止法洛四联症患儿因哭闹、活动、便秘等引起缺氧发作；法洛四联症患儿缺氧发作的处理是置患儿于膝胸位，立即吸氧，遵医嘱予以治疗。③ 法洛四联症患儿血液黏稠度高，当发热、多汗及吐泻时体液量减少，加重血液浓缩，易形成血栓而发生危险。因此，应注意多饮水，必要时静脉输液。

六、心理护理和健康指导

1. 向患儿及家长介绍本病的基本知识，关心爱护患儿，建立良好的护患关系，消除紧张心理，取得他们的理解和配合，树立信心。

2. 指导家长掌握先心病的日常护理，根据病情建立合理的生活制度，保证充足营养，合理用药，预防感染和并发症。

3. 定期到医院复查，使患儿能安全度过手术关。

第三节 病毒性心肌炎

一、疾病概要

病毒性心肌炎(viral myocarditis)是病毒侵犯心脏所致的以心肌炎性病变为主要表现的疾病,除心肌炎外,可有心包炎和心内膜炎。本病临床表现轻重不一,轻者预后大多良好,重者可发生心力衰竭、心源性休克,甚至猝死。其严重程度与年龄有关,小婴儿常呈急性暴发,幼儿呈急性发作,年长儿和成人症状不典型。近年统计,小儿病毒性心肌炎的发病率在上升,但重症患儿仍占少数。

(一)病因和发病机制

1. 病因 很多病毒感染可引起心肌炎,主要是呼吸道和肠道病毒,常见的病毒有柯萨奇病毒、埃可病毒、腺病毒、脊髓灰质炎病毒、流感和副流感病毒、单纯疱疹病毒以及流行性腮腺炎病毒等。柯萨奇病毒 $B_{1\sim6}$ 型约占半数以上。

2. 发病机制 本病发病机制尚不完全清楚,一般认为与病毒及其毒素早期经血液循环直接侵犯心肌细胞,以及因病毒感染后触发人体自身免疫反应而引起心肌的损害有关。

(二)治疗原则

本病为自限性疾病,目前尚无特效治疗方法,主要是减轻心脏负担,改善心肌代谢和心功能,促进心肌修复,控制心律失常、心力衰竭。

常用于保护心肌和清除自由基的药物有维生素 C、能量合剂、1,6 - 二磷酸果糖、辅酶 Q_{10} 以及黄芪等中药;大剂量丙种球蛋白,可通过免疫作用减轻心肌细胞的损害;肾上腺皮质激素,可改善心肌功能、减轻心肌炎性反应和抗休克。

二、护理评估

(一)健康史

应仔细询问患儿近期有无呼吸道及消化道病毒感染史,传染病接触史;有无发热、心前区不适、胸闷、乏力;饮食、睡眠及活动耐力情况。

(二)身体状况

轻症患儿可无自觉症状,仅表现为心电图异常。典型病例在起病前数日或 1~3 周多有上呼吸道或肠道等前驱病毒感染史,伴有发热、咽痛、肌痛、周身不适、腹泻和皮疹等前驱症状;心肌受累时,患儿常诉疲乏、气促、心悸和心前区不适或腹痛。心脏有轻度扩大,安静时心动过速,第一心音低钝,出现奔马律,伴心包炎儿可听到心包摩擦音。重症患儿可发生血压下降,发展为充血性心力衰竭或心源性休克。少数重症暴发病例,可发生急性心力衰竭或严重心律失常、心源性休克,在数小时或数天内死亡。

(三)社会心理状况

本病一般预后良好,半数经治疗数周或数月后可痊愈。应注意评估患儿及家长对本病的认识程度,能否配合护理和治疗要求;是否焦虑和恐惧。

(四)辅助检查

1. 血清心肌酶谱测定 病程早期血清肌酸激酶(CK)及其同工酶(CK-MB)、乳酸脱氢酶(LDH)及其同工酶(LDH_1)均增高;心肌肌钙蛋白 T(cTnT)升高。
2. 心电图 可见严重心律失常;心肌受累明显时 T 波降低、ST-T 改变。

三、护理诊断/问题

1. 活动无耐力 与心肌收缩力下降,组织供氧不足有关。
2. 潜在并发症:心律失常、心力衰竭及心源性休克。
3. 焦虑 与缺乏病毒性心肌炎的相关知识及对本病的担忧有关。

四、护理措施

1. 休息,减轻心脏负担 急性期应卧床休息至体温正常后 3~4 周;恢复期继续限制活动量,一般总休息时间不少于 6 个月。重症患儿心脏扩大者、有心力衰竭者,应延长卧床时间,待心衰控制、心功能好转后再逐渐开始活动。

2. 病情观察

(1)密切观察和记录患儿的精神状态、面色和其他生命体征,如心率、心律、呼吸、体温和血压的变化。进行心电监护,发现心律失常应及时报告医生,予以纠正处理。

(2)患儿胸闷、气促、心悸时应立即休息,给予吸氧以减轻呼吸窘迫。烦躁不安者可根据医嘱给予镇静剂。有心力衰竭时置患儿于半卧位,保持安静,控制输液速度。用洋地黄时应注意剂量应精确,密切观察用药后的反应,避免洋地黄中毒。

(3)心源性休克使用血管活性药物和扩张血管药时,要准确控制滴速,最好能使用输液泵,避免血压过大的波动。

五、心理护理与健康指导

1. 向患儿及家长介绍本病的基本知识,消除恐惧心理,充分理解家长的心情,取得家长和患儿的配合。
2. 强调休息对心肌炎恢复的重要性,使其自觉配合治疗。
3. 告知预防呼吸道感染和消化道感染的常识,在疾病流行期间尽量避免去公共场所。
4. 对带抗心律失常药物出院的患儿,应让患儿和家长了解药物的名称、剂量、用药方法及不良反应。嘱咐出院的患儿需定期到门诊复查。

第四节　充血性心力衰竭

一、疾病概要

充血性心力衰竭(congestive heart failure),简称心衰,是指心脏工作能力(心肌收缩或舒张功能)下降,即心排血量绝对或相对不足,不能满足全身组织代谢需要的病理状态。充血性心力衰竭是小儿时期常见的危重急症之一。

(一)病因和病理生理

1. 病因

(1)心血管因素　① 容量负荷过重,如先天性心脏病中左向右分流的情况下,额外的容量负荷使右心室发生代偿性肥厚;② 压力负荷过重,主要发生在梗阻性病变情况下,如先天性心脏病中某些流出道和流入道的狭窄;③ 心肌收缩力降低,如原发性心肌病等。

(2)非心血管因素　常见支气管肺炎、毛细支气管炎、支气管哮喘持续状态等,严重贫血、脓毒败血症等。

2. 病理生理　当心肌发生病变或心脏长期负荷加重,心肌收缩力就会逐渐减退。早期机体通过加快心率、心肌肥厚、心脏扩大进行代偿,以调整心排血量满足机体需要,在这个阶段无临床症状,为心功能代偿期。心功能进一步减退后,代偿机制不能维持足够的心排血量,而出现静脉回流受阻、组织间液过多、脏器淤血等,即为充血性心力衰竭。

(二)治疗原则

祛除病因,改善心脏功能,消除水、钠潴留,降低氧的消耗,纠正代谢紊乱。

二、护理评估

(一)健康史

应仔细询问患儿的发病原因及其发病过程。有无先天性心脏病、心肌炎、心瓣膜狭窄等心血管疾病;是否患支气管肺炎、毛细支气管炎、支气管哮喘、急性严重贫血,或其他能引起心力衰竭的疾病;有无呼吸困难、气喘、心率增快、胸闷、水肿及肝大等表现。对婴儿要注意观察有无喂养困难,对年长儿需特别询问活动情况。

(二)身体状况

1. 临床表现　年长儿主要表现为:① 心排血量不足:乏力、多汗、食欲减退、心率增快、呼吸浅快;② 体循环淤血:颈静脉怒张,肝大,压痛,肝颈静脉回流征阳性,尿少和水肿;③ 肺静脉淤血:呼吸困难、咳嗽、气促、端坐呼吸,肺底部可闻及湿啰音,心脏听诊常可闻及第一心音减低和奔马律。婴幼儿心衰常表现为喂养困难、烦躁多汗、哭声低弱,呼吸快速、表浅,肺部可闻及干啰音或哮鸣音。水肿首先见于颜面、眼睑等部位。

2. 小儿发生心力衰竭的临床诊断指征 ① 安静时心率增快,婴儿 >180 次/min,幼儿 >160 次/min,不能用发热或缺氧解释者;② 呼吸困难,青紫突然加重,安静时呼吸 >60 次/min;③ 肝大超过肋缘下 3 cm 以上,或在短时间内较前增大,而不能以横膈下移等原因解释者;④ 心音明显低钝或出现奔马律;⑤ 突然烦躁不安,面色苍白或发灰,而不能用原有疾病解释者;⑥ 尿少,下肢水肿,已除外其他原因造成者。上述①~④项为主要临床诊断依据,也可根据其他表现和①~②项辅助检查进行综合分析。

3. 心功能分级

(1) 儿童心功能分级 Ⅰ级:仅有心脏病体征,无症状,活动不受限;Ⅱ级:在活动量大时出现症状,活动轻度受限,亦称心衰Ⅰ度;Ⅲ级:当活动稍多即出现症状,活动明显受限,亦称心衰Ⅱ度;Ⅳ级:在安静休息时也有症状,活动完全受限,亦称心衰Ⅲ度。

(2) 婴儿心功能分级 0级:无心衰的临床表现;Ⅰ级:轻度心衰,特点为每次哺乳量 <105 mL,或哺乳时间需 30 min 以上,呼吸困难,心率 >150 次/min,可有奔马律,肝肋下2 cm;Ⅱ级:中度心衰,特点为每次哺乳量 <90 mL,或哺乳时间需 40 min 以上,呼吸 >60 次/min,呼吸形式异常,心率 >160 次/min,有奔马律,肝肋下 2~3 cm;Ⅲ级:重度心衰,特点表现为每次哺乳量 <75 mL,或哺乳时间需 40 min 以上,呼吸 >60 次/min,呼吸形式异常,心率 >170 次/min,有奔马律,肝肋下 3 cm 以上,并且有末梢灌注不良。

(三) 社会心理状况

应注意评估患儿及家长对本病的认识程度,患儿是否因为本病症状重,对住院环境陌生而感到恐惧;家长是否因病情危重、家庭经济困难而产生焦虑等心理。

(四) 辅助检查

可根据病情进行胸部 X 射线、心电图及超声心动图检查。

三、护理诊断/问题

1. 心输出量减少 与心肌收缩力降低有关。
2. 体液过多 与心功能下降,体液潴留有关。
3. 活动无耐力 与氧的供需失衡有关。
4. 气体交换受损 与肺循环淤血有关。
5. 组织灌注改变 与心功能不全有关。
6. 焦虑 与疾病的痛苦、危重程度及环境的改变有关。

四、护理措施

(一) 休息

可降低代谢,减少氧耗,减轻心脏负担。环境应安静,避免各种刺激,护理患儿时语言要轻柔,动作要轻巧,集中进行护理,避免引起婴幼儿哭闹,鼓励年长患儿保持稳定情绪。患儿体位取半卧位。休息需要根据心衰的不同程度进行。Ⅰ度:可起床进行轻微活动,增加休息时间；Ⅱ度：需限制活动，增加卧床时间；Ⅲ度：需绝对卧床休息。随着病情好转逐渐开始起床活动。

（二）保持大便通畅

避免排便用力。鼓励患儿多食用纤维较多的蔬菜、水果等。必要时可给予开塞露通便或每晚睡前服用少量食物油。

（三）合理营养

一般给予低盐饮食，钠盐的每日摄入量不应超过 0.5～1 g；重症患儿可无盐饮食，但无盐饮食影响患儿食欲，可适当加调味品，如糖、醋或无盐酱油等，并可更换烹调方法，使患儿易于接受。要少食多餐，防止过饱。婴儿喂奶也要少量多次，所用奶头孔宜稍大，以避免吸吮费力，但要注意防止呛咳。吸吮困难者可采用滴管，必要时可用鼻饲。

（四）给氧

患儿呼吸困难和有青紫时应给予氧气吸入。婴幼儿可使用头罩来提高周围环境的氧浓度；年长儿可使用鼻导管、氧气面罩或氧气帐。鼻导管是进行长期氧疗的理想方法，因为这样患儿可下床活动，进食方便；鼻导管吸氧必须湿化，避免干燥的气流对鼻黏膜的刺激。有急性肺水肿时，可吸入乙醇湿化的氧气，因乙醇吸入后可使泡沫表面张力减低而致泡沫破裂，增加气体与肺泡壁的接触而改善气体交换，改善呼吸困难。

（五）病情观察

注意观察患儿的生命体征，测脉搏必须数满 1 min，必要时监测心率；详细记录出入量，定时测量体重，了解水肿增减情况。在进行静脉补液时要注意补液量及滴速，以防加重心衰。

（六）皮肤护理

经常变换水肿患儿的体位或使用气垫床，避免患儿皮肤破损。要特别注意观察骶尾部的皮肤。

（七）用药护理

1. 洋地黄制剂　洋地黄的药理作用是增强心肌的收缩力，减慢心率，改善体循环和肺循环。地高辛为小儿常用的洋地黄制剂，口服或静脉注射给药，作用时间较快，排泄迅速，可通过监测血药浓度来调节剂量，药物中毒处理比较容易。

（1）用法　① 洋地黄化：如果病情较重或不能口服者，选用毛花苷 C 或地高辛静脉注射，首次给洋地黄化总量的 1/2，余量分2次，每隔 4～6 h 给予，多数患儿可于 8～12 h 内达到洋地黄化。能口服的患儿开始给予口服地高辛，首次给洋地黄化总量的 1/3 或 1/2，余量分 2 次，每隔 6～8 h 给予。② 维持量：在洋地黄化后 12 h 可开始给予维持量，而维持量的疗程视病情而定（表 9－2）。

表 9 - 2 洋地黄类药物的临床应用

药物名称	给药方法	洋地黄化总量/（mg·kg^{-1}）	每日平均维持量	效力开始时间	效力最大时间	中毒作用消失时间	效力完全消失时间
地高辛	口服	<2 岁:0.05～0.06 >2 岁:0.03～0.05 （总量不超过 1.5 mg）	1/5 洋地黄化量,分2 次	2 h	4～8 h	1～2 天	4～7 天
	静脉	口服量的 1/2～2/3		10 min	1～2 h		
毛花苷 C（西地兰）	静脉	<2 岁:0.03～0.04 >2 岁:0.02～0.03		15～30 min	1～2 h	1 天	2～4 天

（2）注意事项 ① 用药前应了解患儿在 2～3 周内的洋地黄使用情况,以防药物过量引起中毒。钙剂对洋地黄有协同作用,故用洋地黄类药物时应避免使用钙剂。此外,低血钾可促使洋地黄中毒,也应予以注意。② 每次应用洋地黄前应测量脉搏,必要时听心率。婴儿脉率小于 90 次/min,年长儿小于 70 次/min 时需暂停用药并报告医生。③ 注意按时按量服药,为了保证洋地黄剂量准确,应单独服用,勿与其他药物混合,严格按剂量服药。如患儿服药后呕吐,要与医生联系,决定补服或用其他途径给药。

（3）观察副作用 如出现心率过慢、心律失常、恶心呕吐、食欲减退、黄绿视、视力模糊、嗜睡、头晕等表现,为洋地黄中毒反应,停用洋地黄和利尿剂,并与医生联系,遵医嘱补钾,但肾功能不全和合并房室传导阻滞的患儿忌用静脉给钾。

2. 利尿剂 钠、水潴留为心力衰竭的一个重要病理生理改变,所以合理应用利尿剂为治疗心力衰竭的一项重要措施。当使用洋地黄类药物而心力衰竭仍未完全控制,或者伴有显著水肿者,则宜加用利尿剂。

（1）用法 对急性心衰或肺水肿患儿,可选用快速强效利尿剂,如呋塞米或依他尼酸,其作用快而强;慢性心力衰竭一般联合应用噻嗪类和保钾利尿剂,并需采用间歇疗法维持治疗,防止电解质紊乱（表 9 - 3）。

表 9 - 3 利尿剂的临床应用

药物名称	剂量和方法	作用时间	并发症及注意事项	作用强弱
碱性利尿剂				
依他尼酸	静脉注射:每次 1 mg/kg,稀释成 2 mg/mL,5～10 min 内缓慢注射,必要时 8～12 h 可重复	静脉注射后 15 min,口服 30 min 开始起作用。1～2 h 为利尿高峰	可引起脱水、低血钾、低血氯、碱中毒。肾衰竭者用依他尼酸有耳聋危险,婴儿慎用	++++
呋塞米	口服:2～3 mg/kg,分 2～3 次			++++
噻嗪类				
氢氯噻嗪	口服:1～5 mg/kg,分 2～3次,维持治疗服 4 天停 3 天,<6个月的患儿,0.5～0.75 mg/kg,分 2～3 次	1 h 开始,4～6 h 达到高峰,持续 12 h	常用可致电解质紊乱(低血钾、低血氯)及心律失常,粒细胞减少	+++

续表

药物名称	剂量和方法	作用时间	并发症及注意事项	作用强弱
保钾利尿剂				
螺内酯	口服:1~2 mg/kg,分2~3次	8~12 h开始,3~4 h达到高峰,持续2~3天	有保钾、保氯作用,和氯噻氢类联合使用,可增强疗效	+
氨苯蝶啶	口服:2~4 mg/kg,分2~3次	1 h开始,4~6 h达到高峰,持续12 h		+

(2)注意事项 ①宜清晨或上午给药,以免夜间多次排尿影响睡眠;②用药期间应鼓励患儿进食含钾丰富的食物,如牛奶、柑橘、菠菜、苋菜、豆类等,以免出现低钾血症而增加洋地黄的毒性反应,同时观察低血钾表现,如四肢软弱无力、心音低钝、腹胀等;③利尿剂可能导致电解质和酸碱平衡紊乱,用药期间要注意监测。所有服用利尿剂的患儿都应随访血钾水平,因为利尿剂在帮助机体排除多余水分的同时排出钾,造成低血钾。血清钾过低可增强洋地黄类药物的毒性(如地高辛等),因此,服用此类药物的患儿必须保持正常血清钾水平。

3. 血管扩张剂 应用血管扩张剂治疗顽固性心衰有一定疗效。小动脉和静脉的扩张可使心脏前后负荷降低,从而可增加心搏出量,使心室充盈量下降,肺部充血的症状也可得到缓解。常用的药物有卡托普利、硝普钠、酚妥拉明等。必须密切观察心率和血压的变化,避免血压过度下降。给药时要避免药液外渗,以防局部组织坏死。硝普钠遇光可降解,故使用或保存时应避光,药液需现用现配。

4. 心理护理 充血性心力衰竭患儿大多病情严重,需要重症监护。专科护士必须做好减轻心脏负担的护理。说明休息及饮食的重要性,解释本病的诱因和治疗,在这段时间内,还需要做好患儿及家长的心理支持工作,耐心规劝安抚哭闹的患儿。

五、健康指导

1. 指导家长根据病情制定合理的生活休息制度和饮食方案,避免不良刺激和过度活动,加强营养,防止受凉感冒。

2. 教会年长儿自我检测脉搏的方法,教会家长掌握出院后的一般用药及其家庭护理方法。

本 章 小 结

先天性心脏病是胎儿时期心脏血管发育异常导致的先天畸形。可分为左向右分流型、右向左分流型和无分流型。近年来,先天性心脏病的诊断和治疗均有了很大的发展。护理要点是应建立合理的生活制度;供给充足营养;预防感染;观察病情变化,防止并发症发生;做好心理护理。

病毒性心肌炎是病毒侵犯心脏所致的以心肌炎性病变为主要表现的疾病,可伴有心包炎和心内膜炎。目前尚无特效治疗方法,主要是改善心肌代谢和心功能,促进心肌修复。护理要点是使患儿得到充分休息,适当限制活动量;密切观察病情变化,及时发现和处理并发症。

充血性心力衰竭是指心脏工作能力下降,心排血量绝对或相对不足,不能满足全身组织代谢的需要的病理状态。治疗原则是祛除病因,改善心功能,降低氧耗。护理要点是注意休息;合理营养;密切观察病情;尤其要注意用药指导,防止洋地黄中毒。

思 考 题

一、选择题

A1 型题

1. 先天性心脏病形成的最主要病因是( )。
   A. 孕母接触放射线　　　　　　 B. 遗传　　　　　　　 C. 药物影响
   D. 宫内病毒感染　　　　　　　 E. 宫内细菌感染

2. 以下属右向左分流型的先天性心脏病是( )。
   A. 右位心　　　　　　　　　　 B. 法洛四联症　　　　 C. 动脉导管未闭
   D. 房间隔缺损　　　　　　　　 E. 室间隔缺损

3. 艾森曼格综合征的特点应除外( )。
   A. 肺动脉压力显著增高　　　　 B. 肺缺血,肺动脉段凹陷
   C. 晚发性发绀,杵状指　　　　 D. 原为左向右分流的先天性心脏病
   E. 双向或右向左分流

4. 进行先天性心脏病检查时最重要的无创性诊断方法是( )。
   A. 超声心电图　　　　　　　　 B. 心电图　　　　　　 C. CT 检查
   D. 心导管检查　　　　　　　　 E. 胸部 X 射线检查

5. 法洛四联症患儿喜蹲踞的主要原因是( )。
   A. 使腔静脉回心血量增加　　　 B. 使心脑供血增加
   C. 缓解漏斗部痉挛　　　　　　 D. 增加体循环阻力,减少右向左分流量
   E. 使劳累、气急缓解

6. 下列最易并发脑脓肿的先天性心脏病是( )。
   A. 室间隔缺损　　　　　　　　 B. 房间隔缺损　　　　 C. 动脉导管未闭
   D. 法洛四联症　　　　　　　　 E. 肺动脉狭窄

7. 先天性心脏病患儿出现下半身发绀、杵状指时,首先应考虑的是( )。
   A. 室间隔缺损　　　　　　　　 B. 房间隔缺损　　　　 C. 动脉导管未闭
   D. 艾森曼格综合征　　　　　　 E. 肺动脉狭窄

8. 胸部透视可见肺门"舞蹈"的最常见先天性心脏病是( )。
   A. 室间隔缺损　　　　　　　　 B. 房间隔缺损　　　　 C. 动脉导管未闭
   D. 法洛四联症　　　　　　　　 E. 肺动脉狭窄

A2 型题

9. 10 个月的患儿,因重症肺炎入院,在进行治疗中,突然烦躁不安,呼吸困难加重,心率170 次/min,呼吸 60 次/min,肝在短期内增大 2 cm,疑并发急性心力衰竭,下列应急处理最为重要的是( )。

A. 镇静,吸氧 B. 吸痰,通畅呼吸道
C. 使用快速洋地黄制剂 D. 使用强效利尿剂
E. 立即更换体位以减轻肺部淤血

A3 型题

10~11 题共用题干

患儿陈某,女,7 个月,因出生后 2~3 个月起发现口唇发绀,哭闹及吃奶时发绀加重来医院就诊。在门诊体检时,因哭闹而突然出现两眼上翻,四肢抽动。查体:生长发育迟缓,口唇及指(趾)发绀,心脏听诊,胸骨左缘第 3 肋间可闻及Ⅱ~Ⅲ级喷射性收缩期杂音。

10. 患儿抽搐的原因是(   )。
    A. 中毒性脑病 B. 急性呼吸衰竭
    C. 法洛四联症缺氧发作 D. 维生素 D 缺乏性佝偻病
    E. 急性心力衰竭

11. 该患儿应采取的治疗措施不包括(   )。
    A. 身体取胸膝位 B. 加压面罩吸氧
    C. 静脉滴注碳酸氢钠 D. 必要时使用普萘洛尔和吗啡
    E. 使用利尿剂

A4 型题

12~15 题共用题干

2 个月患儿,消瘦,气短,乏力,多汗,因发热 1 天来院就诊,体检中发现有心脏杂音。

12. 为进一步确诊应做的最经济有价值的检查是(   )。
    A. 胸部 X 射线 B. 心电图 C. 心导管检查
    D. B 型超声心动图 E. CT

13. 经检查诊断为室间隔缺损,应属(   )先天性心脏病。
    A. 无分流型 B. 青紫型 C. 右向左分流型
    D. 左向右分流型 E. 以上都不是

14. 此类心脏病不易合并的疾病是(   )。
    A. 脑脓肿 B. 上呼吸道感染 C. 亚急性心内膜炎
    D. 支气管肺炎 E. 心力衰竭

15. 以下不符合室间隔缺损的是(   )。
    A. 小型缺损者能自然关闭
    B. 护理时应避免患儿过度激动及剧烈哭闹
    C. 杵状指
    D. 并发症有心力衰竭
    E. 可闻及胸骨左缘第 3~4 肋间全收缩期杂音

二、病例分析

患儿陈某,男,2 岁,以"发热、咳喘 3 天"为主诉入院。患儿平时易患感冒及肺炎。查体:T 38.5 ℃,P 136 次/min,R 26 次/min,神志清楚,精神欠佳,消瘦,皮肤无异常,面色苍白,口唇无发绀,咽部充血,双侧扁桃体Ⅱ度肿大,充血,无脓性渗出物,两肺呼吸音粗糙,未闻及湿啰

音,胸骨左缘第 2 肋间有 Ⅱ ~ Ⅲ 级收缩期杂音,P_2 亢进伴固定分裂,腹部检查未见异常。胸部透视,可见肺门血管影增粗,搏动强烈。心电图提示,电轴右偏,右心室肥大,可见不完全性右束支传导阻滞。

1. 该患儿目前存在的护理诊断/问题有哪些?
2. 应对患儿采取哪些护理措施?

第十章 泌尿系统疾病患儿的护理

学习目标

1. 掌握 急性肾小球肾炎、原发性肾病综合征的护理评估及护理措施。
2. 熟悉 急性肾小球肾炎、原发性肾病综合征的治疗原则，尿路感染的病因及护理措施。
3. 了解 急性肾小球肾炎的病因、发病机制，尿路感染的治疗原则。

第一节 小儿泌尿系统解剖生理特点

一、解剖特点

小儿泌尿系统解剖特点及临床意义见表 10 – 1。

表 10 – 1 小儿泌尿系统解剖特点及临床意义

解剖部位	特点	临床意义
肾	小儿年龄愈小，肾相对愈大；肾位置较低，其下极可低至第 4 腰椎水平，2 岁后才达髂嵴以上；新生儿肾表面呈分叶状，2~4 岁时分叶完全消失	2 岁以内健康小儿腹部触诊时容易扣及肾（尤其是右肾）；4 岁后如分叶继续存在，应视为分叶畸形
输尿管	婴儿输尿管较长而弯曲，管壁肌肉和弹力纤维发育不全	容易受压及扭曲而导致梗阻，发生尿潴留而诱发尿路感染
膀胱	婴儿膀胱位置较高，以后随年龄增长逐渐降至盆腔内，婴儿膀胱黏膜柔嫩，肌层及弹力纤维发育不完善，同时，输尿管膀胱连接处斜埋于膀胱黏膜下的一段输尿管短而直	尿液充盈时可升入腹腔，腹部触诊时容易扣到　　易发生膀胱输尿管反流而诱发尿路感染
尿道	新生女婴尿道长仅有 1 cm（性成熟期 3~5 cm），尿道外口暴露，又接近肛门；男婴尿道较长，但常有包茎而致污垢积累	易受细菌侵染而引起上行性感染

二、生理特点

（一）肾功能

胎儿的肾功能由胎盘代替，胎儿尿液为羊水的主要来源。新生儿出生时肾小球滤过率较低,出生后1周约为成人的1/4,3~6个月达到成人的1/2,6~12个月约为成人的3/4,早产儿则更低。故过量的水分和溶质不能有效地排出。新生儿及幼婴肾小管的功能不成熟,对水、电解质及酸碱平衡的调节能力差,在疾病和应激状态时容易发生脱水、水肿、电解质紊乱和酸中毒。小儿肾功能一般要到1岁至1岁半时方可达成人水平。

(二)小儿排尿和尿液特点

1. 排尿次数　99%新生儿在出生后48 h内排尿。出生后最初几天因摄入少,每日排尿仅4~5次;1周后由于新陈代谢旺盛,进水多而膀胱容量小,排尿增至20~25次;1岁时每日15~16次;至学龄前期和学龄期减至每日6~7次。

2. 尿液外观　新生儿出生后2~3天尿色较深,稍混浊,放置后有褐色沉淀,为尿酸盐结晶。正常婴幼儿尿液呈淡黄色、透明,但在寒冷季节放置后盐类结晶析出而出现白色沉淀,使尿液变混浊。

3. 每日尿量　正常每日尿量(mL) = (年龄 − 1) × 100 + 400。各年龄段小儿每日排尿总量见表10 − 2。

表 10 − 2　各年龄段小儿每日排尿总量

年龄期	正常尿量/mL	少尿/mL	无尿/mL
婴儿期	400~500	200	30~50
幼儿期	500~600	200	30~50
学龄前期	600~800	300	30~50
学龄期	800~1 400	400	30~50

4. 尿液检查

(1)尿蛋白　正常小儿尿蛋白定性试验阴性,定量24 h尿蛋白低于100 mg/m^2,新生儿肾小球通透性较高,可有微量蛋白。

(2)尿细胞和管型　正常新鲜尿液离心后沉渣检查,红细胞 <3个/HP,白细胞 <5个/HP,一般不出现管型,但1周内新生儿可有少量透明管型。Addis计数(12 h尿细胞计数)正常情况下红细胞 <50万个,白细胞 <100万个,管型 <5 000个。

(3)酸碱度　初生新生儿尿中含尿酸盐较多,尿液多呈酸性,以后接近中性或弱酸性,pH在5~7。

(4)尿比重　新生儿期肾浓缩功能差,尿比重较低,为1.006~1.008,随年龄增长尿比重逐渐增高,1岁后接近成人水平,通常为1.011~1.025。

第二节　急性肾小球肾炎

一、疾病概要

急性肾小球肾炎(acute glomerulonephritis, AGN),简称急性肾炎,是一组由不同病因所致的急性肾小球疾患,多有前驱感染,主要表现为血尿、水肿、蛋白尿、高血压。可分为急性链球菌感染后肾小球肾炎和非链球菌感染后肾小球肾炎,其中绝大多数属于急性链球菌感染后肾小球肾炎。通常临床上所谓的急性肾炎多指此种类型。

(一)病因及发病机制

1. 病因　本病绝大多数是由 A 组乙型溶血性链球菌引起的免疫复合物性肾小球肾炎,呼吸道和皮肤感染为主要的前驱感染。除此之外,其他细菌、病毒、真菌、立克次体及钩端螺旋体等感染也可引起肾小球肾炎。

2. 发病机制　链球菌致肾炎菌株侵入机体,作为抗原刺激机体产生相应抗体,形成抗原抗体复合物,沉积于肾小球并激活补体,致肾小球毛细血管管腔变窄,肾小球血流量减少,滤过率下降,引起水、钠潴留;同时导致肾小球基膜断裂,血液成分通过肾小管毛细血管壁渗出到肾小球囊内,临床上出现相应表现(图 10 - 1)。

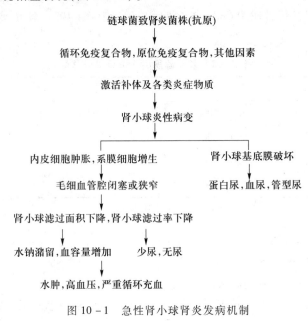

图 10 - 1　急性肾小球肾炎发病机制

(二)治疗原则

本病为自限性疾病,无特异治疗。主要为休息和对症处理,清除残余病灶,防止急性期并发症,保护肾功能。

二、护理评估

(一)健康史

应仔细询问患儿患病前 1～3 周有无链球菌感染史,如上呼吸道感染、皮肤脓疱疮、猩红热等;了解水肿出现的时间、部位、发展顺序及程度;观察尿液的颜色,血尿发生的时间,了解患儿

24 h 排尿次数及尿量;询问目前药物治疗情况,用药的种类、剂量、次数、不良反应等。

(二)身体状况

本病多见于 5 ~ 14 岁的儿童,2 岁以内发病者少见。多数起病较急,常于发病前 1 ~ 3 周有前驱感染史,秋冬季以呼吸道感染尤以扁桃体炎常见,夏季则以皮肤感染多见,偶见猩红热。

1. 典型表现 起病时可有低热、倦怠、食欲减退、乏力、全身不适等,典型表现为水肿、少尿、血尿、高血压。

(1)水肿、少尿 轻症仅晨起眼睑水肿,后波及颜面部,重症者 2 ~ 3 天可有双下肢乃至全身水肿,甚至出现胸水和腹水。水肿呈非凹陷性,同时尿量明显减少。

(2)血尿 起病时几乎都有血尿。有一半左右的患儿有肉眼血尿,酸性尿时呈浓茶色或烟灰水样,中性或弱碱性尿呈鲜红色或洗肉水样,多在 1 ~ 2 周内消失。镜下血尿消失较慢。

(3)高血压 30% ~ 80% 患儿有血压增高,学龄前儿童 > 120/80 mmHg,学龄儿童 > 130/90 mmHg。一般于病程 1 ~ 2 周内随尿量增多而降至正常。

2. 严重病例 多发生在病程的 1 ~ 2 周内。

(1)严重循环充血 表现为气急、发绀、端坐呼吸、咳粉红色泡沫痰,两肺底闻及湿性啰音;心率增快,心前区闻及奔马律,肝大,颈静脉怒张。系因血容量增多所致,与真正心力衰竭不同。

(2)高血压脑病 表现为剧烈头痛、呕吐、一过性失明,重者出现惊厥、昏迷。高血压控制后症状迅速消失。

(3)急性肾衰竭 持续少尿或无尿,代谢性酸中毒和电解质紊乱。一般持续 3 ~ 5 天,随尿量增多而好转。若持续不恢复则预后较差。

(三)社会心理状况

应注意评估患儿及家长对本病的认识程度,年龄较大患儿是否由于休学而出现情绪低落、烦躁易怒等情绪;家长是否因担心本病转为慢性肾炎而产生焦虑、失望心理。

(四)辅助检查

1. 尿液检查 尿蛋白 + ~ + + +,红细胞 + ~ + + + +,可有透明、颗粒或红细胞管型。
2. 血常规检查 常有轻度贫血,与血容量增加、血液被稀释有关,血沉增快。
3. 免疫学检查 抗链球菌溶血素"O"(ASO)滴度升高,提示近期有链球菌感染。血清总补体及补体 C_3 早期下降,多于病后 6 ~ 8 周恢复正常。

三、护理诊断/问题

1. 体液过多 与肾小球滤过率下降、水钠潴留有关。
2. 活动无耐力 与水肿、血压升高有关。
3. 潜在并发症:严重循环充血、高血压脑病、急性肾衰竭。
4. 知识缺乏 与缺乏有关肾炎护理知识有关。

四、护理目标

1. 患儿尿量增多,水肿消退。
2. 患儿逐渐恢复正常的活动量。
3. 住院期间不出现并发症,或出现时能及时发现和处理。
4. 患儿和家长了解饮食调整、活动量限制的方法及其重要性,配合治疗和护理。

五、护理措施

（一）休息、利尿,控制水盐摄入

1. 适当休息　可减轻心脏负担,改善心功能,增加心排血量,使肾血流量增加,提高了肾小球滤过率,减少水钠潴留。一般应卧床休息 2 周,直到水肿消退、血压正常、肉眼血尿消失,即可下床做轻微活动;红细胞沉降率正常后可上学;Addis 计数正常后,可恢复体力活动。

2. 饮食护理　有水肿及高血压者,应限制水及钠盐的摄入,小儿食盐以每天 60 mg/kg 为宜。水分一般以不显性失水加前一天的尿量计算。有氮质血症时应控制蛋白质的摄入量,每日供给优质动物蛋白 0.5 g/kg。待尿量增加、水肿消退、血压正常后,可逐渐过渡到正常饮食,以保证儿童生长发育的需要。由于液体潴留,患儿消化功能减退,甚至出现恶心、呕吐,故应给予清淡、易消化、富含维生素的高糖饮食,少量多餐以减轻胃肠道负担。

3. 用药护理　经控制水盐摄入量后仍有水肿、少尿、高血压及循环充血时,遵医嘱给予利尿剂、降压药。

（1）利尿剂　常选用氢氯噻嗪口服,无效时可应用强效利尿剂呋塞米静脉注射。应观察药物发挥作用的时间、作用效果、不良反应。注意观察有无脱水及电解质紊乱的症状,常见的有低血容量性休克、低钾血症、低钠血症等。

（2）降压药　如血压持续增高者应给予降压药。应用后定时测量血压,检查降压效果,观察有无副作用。使用快速降压药物时必须严密监测血压。硝普钠见光易分解,在应用前新鲜配制,避光使用,注意其不良反应如恶心、呕吐、头痛及肌痉挛等。

（二）病情观察

1. 观察尿量及尿色,记录 24 h 液体出入量。清晨测体重。定期送检尿常规。患儿尿量增加、肉眼血尿消失,则提示病情好转。

2. 如出现呼吸困难、发绀、心率增快、颈静脉怒张等,应警惕严重循环充血的发生,将患儿置于半卧位,吸氧,必要时遵医嘱给予强心剂。

3. 如出现血压突然升高、剧烈头痛、一过性失明、惊厥等,应警惕可能出现高血压脑病,遵医嘱给予快速降压药、止惊、吸氧、脱水等处理。

4. 如尿量持续减少,出现头痛、恶心、呕吐,提示可能发生急性肾衰竭,除严格限制水、钠摄入量外,应限制蛋白质及含钾食物的摄入,遵医嘱纠正酸中毒及电解质紊乱,必要时采用透析治疗。

（三）心理护理

病房的布置要符合小儿的心理特点,如提供电视机、图书、画报等,医护人员态度和蔼、亲切,可缓解其焦虑情绪;用患儿所能理解的语言耐心解释卧床休息、低盐饮食对疾病治疗的重要性,说明配合治疗和护理,本病大多数预后良好,帮助其树立战胜疾病的信心。

六、健康指导

1. 向患儿及家长介绍本病的基本知识,并说明本病预后情况。

2. 向患儿及家长宣教本病无特异疗法,强调限制活动是控制患儿病情进展的重要措施,病程的前 2 周尤为关键。

3. 出院后应定期随访尿常规,随访时间一般为 6 个月。

4. 向患儿及家长指出,平时注意锻炼身体、增强体质,避免或减少上呼吸道感染是预防本病的主要措施。

第三节　肾病综合征

一、疾病概要

肾病综合征(nephrotic syndrome,NS),简称肾病,是由多种原因引起的肾小球滤过膜通透性增高,导致血浆内大量蛋白质从尿中丢失的临床综合征。临床上有 4 个特点:① 大量蛋白尿;② 低蛋白血症;③ 高胆固醇血症;④ 明显水肿。以上第①、② 两项为必备条件。按病因可分为原发性、继发性和先天性 3 种类型。本节主要介绍原发性肾病综合征。

（一）病因及发病机制

目前尚不明确,可能与细胞免疫功能紊乱、遗传及环境因素有关。

（二）病理生理改变

1. 大量蛋白尿　是本病最根本的病理生理改变。正常情况下,肾小球滤过膜静电屏障作用和分子屏障作用阻碍血浆蛋白从肾小球毛细血管腔排出,蛋白尿的形成是肾小球毛细血管滤过屏障性质改变,肾小球毛细血管通透性增高所致。

2. 低蛋白血症　主要原因是大量血浆蛋白质自尿中丢失。

3. 高胆固醇血症　低蛋白血症使肝合成蛋白增加,导致血清总胆固醇、三酰甘油和低密度、极低密度脂蛋白增加。

4. 水肿　主要原因是低蛋白血症降低血浆胶体渗透压,使有效循环血量减少,肾素 - 血管紧张素 - 醛固酮系统激活,导致水钠潴留,进一步加重水肿。

（三）治疗原则

以采用激素治疗为主,防治感染,对症处理,预防并发症。对频繁复发、激素依赖或耐药者亦可应用免疫抑制剂。

二、护理评估

（一）健康史

应仔细询问患儿起病的急缓,病程长短,是首次发病还是复发;复发病例问明有无诱因,如感染、劳累或其他因素;了解水肿的部位、出现的时间、进展情况及程度;尿量多少,尿中有无泡沫等;诊断是否明确,是否应用激素治疗及效果如何。

（二）身体状况

原发性肾病综合征又分为单纯性肾病和肾炎性肾病,男孩多于女孩。

1. 单纯性肾病　发病年龄多为 2~7 岁。高度水肿是最突出的表现,遍及全身,呈凹陷性,以颜面、下肢、阴囊明显,并随体位而变化(图 10－2)。水肿严重者可有皮肤发亮,尿量减少,甚至出现胸水或腹水而引起呼吸困难。

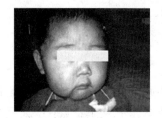　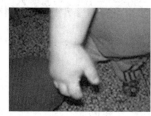　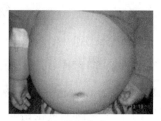

颜面水肿　　　　　　　　肢体水肿　　　　　　　　腹部水肿

图 10－2　肾病综合征水肿

2. 肾炎性肾病　多见于学龄期。除具备单纯性肾病的表现外,还伴有血尿或高血压、氮质血症或低补体血症中的一项或多项。病情多迁延反复。

3. 并发症

（1）感染　由于患儿免疫功能低下,蛋白质营养不良以及采用激素和(或)免疫抑制剂治疗等,易发生各种感染,如呼吸道感染、皮肤化脓性感染、尿路感染和原发性腹膜炎等。感染可促使病情加重或复发,形成恶性循环,并影响疗效。

（2）电解质紊乱　由于饮食控制钠盐摄入,长期使用利尿剂、糖皮质激素,感染、腹泻等原因可引起低钠血症、低钾血症。由于蛋白尿中常有与清蛋白相结合的钙排出,以及肾病时具有生物活性的维生素 D 生成减少而致低钙血症。

（3）血栓形成　高脂血症时,血液黏滞度增高,血流缓慢、血小板聚集增加;肝合成凝血因子增加;血浆抗凝物质减少等原因易导致血栓形成。以肾静脉血栓最多见,表现为突发腰痛,出现肉眼血尿,少尿或者肾衰竭。

（4）低血容量休克　由于低蛋白血症、血浆胶体渗透压下降、显著水肿而常有血容量不足,尤其在各种诱因引起低钠血症时易发生低血容量休克。表现为烦躁不安、脉搏细速、皮肤花纹、四肢湿冷、心音低钝、血压下降等。

（三）社会心理状况

本病病程长,易复发。应注意评估首次发病的患儿及家长对本病的认识程度,患儿是否因水肿及药物不良反应导致自我形象紊乱而出现自卑等心理;复发患儿对治疗是否有信心;家长对患儿长期应用皮质激素造成形象改变以及病情的迁延反复是否产生焦虑、失望心理。

（四）辅助检查

1. 尿液检查　尿蛋白定性多为 + + + ~ + + + +,24 h 尿蛋白定量超过 40 mg/(h·m²) 或 >0.05 g/(kg·d)。可见透明管型、颗粒管型,肾炎性肾病可有血尿。

2. 血液检查　血浆总蛋白 <50 g/L,清蛋白 <25 g/L,A/G 倒置。血胆固醇 >5.7 mmol/L。红细胞沉降率增快。肾炎性肾病者可有血清总补体及补体 C_3 降低,血肌酐及尿素氮升高。

三、护理诊断/问题

1. 体液过多　与低蛋白血症导致体内水钠潴留有关。
2. 营养失调:低于机体需要量　与大量蛋白尿、食欲减退有关。
3. 有感染的危险　与抵抗力下降、长期应用免疫抑制药物有关。
4. 潜在并发症:药物不良反应、电解质紊乱、血栓形成。
5. 焦虑　与病情反复及病程长有关。

四、护理措施

（一）适当休息

一般不需严格限制活动及卧床休息。严重水肿和高血压时需卧床休息,遵医嘱给予利尿剂和降压药,可减轻心脏、肾的负担。应注意变换体位,以防发生血管栓塞。病情缓解后逐渐增加活动量,避免因过度劳累引起病情复发。

（二）饮食护理

1. 有显著水肿或严重高血压时应短期限制水、钠摄入,活动期供盐每天 1~2 g,病情缓解后不必长期限盐。

2. 给予易消化的食物,包括优质蛋白、低胆固醇、足量糖类,大量蛋白尿期间应控制蛋白摄入,每天 1.5~2 g/kg,尿蛋白消失后多补充优质蛋白。

3. 注意补充维生素、微量元素以及钙剂。

4. 服用激素可增进食欲,应适当限制热量的摄入;使用环磷酰胺后出现食欲减退,要调整饮食,增进食欲。

（三）防治感染

肾病患儿由于免疫力低下易继发感染,感染常使病情加重或复发,严重感染者可危及生命。

1. 做好保护性隔离　与感染性疾病患儿分室收治,注意病室空气消毒,减少探视。严格执行各种无菌操作。

2. 加强皮肤及口腔护理

(1) 每天早晚刷牙,饭后用温开水或苏打水漱口。

(2) 保持皮肤清洁、干燥,每日用温水擦浴,及时更换内衣,皮肤皱褶处可擦爽身粉;被褥松软,经常翻身;臀部和四肢水肿严重时,可垫气垫或棉圈,阴囊水肿者应用棉垫或吊带托起。

(3) 水肿部位尽量避免肌内注射,静脉穿刺尽可能一次成功。

3. 预防接种一般应推迟到肾病症状完全缓解后 6 个月才进行。

4. 一旦发生感染,应积极寻找感染灶,遵医嘱用有效抗生素控制。

(四) 用药护理

1. 糖皮质激素　可减少蛋白质的滤出,促进肾小管的重吸收,使尿蛋白减少或消失并有利尿作用,为目前诱导肾病缓解的首选药物。

(1) 疗程及用法　① 短程疗法:泼尼松 2 mg/(kg·d),最大剂量不超过 60 mg/(kg·d),分次口服,共 4 周,以后改为泼尼松 1.5 mg/kg,隔日早餐后顿服,共 4 周,全疗程共 8 周,然后骤然停药。② 中长程疗法:泼尼松 2 mg/(kg·d),最大剂量不超过 60 mg/(kg·d),分次口服,尿蛋白转阴后巩固 2 周(一般足量不少于 4 周,最长不超过 8 周),以后改为泼尼松 2 mg/kg,隔日早餐后顿服,继续 4 周;如尿蛋白持续转阴,以后每 2 ~ 4 周减 2.5 ~ 5 mg,直至停药,6 个月为中程疗法,9 个月为长程疗法。短程疗法易复发,目前多采用中长程疗法。

(2) 观察副作用　长期使用糖皮质激素可出现库欣综合征:① 代谢紊乱,明显库欣貌(满月脸、水牛背、蛙状腹)、蛋白质营养不良、肌肉萎缩无力、伤口愈合不良、高血糖、高血压、骨质疏松等。② 急性肾上腺皮质功能不全,戒断综合征。③ 消化性溃疡和精神欣快感、兴奋、失眠,甚至呈精神异常、癫痫发作等;还可发生白内障、无菌性股骨头坏死、生长停滞等。④ 易发生感染或诱发结核病灶的活动。

(3) 疗效的判断　治疗期间注意每日尿量、水肿、尿蛋白的变化情况。疗效可分为:① 激素敏感:8 周内尿蛋白转阴,水肿消退。② 激素部分敏感:治疗 8 周内水肿消退,但尿蛋白仍为 + ~ + +。③ 激素耐药:治疗满 8 周,尿蛋白仍在 + + 以上。④ 激素依赖:对激素敏感,但停药或减量内复发,再次用药或恢复用量后尿蛋白又转阴,并重复 2 次以上者(除外感染及其他因素)。⑤ 复发或反复:尿蛋白已转阴,停用激素 4 周以上,尿蛋白又 ≥ + + 为复发;如在激素用药过程中出现上述变化为反复。

2. 免疫抑制剂　适用于频繁复发、激素依赖、激素耐药或激素治疗出现严重不良反应者。常用环磷酰胺,其不良反应多,有白细胞计数下降、胃肠道反应、脱发、出血性膀胱炎及远期性腺损害等。

(五) 病情观察

1. 准确测量并记录 24 h 出入量,每天定时测量血压、体重、腹围,评估患儿水肿变化情况。每周进行尿液检查 2 ~ 3 次。

2. 密切注意患儿病情变化,及时发现电解质紊乱、血栓形成、低血容量休克,协助医生进行处理。

（六）心理护理

向患儿及家长解释只要严格执行治疗计划,本病绝大多数可以缓解,以增强其对治疗的信心;医务人员要态度亲切、和蔼,主动关心体贴患儿,让患儿了解由药物引起的副作用(如形象改变)在停药后会自行恢复,克服害羞、自卑心理。

五、健康指导

1. 向患儿及家长强调出院后严格按医嘱用药,激素减量应逐渐进行,不可骤然停药。嘱家长带患儿定期来院随访、复查。

2. 指导家长参与患儿的生活护理,学会观察药物不良反应,及时发现并发症。恢复期可安排患儿进行学习,并参加轻松的娱乐活动,但应避免劳累和损伤。

3. 向患儿及家长指出本病反复或复发的主要原因是感染,使患儿及家长能采取有效措施避免感染。

第四节　尿 路 感 染

一、疾病概要

尿路感染(urinary tract infections,UTI)是指病原体直接侵入尿路,在尿液中生长繁殖,并侵犯尿路黏膜或组织而引起损伤。可累及尿道、膀胱、肾盂及肾实质。由于小儿时期感染局限于泌尿系统某一部位者较少,且临床上又难以准确定位,故统称尿路感染。包括肾盂肾炎、尿道炎和膀胱炎。肾盂肾炎又称为上尿路感染;膀胱炎和尿道炎合称下尿路感染。2岁以下婴幼儿发病率高,女孩较多见。

（一）病因

1. 易感因素

（1）解剖因素　小儿输尿管解剖特点及各种尿路畸形容易造成尿潴留;婴幼儿时期,膀胱输尿管尿液易反流,细菌随尿液上行;女性婴幼儿尿道短,与肛门接近;男孩有包皮或包茎。以上因素均可导致尿路感染。

（2）免疫因素　由于尿路 SIgA 生成不足,可使细菌易于入侵。

（3）年龄因素　新生儿、婴幼儿抵抗力差,易患败血症引起血行感染;使用尿布未及时更换,蛲虫由肛周移行至外阴使尿道口容易污染而引起上行感染。

（4）其他　留置导尿、尿道和膀胱异物、尿路损伤等,均可成为诱发原因。

2. 致病菌　大多为革兰阴性杆菌所致,最常见为大肠埃希菌,其次为克雷白杆菌、变形杆菌和少数革兰阳性菌(如金黄色葡萄球菌)等。

3. 感染途径

（1）上行感染　是婴幼儿期最常见的感染途径。致病菌从尿道口上行进入膀胱,再经输尿管移行而达肾引起感染。上行感染的致病菌主要是大肠埃希菌。

（2）血行感染　任何部位的细菌感染只要引起菌血症或者败血症,细菌即可随血流到达肾实质。血行感染的致病菌主要是金黄色葡萄球菌。

（3）淋巴感染和直接蔓延　盆腔感染和结肠内的细菌可通过淋巴管播散至尿路。肾周围邻近器官和组织的感染也可直接蔓延。

（二）治疗原则

控制症状,清除病原体,去除诱发因素,预防再发。

二、护理评估

（一）健康史

应仔细询问男孩有无包皮过长,女孩有无蛲虫病等。了解患儿有无贫血、发热、体重不增、排尿时哭闹等表现,年长儿是否有腰酸、腰痛、血尿及尿路刺激症状。

（二）身体状况

1. 急性尿路感染　病程在 6 个月以内。因年龄不同,临床表现差异较大。

（1）新生儿　临床症状不典型,以全身症状为主,表现为发热或体温不升、拒乳、体重不增、腹泻、黄疸,部分患儿可有嗜睡和惊厥等神经系统症状。新生儿尿路感染常伴有败血症。

（2）婴幼儿　全身症状重,泌尿系统局部症状轻微或缺如。主要表现为发热、面色苍白、呕吐、腹痛、腹泻等;可有排尿时哭闹、夜间遗尿及顽固性尿布皮炎。尿路刺激症状随年龄增长而逐渐明显。

（3）年长儿　表现常与成人相似,上尿路感染多有发热、寒战、腰痛、肾区叩击痛等;下尿路感染以膀胱刺激症状明显,多表现为尿频、尿急、尿痛,尿液混浊等,偶见肉眼血尿。

2. 慢性尿路感染　病程超过 6 个月以上,表现为间歇性低热、乏力、进行性贫血、消瘦、生长发育迟缓、高血压及肾功能不全,可伴有尿路刺激症状,脓尿或细菌尿。

（三）社会心理状况

应注意评估患儿及家长对本病的认识程度;患儿是否因疼痛拒绝排尿;年长儿是否因老师及同学的关心和怜悯而产生自卑、害羞心理。

（四）辅助检查

1. 实验室检查　① 尿常规:白细胞 ≥10 个/HP,或白细胞成堆,或出现白细胞管型有诊断意义,但也可正常,尤其新生儿;② 尿培养:通常认为中段尿培养菌落数 ≥10^5/mL 可确诊,$10^4 \sim 10^5$/mL 为可疑,<10^4/mL 系污染;③ 尿直接涂片:一滴新鲜混匀尿涂片,油镜下如每个视野找到一个细菌,表明尿内细菌数 >10^5/mL 以上。

2. 影像学检查　反复感染或迁延不愈者应进行影像学检查,常用的有腹部 B 超、造影和

CT 扫描等。

三、护理诊断/问题

1. 体温过高　与细菌感染有关。
2. 排尿异常　与膀胱、尿道炎症有关。

四、护理措施

（一）维持正常体温

1. 休息　急性期必须卧床休息,鼓励患儿多饮水,通过增加尿量起到冲洗尿道的作用,减少细菌在泌尿道内的停留时间,促进细菌和细菌毒素炎性分泌物及时排出,有利于控制感染。女孩还应注意外阴部的清洁。

2. 饮食　给予易消化,含足够热量、丰富蛋白质和维生素的食物,以增强机体抵抗力。

3. 降温　高热者可给予物理降温或药物降温。

（二）减轻排尿异常

1. 保持外阴清洁,勤换尿布,注意尿布消毒。

2. 用药护理

（1）有明显尿道刺激症状者,可遵医嘱选用抗胆碱药物,如阿托品、山莨菪碱等治疗;口服碳酸氢钠,碱化尿液以减轻膀胱刺激征;有严重的膀胱刺激征者,可适当使用镇静剂。

（2）遵医嘱使用抗生素:① 选用抗生素:根据年龄、感染的部位、病情轻重急缓、尿培养及药敏试验结果等,选择对肾功能损害小的抗菌药物。磺胺药为初次感染首选制剂,头孢氨苄对肠道杆菌有一定的抑制作用,亦可选用。可肌内或静脉注射氨苄西林、头孢噻肟钠或头孢曲松钠等。② 观察疗效:开始治疗后应连续 3 天进行尿细菌培养,有效者于用药 24 h 后急性症状明显好转,尿培养转阴;若用药 2～3 天后临床无好转或菌尿持续存在,应报告医生调整用药,停药 1 周后再做尿培养一次。③ 注意不良反应:服磺胺药物时应多喝水并碱化尿液,肾功能不全时慎用。氨苄西林不良反应小,疗效好,为新生儿及婴儿常选药物。氨基糖苷类对多数致病菌有效,因其具有肾毒性和耳毒性,应谨慎应用。

3. 收集尿标本送检　进行尿细菌学检查时,必须严格无菌操作,常规清洁消毒外阴,采集清洁中段尿及时送检;婴幼儿用无菌尿袋收集,在使用抗生素前采集标本。如多次培养结果可疑,或新生儿、婴儿以及尿路梗阻集尿困难者,或因病情严重急需确诊者,可通过耻骨上膀胱穿刺获取尿标本进行培养。

（三）积极矫治尿路畸形

由于慢性或反复再发的病例常伴有尿路畸形,应积极矫治,防止肾功能损害及肾瘢痕形成。

五、健康指导

1. 向患儿及家长介绍本病的基本知识。

2. 指导患儿及家长认真完成抗生素疗程,防止复发与再感染。定期随访。

3. 指导家长注意小儿个人卫生,及时发现男孩包茎、女孩处女膜伞,蛲虫前行尿道等情况,并予以及时处理。复发者应积极查找有无尿路畸形,防止尿路梗阻和肾瘢痕形成。

本 章 小 结

急性肾小球肾炎是一组由不同病因所致的感染后免疫反应引起的急性弥漫性肾小球炎性病变,临床主要表现为水肿、血尿、蛋白尿和高血压,多见于溶血性链球菌感染之后。本病无特异性治疗。护理要点是强调休息;动态观察病情变化,防止并发症。

肾病综合征是由各种原因引起的肾小球基底膜通透性增高,导致大量蛋白尿的临床症候群,临床主要表现为大量蛋白尿、低蛋白血症、高度水肿和高脂血症。治疗采取以糖皮质激素为主的综合疗法。护理要点是合理安排生活和饮食;动态观察病情变化、药物疗效及副作用,防止并发症。

尿路感染是指病原体直接侵入泌尿道,并在其中生长繁殖而引起的炎症,包括尿道炎、膀胱炎和肾盂肾炎。因年龄不同临床表现差异较大,主要为发热、尿路刺激症状、腰痛、脓尿和(或)菌尿。正确使用抗菌药物是治疗的关键。

思 考 题

一、选择题

A1 型题

1. 婴儿尿路感染最常见的途径是(　　　)。

　　A. 血行感染　　　　　　　　B. 淋巴感染　　　　　　　　C. 邻近组织蔓延

　　D. 上行感染　　　　　　　　E. 外伤感染

2. 小儿无尿,是指 24 h 尿量少于(　　　)。

　　A. 30 mL　　　　　　　　　　B. 60 mL　　　　　　　　　　C. 101 mL

　　D. 151 mL　　　　　　　　　　E. 400 mL

3. 肾病综合征最常见的症状是(　　　)。

　　A. 呼吸道感染　　　　　　　　B. 血栓形成　　　　　　　　C. 水肿

　　D. 高血压　　　　　　　　　　E. 面色苍白

4. 肾病综合征的典型临床表现不包括(　　　)。

　　A. 大量蛋白尿　　　　　　　　B. 低蛋白血症　　　　　　　　C. 高脂血症

　　D. 高度水肿　　　　　　　　　E. 血尿

5. 急性肾炎病情加重多发生在发病后(　　　)。

　　A. 1~2 周　　　　　　　　　　B. 3 周　　　　　　　　　　C. 4 周

　　D. 5 周　　　　　　　　　　　E. 6 周

6. 肾病综合征引起水肿的原因是(　　　)。

　　A. 蛋白质合成障碍　　　　　　B. 肾小球滤过率降低　　　　　C. 高脂血症

　　D. 循环血量不足　　　　　　　E. 低蛋白血症

7. 婴幼儿上尿路感染首要的护理诊断是(　　　)。

A. 体液过多   B. 体温过高   C. 营养不足

D. 皮肤完整性受损   E. 活动无耐力

A2 型题

8. 患儿,男,5 岁,以单纯性肾病综合征收入院。查体可见阴囊水肿明显,局部皮肤紧张、透亮、变薄。目前主要的护理诊断是( )。

A. 有受伤的危险   B. 自我形象紊乱   C. 活动无耐力

D. 营养失调:低于机体需要量   E. 有皮肤完整性受损的危险

9. 患儿,4 岁,以急性肾炎收入院,现病情较重,表现为眼睑水肿,阵发性喘憋,呼吸困难,不能平卧,咳泡沫痰,尿量减少,患儿最有可能发生了( )。

A. 肺部感染   B. 急性肾衰竭   C. 急性溶血

D. 严重循环充血   E. 肺气肿

10. 患儿,4 岁,全身明显水肿 1 个月,尿蛋白 + + +,红细胞 3 ~ 5 个/HP,血浆白蛋白 22 g/L,血胆固醇 8.1 mmol/L,BUN 5.2 mmol/L,最有可能的诊断是( )。

A. 急性肾炎   B. 单纯性肾病   C. 先天性肾病

D. 肾炎性肾病   E. 继发性肾病

A3 型题

11 ~ 13 题共用题干

患儿,男,8 岁,4 周前曾患脓疱疮,3 日来眼睑水肿,尿少,有肉眼血尿。发育营养中等,咽部不充血,心脏无异常,肝、脾未触及,血压 150/110 mmHg。尿蛋白 + +,有大量红细胞,少量白细胞。血常规:红细胞及血红蛋白轻度下降。抗"O"500 U,C$_3$ 减少,NPN 25 mmol/L。

11. 此患儿最可能的诊断是( )。

A. 急性肾炎   B. 急进性肾炎   C. 肾炎肾病

D. 慢性肾炎   E. 良性再发性血尿

12. 对此患儿停用低盐饮食的条件是( )。

A. 镜下血尿消失   B. 肉眼血尿消失   C. 水肿消失,血压正常

D. 阿迪计数正常   E. 红细胞沉降率正常,尿常规正常

13. 患儿可以上学的标准是( )。

A. 血压下降   B. 血尿消失   C. 水肿消退

D. 红细胞沉降率正常   E. 尿量正常

14 ~ 16 题共用题干

患儿,男,4 岁,水肿、尿少 1 个月,查体:全身水肿明显,血压 90/50 mmHg,尿常规:尿蛋白 + + + +,红细胞 1 ~ 2 个/HP,血胆固醇 11.44 mmol/L,血浆总蛋白 40 g/L,白蛋白 20 g/L,尿素氮 6.28 mmol/L。

14. 最可能的医疗诊断是( )。

A. 慢性肾炎   B. 肾炎性肾病   C. 单纯性肾病

D. 继发性肾病   E. 急性肾小球肾炎

15. 该患儿治疗应首选( )。

A. 呋塞米   B. 泼尼松   C. 环磷酰胺

D. 硝苯地平   E. 苯丁酸氮芥

16. 对该患儿的护理,正确的是( )。

A. 无盐饮食   B. 无蛋白饮食   C. 绝对卧床休息

D. 注意预防感染   E. 按医嘱用硝普钠降压

A4 型题

17～20 题共用题干

患儿,男,9 岁。1 周前不明原因出现腰痛、尿急、尿痛、发热(37.5～39 ℃)。尿蛋白 +,白细胞 +,镜检脓球 + + +,红细胞 + +。

17. 采集病史时应特别注意询问( )。

A. 前期是否有感冒史

B. 是否有鼻出血、牙龈出血等症状

C. 近期用药史如抗生素、退热剂等

D. 腰酸、腰痛、尿急、尿痛等症状

E. 发育情况

18. 对诊断最有价值的检查是( )。

A. 痰培养   B. 血培养   C. 尿培养

D. 腹部 CT 扫描   E. 腹部 B 超

19. 若进行尿细菌学检查应注意( )。

A. 让患儿自行留尿

B. 取前段尿液

C. 取末段尿液

D. 严格无菌操作,清洁消毒外阴,留取中断尿及时送检

E. 一般容器留尿

20. 经检查确诊急性尿路感染,尿液细菌培养肠杆菌,呋喃妥因敏感。遵医嘱给予呋喃妥因静脉滴注。针对患儿的护理措施应除外( )。

A. 严密观察患儿体温变化

B. 连续 3 天进行尿细菌培养

C. 给予易消化,含足够热量、丰富蛋白质和维生素的食物

D. 鼓励多饮水

E. 鼓励多活动

21～24 题共用题干

患儿,男,12 岁。3 周前曾患上呼吸道感染,近日出现食欲减退,乏力,倦息,颜面水肿,尿量减少,肉眼血尿。血压 145/105 mmHg。尿蛋白 + +,红细胞 + + +,红细胞及血红蛋白轻度下降。抗"O"500 U,C_3 减少。

21. 此患儿应进一步做的检查是( )。

A. 腹部 CT   B. 腹部 B 超   C. 胸部 X 射线扫描

D. 免疫学检查   E. 骨髓穿刺

22. 此患儿应该(　　　)。

  A. 卧床休息,以减少并发症的发生   B. 下床轻微活动

  C. 户外散步   D. 正常上学,但要避免体育活动

  E. 正常活动

23. 患儿的饮食应选择(　　　)。

  A. 无盐饮食   B. 低盐饮食   C. 碱做的发面馒头

  D. 正常饮水   E. 蛋白质及钾盐丰富的食物

24. 患儿入院后尿量持续减少,并且出现头痛、恶心、呕吐等,要警惕发生(　　　)。

  A. 急性胃肠炎   B. 急性肝功能衰竭   C. 急性心力衰竭

  D. 高血压脑病   E. 急性肾衰竭

二、病例分析

患儿,男,5岁,水肿、尿少1个月。查体:全身水肿明显,血压 90/50 mmHg。尿常规:尿蛋白＋＋＋＋,红细胞 1~2 个/HP,血胆固醇 11.44 mmol/L,血浆总蛋白 40 g/L,白蛋白 20 g/L,尿素氮 6.28 mmol/L。

1. 该患儿目前存在的护理诊断/问题有哪些?

2. 应对患儿采取哪些护理措施?

3. 对患儿进行的健康教育有哪些?

第十一章 造血系统疾病患儿的护理

学习目标

1. 掌握 小儿贫血的定义、分度、形态分类,营养性缺铁性贫血、营养性巨幼细胞贫血的护理评估及护理措施。

2. 熟悉 营养性缺铁性贫血、营养性巨幼细胞贫血的病因。

3. 了解 小儿造血和血液特点,营养性缺铁性贫血、营养性巨幼细胞贫血的治疗原则,急性白血病的护理评估及护理措施。

第一节 小儿造血和血液特点

一、造血特点

造血器官起源于中胚叶(层),包括肝、脾、骨髓、胸腺和淋巴结等器官;在各不同阶段,主要的造血器官并不相同。小儿造血分胚胎期造血和出生后造血。

(一)胚胎期造血

胚胎期造血始自卵黄囊的血岛,然后出现于肝、脾等骨髓外造血器官,最后转移至骨髓。胚胎期造血可分为 3 个不同的阶段,各阶段互相交错,此消彼长。

1. 中胚叶造血期 在胚胎第 2~3 周,卵黄囊上的血岛开始产生原始血细胞;从第 6~8 周后,血岛开始退化,至第 12~15 周消失。

2. 肝脾造血期 自胚胎第 6~8 周,肝脏开始造血,并成为胎儿中期的主要造血部位;第 5 个月达高峰,至第 6 个月后逐渐减退,约于出生时停止。肝造血主要产生有核红细胞,也可产生少量的粒细胞和巨核细胞。

在胚胎第 8 周左右,脾参与造血,主要生成红细胞、粒细胞、淋巴细胞和单核细胞,同时出现破坏血细胞的功能;至 5 个月之后,脾生成红细胞和粒细胞的功能减退,并逐渐消失,而生成淋巴细胞的功能可维持终身。

自胚胎第 8~11 周开始,胸腺和淋巴结参与生成淋巴细胞。胸腺是中枢淋巴器官,淋巴结为终身生成淋巴细胞和浆细胞的器官。

3. 骨髓造血期 自胚胎第 6 周出现骨髓,到第 4 个月开始骨髓出现造血活动,并逐渐成为胎儿后期造血的主要场所,直到出生2~5周后,成为唯一的造血场所。出生时所有的骨髓都充满造血组织。

(二)出生后造血

出生后主要是骨髓造血,由淋巴组织(胸腺、脾、淋巴结)产生淋巴细胞,特殊情况下可出现骨髓外造血。

1. 骨髓造血 婴幼儿所有骨髓均为红骨髓,全部参与造血。5~7岁开始,脂肪组织逐渐代替长骨中的造血组织(黄骨髓),至18岁时,红骨髓仅分布于椎骨、胸骨、肋骨、骨盆、肩胛骨、颅骨等扁平骨和长骨的近端。黄骨髓有潜在的造血功能,当造血需要增加时,黄骨髓可转变为红骨髓,重新发挥造血机能。

2. 骨髓外造血 正常情况下,出生2个月以后骨髓外造血停止。婴幼儿时期,当发生严重感染、溶血、贫血或骨髓异常细胞浸润等需要增加造血时,由于造血的代偿潜力低,肝、脾和淋巴结可随时恢复到胎儿时期的造血状态,表现为肝、脾、淋巴结肿大,同时外周血中可出现有核红细胞和(或)幼稚的中性粒细胞,小儿造血器官的这种特殊反应称为"骨髓外造血"。当病因祛除后,即可恢复正常的骨髓造血。

二、血液特点

(一)红细胞与血红蛋白

胎儿期处于相对缺氧状态,故红细胞数和血红蛋白量相对较高,出生时红细胞数可达$(5.0\sim7.0)\times10^{12}$/L,血红蛋白量可达$150\sim220$ g/L。出生后由于有效肺呼吸的建立,血氧含量增加,红细胞生成素合成不足,骨髓暂时性造血功能低下;加之胎儿红细胞寿命较短,过多的红细胞自行破坏(生理性溶血);生后生长发育迅速,循环血容量迅速增加等,致小儿在出生后2~3个月时,红细胞数降至3.0×10^{12}/L,血红蛋白量降至110 g/L左右,出现轻度贫血,称为"生理性贫血"。3个月后,由于贫血本身对造血器官的刺激,红细胞生成素合成增加,骨髓造血功能活跃,红细胞数和血红蛋白量又逐渐上升,约于12岁时达到成人水平。此外,出生时外周血中可见到少量有核红细胞,生后1周内消失。

网织红细胞在出生3天内为红细胞数的4%~6%,出生后第7天迅速下降至2%以下,以后随生理性贫血恢复而短暂上升,婴儿期以后约与成人相同(0.5%~1.5%)(表11-1)。

表11-1 不同时期小儿血液正常值

年龄	血红蛋白/$(g\cdot L^{-1})$	血细胞比容	网织红细胞	白细胞/$\times10^9$
脐血	168(137~201)	0.55(0.45~0.65)	0.05	18(9.0~30)
2周	165(130~200)	0.50(0.42~0.66)	0.01	12(5.0~21)
3个月	120(95~145)	0.36(0.31~0.41)	0.01	12(6.0~18)
6个月~6岁	120(105~140)	0.37(0.33~0.42)	0.01	10(6.0~15)
7~12岁	130(110~160)	0.38(0.34~0.40)	0.01	8(4.5~13.5)

（二）白细胞数与分类

小儿出生时白细胞总数为$(15～20)×10^9/L$,出生后 6～12 h 达$(21～28)×10^9/L$,后逐渐下降,至 2 周左右约为 $12×10^9/L$,婴儿期白细胞数维持在 $10×10^9/L$ 左右,8 岁后接近成人水平。

白细胞分类主要是中性粒细胞与淋巴细胞比例的变化。出生时中性粒细胞占 60%～65%,淋巴细胞占 30%～35%。随着白细胞总数下降,中性粒细胞比值亦相应下降,出生后 4～6 天二者比例相等;此后整个婴儿期均是淋巴细胞占优势,约占 60%,中性粒细胞约占 30%,学龄前期中性粒细胞逐渐增加,4～6 岁时二者比例再次相等;6 岁后中性粒细胞比例逐渐上升,淋巴细胞比例下降,渐达成人值。嗜酸性粒细胞、嗜碱性粒细胞及单核细胞各年龄期差别不大(图 11－1)。

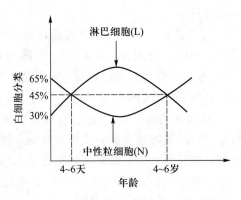

图 11－1　小儿出生后白细胞分类变化

（三）血小板

血小板数与成人相似,为$(150～250)×10^9/L$。

（四）血容量

小儿血容量相对较成人多,新生儿血容量约占体重的 10%,儿童占体重的 8%～10%,成人占体重的 6%～8%。

第二节　小儿贫血概述

一、贫血的定义

贫血(anemia)是指末梢血中单位容积内红细胞数或血红蛋白量低于正常。世界卫生组织关于贫血的诊断标准是:6 个月～6 岁血红蛋白 <110 g/L,6～14 岁血红蛋白 <120 g/L。我国对 6 个月以内的小儿贫血的诊断标准是:新生儿血红蛋白 <145 g/L,1～4 个月血红蛋白 <90 g/L,4～6 个月血红蛋白 <100 g/L。海拔每升高 1 000 m,血红蛋白上升 4%。

二、贫血的分度

依外周血中血红蛋白量,可将贫血分为轻、中、重、极重 4 度(表 11－2)。

表 11 – 2   不同程度贫血血红蛋白含量/(g·L⁻¹)

	轻度	中度	重度	极重度
儿童	90 ~ 120	60 ~ 90	30 ~ 60	< 30
新生儿	120 ~ 144	90 ~ 120	60 ~ 90	< 60

三、贫血的分类

（一）病因分类

1. 红细胞和血红蛋白生成不足性贫血

（1）缺乏造血物质   如缺铁性贫血、巨幼细胞贫血等。

（2）骨髓造血功能障碍   如原发性及继发性再生障碍性贫血等。

（3）其他   感染性贫血、铅中毒、癌症性贫血等。

2. 失血性贫血

（1）急性失血   如出血性疾病、创伤性出血等。

（2）慢性失血   如溃疡病、鲜牛乳过敏、肠息肉、钩虫病等。

3. 溶血性贫血

（1）红细胞内在缺陷   红细胞膜缺陷（如遗传性球形细胞增多症）、红细胞酶缺陷（如葡萄糖 – 6 – 磷酸脱氢酶缺陷症）、血红蛋白合成与结构异常（如地中海贫血）。

（2）红细胞外在因素   免疫性因素（如新生儿溶血症、自身免疫性溶血性贫血）、感染因素（如疟疾等）、理化因素（如烧伤、蛇毒、苯及铅中毒等）、其他（如脾功能亢进）。

（二）形态分类

依据红细胞平均容积（MCV）、红细胞平均血红蛋白量（MCH）、红细胞平均血红蛋白浓度（MCHC），将贫血分为 4 类（表 11 – 3）。

表 11 – 3   贫血的形态分类

项目	MCV/fl	MCH/pg	MCHC/%
正常值	80 ~ 94	28 ~ 32	32 ~ 38
大细胞性	> 94	> 32	32 ~ 38
正细胞性	80 ~ 94	28 ~ 32	32 ~ 38
单纯小细胞性	< 80	< 28	32 ~ 38
小细胞低色素性	< 80	< 28	< 32

四、贫血的治疗原则

1. 祛除病因   这是治疗贫血的关键,贫血原因暂时未明者应积极寻找病因并予以祛除。

2. 一般治疗　如加强营养、预防感染、改善饮食等。

3. 药物治疗　针对贫血的病因,选择有效的药物给予治疗。

4. 输红细胞　当贫血引起心功能不全时,可输入红细胞,对长期慢性贫血代偿功能良好者,可不必输红细胞。

5. 造血干细胞移植　是目前根治一些遗传性溶血性贫血和再生障碍性贫血的有效方法。

6. 并发症治疗　应积极治疗急、慢性感染,营养不良,消化功能紊乱等并发症。

第三节　营养性缺铁性贫血

一、疾病概要

营养性缺铁性贫血(nutritional iron deficiency anemia)是由于体内铁缺乏而致血红蛋白合成减少引起的一种贫血,主要表现为小细胞低色素性贫血、血清铁蛋白减少,铁剂治疗有效。本病为小儿贫血中最常见者,以6个月到2岁的婴幼儿发病率最高,是我国儿童保健重点防治的"四病"之一。

(一)病因和发病机制

1. 病因

(1)先天储存铁不足　胎儿后期可从母体获取一定量的铁,足月新生儿从母体获取的储存铁一般可满足生后4个月的造血之需,故婴儿早期不易发生缺铁性贫血。早产儿从母体获得的铁量较少,加之生长发育更快,可较早发生铁缺乏。4个月后储存铁逐渐耗尽,且此时期生长发育速度较快,而牛乳和人乳中铁的含量均较低,不能满足机体的造血需求,当机体储存铁耗竭后而又未及时从饮食中得到补充,即可发生缺铁性贫血,故6个月到2岁为缺铁性贫血的高发期。

(2)铁的摄入量不足　为造成铁缺乏的主要原因。单纯母乳或人工牛乳喂养,未及时添加含铁丰富的辅助食品,或存在单食、挑食等不良饮食习惯,均可造成铁的摄入量不足。

(3)生长发育速度过快　使铁的需求量相对增多。

(4)铁的吸收障碍及丢失过多　当有慢性腹泻、反复感染等影响铁的消化、吸收时,可造成铁缺乏。

2. 发病机制　铁是合成血红蛋白的原料,铁由血循环运送至骨髓时,即进入幼红细胞内,在线粒体中与原卟啉结合成血红素,血红素与珠蛋白结合成血红蛋白。由于铁缺乏,导致血红蛋白量的减少,红细胞胞浆不足,红细胞胞体变小。因缺铁对细胞的分裂、增殖影响较小,故红细胞数目的减少程度不如血红蛋白量的减少程度明显,从而形成小细胞低色素性贫血。缺铁可使某些与生物氧化、组织呼吸、神经介质的合成和分解有关的酶(如细胞色素C、单胺氧化酶、核糖核酸还原酶、琥珀酸脱氢酶等)活性降低,导致细胞功能紊乱,出现精神神经行为,皮肤、黏膜上皮损害,口炎,胃酸缺乏,指甲改变等。此外,缺铁还可使细胞免疫功能降低。

（二）治疗原则

祛除病因,补充铁剂,防治感染。本病一般不必输血,下述情况为输入红细胞的适应证:
① 贫血严重,尤其是发生心力衰竭者;② 合并感染者;③ 急需外科手术者。

二、护理评估

（一）健康史

应仔细询问患儿的出生史,如是否为早产、多胎、双胎,有无胎儿失血,母亲是否患严重贫血;有无长期乳类喂养而未及时添加辅食的情况,有无偏食、挑食;是否存在生长发育速度过快;有无慢性腹泻、消化道畸形、肠道寄生虫、反复感染等。

（二）身体状况

1. 一般表现　开始常有烦躁不安或精神萎靡,不爱活动,食欲减退,年长儿可诉头晕、耳鸣、眼前发黑等。皮肤、黏膜逐渐苍白,以口唇、口腔黏膜、睑结膜、甲床较明显。

2. 造血器官表现　由于骨髓外造血反应,肝、脾、淋巴结可肿大。年龄越小,病程越久,贫血越重,肝、脾大越明显。

3. 其他表现　① 体重增长缓慢,少数患儿可出现异食癖,部分患儿可有舌炎、舌乳头萎缩,严重者可出现萎缩性胃炎或吸收不良综合征;② 常有精神不集中,学习成绩下降;③ 贫血明显时心率增快,心脏扩大,重者可发生心力衰竭;④ 皮肤干燥、毛发枯黄、反甲,常合并感染。

（三）社会心理状况

本病为慢性营养缺乏性疾病,病情较重、病程较长的年长患儿,游戏与学习均会受到一定影响。应注意评估患儿及家长对本病的认识程度,对贫血防治知识的了解程度;患儿是否产生抑郁、自卑、厌学等心理。

（四）辅助检查

1. 外周血象检查　红细胞数及血红蛋白量均降低,尤以血红蛋白量的降低为著。血涂片可见红细胞大小不等,以小者居多,红细胞染色浅,中央淡染区增大。网织红细胞数正常或轻度减少。白细胞数和血小板一般正常,严重病例可能稍降低。

2. 铁代谢检查　血清铁及血清铁蛋白降低,血清铁结合力升高,运铁蛋白饱和度降低,红细胞游离原卟啉升高。

3. 骨髓象　骨髓象表现为增生活跃,以红系增生为主,中、晚幼红细胞居多,各期红细胞均较小,胞浆量少,边缘不规则,染色偏蓝。粒细胞和巨核细胞系一般无明显异常。

三、护理诊断/问题

1. 活动无耐力　与贫血致组织、器官缺氧有关。
2. 营养失调:低于机体需要量　与铁的供应不足、生长发育过快、铁吸收和利用障碍、先天储铁不足有关。

3. 有感染的危险 与缺铁致机体免疫功能下降有关。

4. 潜在并发症:心力衰竭。

5. 知识缺乏 与家长及年长儿的营养知识不足,缺乏本病的防护知识有关。

四、护理目标

1. 患儿的活动耐力增加,气促、虚弱和疲乏逐渐改善。

2. 患儿缺铁因素消除,贫血纠正,血清铁及铁蛋白达正常标准。

3. 患儿不发生感染。

4. 家长及年长患儿能叙述发病原因,积极主动配合治疗,纠正不良的饮食习惯。

五、护理措施

(一)注意休息,适量活动

轻、中度贫血的患儿,不必严格限制日常活动量,但应避免剧烈运动。重度贫血患儿,应依据其活动耐力下降情况,制定活动强度;活动后有明显心悸、气短、缺氧等表现者,应严格限制活动量,必要时卧床休息,吸氧。对哭闹、烦躁不安的患儿,应耐心抚慰,专人看护,避免激惹。

(二)合理安排饮食

1. 提倡母乳喂养,按时添加含铁丰富的辅食,或补充强化铁食品;如以牛乳喂养婴儿,必须加热煮沸处理,以减少因过敏而引起肠出血。

2. 在营养师指导下制订饮食计划,采取增加食欲的措施,提供患儿喜爱的含铁较丰富的食物,合理搭配以提高食物中铁的吸收率。纠正患儿的不良饮食习惯。

(三)用药护理

指导正确应用铁剂,观察其疗效与副作用。多采用口服,因其经济、安全、副作用小。当口服铁剂有严重反应或因患胃肠道疾病影响铁吸收时,可采用注射铁剂。

1. 选用较易吸收的二价铁,常用口服铁制剂有硫酸亚铁、富马酸亚铁、葡萄糖酸亚铁等。口服剂量以元素铁计算为每日 4.5~6 mg/kg,分 3 次服用为佳。

2. 两餐之间(半空腹状态)服药最佳,既减少对胃黏膜的刺激,又有利于吸收。与维生素 C、稀盐酸合剂等同时服用,可以促进铁剂吸收;但牛奶、茶、钙、豆浆、咖啡等,可影响铁剂的吸收。服用铁剂可使牙齿黑染(用吸管服药可预防之),大便颜色变黑,应预先向家长及患儿说明,以减少疑虑。

3. 采用注射铁剂时,应做臀部深部肌内注射,每次更换注射部位,避免局部硬结形成。注射右旋糖酐铁可有过敏现象,如面红、荨麻疹,甚至过敏性休克,故首次注射应严密观察,警惕过敏反应的发生。

4. 治疗有效者在用药后 3~4 天网织红细胞升高,7~10 天达高峰,2~3 周后降至正常。治疗约 2 周后血红蛋白逐渐上升,通常于治疗 3~4 周时达正常水平。如治疗效果满意,血红蛋白恢复正常后再继续服用铁剂 6~8 周,以增加铁储备。

(四)预防感染

注意个人卫生,做好食具、奶具、玩具的清洗、消毒。保持口腔清洁,进食前后以温开水或漱口液漱口。不要到公共场所及人群集中的地方去,以免交叉感染。保持大便通畅,便后及时清洗外阴及肛周。

(五)防止心力衰竭

1. 重度及极重度贫血的患儿应卧床休息,必要时吸氧,避免患儿烦躁及哭闹,以减少氧耗及回心血量,减轻心脏负担。
2. 严格掌握输液、输血的量及速度。
3. 密切观察病情变化,若出现气促、心悸、发绀、极度烦躁不安、尿量减少、下肢水肿、肝大等表现时,及时通知医生,并按心力衰竭实施护理。

六、健康指导

1. 做好母亲保健工作,孕妇及哺乳期母亲应食用含铁丰富的食物。
2. 提倡母乳喂养,及时添加辅食。足月儿出生 4 个月后应添加含铁丰富的辅食、早产儿则应提前至 2 个月时给予铁剂进行预防。
3. 指导家长制订饮食计划,合理搭配饮食,纠正患儿的不良饮食习惯。
4. 指导家长及患儿正确服用铁剂。
5. 对异食癖患儿不应过多责备和歧视,应耐心看护和引导;对智力减退、学习成绩下降者,应加强教育与训练。

第四节　营养性巨幼细胞贫血

一、疾病概要

营养性巨幼细胞贫血(nutritional megaloblastic anemia),又称大细胞性贫血,是由于缺乏维生素 B_{12} 和(或)叶酸所致,主要表现为贫血、神经精神症状、红细胞体积变大、骨髓中出现巨幼细胞、用维生素 B_{12} 和(或)叶酸治疗有效。本病多见于 6 个月~2 岁婴幼儿,农村地区较多。

(一)病因及发病机制

1. 病因
(1)摄入量不足　孕妇体内缺乏维生素 B_{12};乳母长期素食,且婴儿又未按时添加辅食;单纯羊乳喂养;小儿偏食、挑食。这些均可致维生素 B_{12} 和(或)叶酸的摄入量不足。
(2)吸收及代谢障碍　严重营养不良、慢性腹泻或吸收不良综合征可使维生素 B_{12}、叶酸吸收减少。

（3）需要量增加　婴儿期生长发育速度较快，对维生素 B_{12} 及叶酸的需求量较多；严重感染时，维生素 B_{12} 和叶酸的消耗量增加。

（4）药物影响　广谱抗生素可使正常结肠内部分含叶酸的细菌被清除；抗叶酸代谢药物（甲氨蝶呤、巯嘌呤等）可抑制叶酸代谢；长期服用抗癫痫药物（苯妥英钠、扑痫酮等）也可导致叶酸缺乏。

2. 发病机制　叶酸经叶酸还原酶和维生素 B_{12} 的催化作用后变成四氢叶酸，后者是合成脱氧核糖核酸（DNA）必需的辅酶。当维生素 B_{12} 和叶酸缺乏时，DNA 合成受到影响，红细胞核的分裂延迟，胞浆成熟而胞核发育落后，因而红细胞体积增大，数量减少，骨髓中巨幼红细胞增生而出现巨幼细胞贫血。维生素 B_{12} 还与神经髓鞘中脂蛋白的形成有关，能保持有髓神经纤维的完整功能。当其缺乏时可致周围神经变性，脊髓亚急性联合变性和大脑损害，出现神经精神症状。

（二）治疗原则

祛除病因，加强营养，防治感染；给予维生素 B_{12} 和叶酸，有明显神经精神症状者以维生素 B_{12} 治疗为主。

二、护理评估

（一）健康史

应仔细询问母孕期状况及乳母的饮食习惯；小儿是否单纯羊乳喂养；是否偏食、挑食；有无按时添加辅食等。了解生长发育速度，有无内因子缺乏、慢性腹泻、肠切除等疾病；有无应用广谱抗生素、抗叶酸代谢药物、某些抗癫痫药物等病史。

（二）身体状况

1. 贫血的一般表现　皮肤、面色苍黄，睑结膜、口唇、甲床处明显苍白，严重者皮肤有出血点或瘀斑，易疲乏无力。多呈虚胖，毛发干枯稀黄，常有食欲减退、腹泻等胃肠道症状。轻度肝、脾大，重者可有心脏扩大、心力衰竭。

2. 神经精神症状　维生素 B_{12} 缺乏者表现为表情呆滞，反应迟钝，少哭不笑，哭而无眼泪。特征性表现为智力及动作发育落后甚至倒退，如原来已经会坐、会爬、会笑等，病后又都不会。还可见肢体、头部、躯干或全身震颤，轻者睡眠时可消失，重者睡眠时亦有颤动。部分病例出现腱反射亢进，少数病例有踝阵挛。此外，长期舌颤动与下门齿相摩擦，舌下正对下中门齿处可发生溃疡。叶酸缺乏不发生神经系统症状，但可导致烦躁不安、易怒等。

（三）社会心理状况

持续时间长、较严重的贫血不仅会影响小儿的体格发育，而且会影响神经精神的正常发育和心理行为的正常发展。应注意评估患儿及家长对本病的认识程度，患儿是否因注意力不能集中、智力倒退、记忆力低于同龄儿、学习成绩下降而产生自卑心理；家长是否因不能正确认识小儿的智力及动作发育倒退现象，产生焦虑及抑郁心理。

(四)辅助检查

1. 外周血象检查 外周血中红细胞与血红蛋白均降低,但以红细胞数目的减少更为明显。血涂片可见红细胞体积变大,中央淡染区不明显。

2. 血清维生素 B_{12} 和叶酸测定 血清维生素 B_{12} < 100 ng/L(正常值 200 ~ 800 ng/L),叶酸 < 3 μg/L(正常值 5 ~ 6 μg/L)。

3. 骨髓象 骨髓增生明显活跃,以红细胞系增生为主,各期红细胞均有巨幼变,细胞核发育落后于细胞质。

三、护理诊断/问题

1. 活动无耐力 与贫血致组织、器官缺氧有关。

2. 营养失调:低于机体需要量 与维生素 B_{12} 和(或)叶酸摄入量减少、吸收障碍、消耗增加及需要量增多有关。

3. 生长发育改变 与贫血、营养不足、维生素 B_{12} 缺乏导致动作及智力发育停滞甚至倒退有关。

4. 知识缺乏 与家长缺乏有关本病的病因、护理和预防知识有关。

四、护理措施

(一)注意休息,适度活动

根据患儿活动耐力情况安排休息与活动。烦躁、震颤重者及抽搐者可遵医嘱给予镇静剂,防止外伤。

(二)合理安排饮食

1. 改善乳母营养,及时给婴儿添加富含维生素 B_{12} 和叶酸的辅食,单纯羊乳喂养者应及时补充叶酸。

2. 纠正小儿偏食、挑食的不良饮食习惯,做到荤素搭配,调配好食物的色、香、味,促进小儿食欲。

3. 震颤严重不能吞咽者,早期可采用鼻饲,逐渐训练患儿用奶瓶或匙吃奶或辅食。

(三)用药护理

指导正确补充维生素 B_{12} 和叶酸。

1. 维生素 B_{12} 肌内注射,每次 100 μg,每周 2 ~ 3 次;叶酸 5 mg,每日 3 次口服。连用数周,直到贫血纠正、临床症状好转为止。维生素 C 可促进叶酸的利用,可与叶酸同时口服。恢复期应加用铁剂,防止红细胞生成增加时铁剂不足。

2. 及时治疗肠道疾病,注意合理应用抗生素、抗叶酸代谢药物及抗癫痫药物。

(四)监测生长发育情况

评估患儿体格、智力、运动发育情况,耐心教养,逐渐训练坐、立、行等运动功能,促进动作和智能发育。

五、健康指导

1. 强调饮食调整、喂养的重要性,告知家长哪些食物富含维生素 B_{12} 和叶酸。
2. 指导家长制订饮食计划,合理搭配饮食,纠正患儿的不良饮食习惯。
3. 应告知家长做好小儿的生长发育监测,定期进行健康检查。

第五节　急性白血病

一、疾病概要

白血病(leukemia)是造血系统的恶性增生性疾病。其特点是白血病细胞在骨髓中恶性增生,并浸润至其他组织与器官,从而产生一系列临床症状。在我国,小儿的恶性肿瘤当中,白血病发病率最高,为 3/10 万 ~4/10 万,男性高于女性。任何年龄均可发病,以学龄前期和学龄期多见。小儿白血病中,90% 以上为急性白血病,慢性白血病仅占 3% ~5% 。

(一)病因及发病机制

白血病的病因和发病机制至今尚未完全明了,可能与病毒感染、物理和化学因素、遗传因素等有关。

(二)白血病的分型

根据增生白血病细胞的分化程度,可将急性白血病分为急性淋巴细胞白血病(ALL,简称急淋)和急性非淋巴细胞白血病(ANLL,简称急非淋)两大类,小儿以 ALL 发病率最高。目前,常采用形态学(M)、免疫学(I)、细胞遗传学(C)和分子生物学(M),即 MICM 综合分型,更有利于指导治疗和判断预后。形态学分型将 ALL 分为第一型(L_1)、第二型(L_2)、第三型(L_3)3 型;将 ANLL 分为粒细胞白血病未分化型(M_1)、粒细胞白血病部分分化型(M_2)、颗粒增多的早幼粒细胞白血病(M_3)、粒 - 单核细胞白血病(M_4)、单核细胞白血病(M_5)、红白血病(M_6)、巨核细胞白血病(M_7)7 型。

(三)治疗原则

目前多采用以化疗为主的综合治疗措施,尽量做到早诊断、早治疗。依据不同白血病类型采取不同的化疗方案,同时做好对症治疗;加强营养支持;预防及控制感染;及时处理并发症。条件允许时可行造血干细胞移植。

化学药物治疗的目的是杀灭白血病细胞,解除白血病细胞浸润引起的症状,使病情缓解,以至治愈。通常按次序、分阶段进行:① 诱导缓解治疗:联合数种化疗药物,最大限度地杀灭白血病细胞,恢复骨髓正常造血功能;② 巩固治疗:在缓解状态下最大限度杀灭微小残留白血病细胞,防止早期复发;③ 预防髓外白血病:防止发生中枢神经系统白血病和睾丸白血病,预防复发,防止治疗失败,使患儿获得长期生存;④ 维持治疗:巩固疗效,达到长期缓解或治愈的目的。持续完全缓解 2.5～3.5 年者方可停止治疗,停药后尚须继续追踪观察数年(表 11－4)。

表 11－4 小儿急性白血病常用化疗药物

药物	主要作用	给药途径	剂量和用法*	毒副反应
泼尼松(Pred)	溶解淋巴细胞	口服	40～60 mg/(m²·d),每日 3 次	类 Cushing 综合征,高血压,骨质疏松
环磷酰胺 (CTX)	抑制 DNA 合成,使细胞停止在分裂期,阻止进入 S 期	口服 静脉注射	2～3 mg/(kg·d),每日 1 次 200～400 mg/(m²·次),每周 1 次	脱发,出血性膀胱炎,骨髓抑制,肝损害,口腔溃疡
长春新碱 (VCR)	抑制 DNA 合成,阻滞细胞分裂	静脉注射	1.5～2 mg/(m²·次),每周 1 次	周围神经炎,脱发
阿糖胞苷 (Ara－c)	抗嘧啶代谢,抑制 DNA 合成,作用于 S 期	静脉滴注或肌内注射 鞘注	100～200 mg/(m²·d),每日 2 次; 30 mg/(m²·次),隔日或每周 1 次	脱发,骨髓抑制,恶心呕吐,口腔溃疡
6－硫鸟嘌呤 (6－TG)	抑制嘌呤合成,使 DNA 和 RNA 合成受抑制	口服	75 mg/(m²·次),每日 1 次	骨髓抑制,肝损害
6－疏嘌呤 (6－MP)	同 6－TG	口服	50～90 mg/(m²·次),每日 1 次	同 6－TG
甲氨蝶呤 (MTX)	抗叶酸代谢物,抑制叶酸辅酶,抑制 DNA 合成	口服 肌内注射或静脉注射 鞘注	15～25 mg/(m²·次),每日 1 次 同上,每周 1～2 次 剂量依年龄而定	骨髓抑制,肝损害,口腔、胃肠道溃疡,恶心呕吐,巨幼红样变
阿霉素(ADM)	抑制 DNA 和 RNA 合成	静脉注射	40 mg/(m²·次),每日 1 次,共 3 天	骨髓抑制,心脏毒性,脱发,胃肠道反应
阿克拉霉素 (ACM－B)	抑制核酸合成	静脉滴注	0.4 mg/(m²·次),每日 1 次,共 10～15 天	骨髓抑制,心、肝、肾毒性,胰腺炎,过敏反应
柔红霉素 (DNR)	抑制 DNA 和 RNA 合成	静脉滴注	30～40 mg/(m²·次),每日 1 次,共 2～4 次	骨髓抑制,胃肠道反应,心肌损害,局部刺激
去甲氧柔红霉素 (IDA)	抑制 DNA 合成	静脉滴注	10 mg/(m²·次),每日 1 次,共 2 天	骨髓抑制,心脏毒性,肝损害,胃肠道反应

227

续表

药物	主要作用	给药途径	剂量和用法*	毒副反应
三尖杉碱（H）	抑制蛋白质合成，水解门冬酰胺	静脉滴注	$4 \sim 6$ mg/（m²·次），每日 1 次，共 $5 \sim 7$ 天	骨髓抑制，心脏损害，胃肠道反应
左旋门冬酰胺酶（L-ASP）	溶解淋巴细胞，分解细胞内、外门冬酰胺	静脉滴注	0.5 万 $\sim$ 1 万 U/（m²·d），隔日 1 次，共 $6 \sim 10$ 次	过敏反应，肝损害，氮质血症，胰腺炎，糖尿病，出血，低血浆蛋白
替尼泊苷（VM26）	破坏 DNA，阻断 G_0 和 M 期	静脉滴注	$100 \sim 150$ mg/（m²·次），每日 1 次，共 $2 \sim 3$ 天	骨髓抑制，肝损害，胃肠道反应
依托泊苷（VP16）	抑制 DNA 和 RNA 合成	静脉滴注	同 VM26	同 VM26
全反式维生素 A 酸（ATRT）	诱导分化剂，与 PML/RARa 融合基因结合	口服	$30 \sim 60$ mg/（m²·d），每日 $2 \sim 3$ 次	维生素 A 酸综合征
三氧化二砷（AS_2O_3）	下调 Bcl-2 基因表达，诱导细胞分化和促进凋亡	静脉滴注	$0.2 \sim 0.25$ mg/（kg·d）	皮肤色素沉着，消化道症状，关节肌肉酸痛，肾功能损害

*剂量和用法随方案不同而不同

二、护理评估

（一）健康史

应仔细询问患儿是否有病毒感染史；是否受过特殊射线照射及电离辐射；是否接受过特殊的抗肿瘤药物治疗及接触过苯、亚硝胺等物质；家族近亲中有无白血病患者；评估患儿的起病情况及发热、贫血、出血、白血病细胞浸润等症状的程度及发生时间等，尤其是 3 岁以上贫血患儿曾用常规药物（铁剂、叶酸、维生素 B_{12} 等）治疗无效的，应警惕白血病的可能。

（二）身体状况

1. 一般表现　大多起病较急，早期可有精神萎靡、乏力、食欲减退、面色苍白、鼻出血或牙龈出血，亦有以骨关节疼痛为首发表现者。

2. 发热　多数患儿起病时即有发热，热型不定，一般不伴寒战，抗生素治疗无效；合并感染时，常伴持续高热，多为呼吸道感染、齿龈炎、皮肤疖肿、肾盂肾炎和败血症等。

3. 贫血　出现较早，进行性加重，表现为苍白、虚弱无力、活动后气促。

4. 出血　以皮肤、黏膜出血多见，表现为皮肤紫癜或瘀点、瘀斑，鼻出血、齿龈出血，消化道出血和血尿，偶见颅内出血。

5. 白血病细胞浸润引起的表现

（1）肝、脾、淋巴结肿大　可有压痛,纵隔淋巴结肿大时可出现压迫症状,如呛咳、呼吸困难和静脉回流受阻。

（2）骨、关节浸润　骨、关节疼痛多见于 ALL,部分患儿为首发表现。

（3）中枢神经系统浸润　白血病细胞侵犯脑实质和（或）脑膜时即导致中枢神经系统白血病（CNSL）,出现头痛、呕吐、嗜睡、视盘水肿、惊厥甚至昏迷、脑膜刺激征等颅内压增高的表现,脑脊液中可发现白血病细胞。CNSL 是导致急性白血病复发的主要原因。

（4）绿色瘤　白血病细胞浸润眶骨、颅骨、胸骨、肋骨或肝、肾、肌肉等组织,在局部呈块状隆起而形成绿色瘤。

（5）睾丸浸润　白血病细胞侵犯睾丸时即引起睾丸白血病（TL）,表现为局部肿大、触痛,阴囊皮肤可呈红黑色,TL 是导致白血病复发的另一重要原因。

（6）其他　也可浸润皮肤、心脏、消化系统、肾等组织器官而出现相应的症状、体征。

（三）社会心理状况

本病病程较长,病死率高。应注意评估患儿及家长对本病的认识程度,患儿是否因正常生活受到限制,生命受到威胁,产生烦躁、悲观、自卑、孤独等心理;家长是否因担心患儿的生命安全,出现极度震惊、恐惧等心理。本病治疗费用高昂,应评估患儿家庭的经济承受能力。

（四）辅助检查

1. 外周血象　红细胞数及血红蛋白量均减少,呈正细胞正色素性贫血,网织红细胞数较低。血小板减少。白细胞计数高低不一,增高者约占 50% 以上,以原始和幼稚细胞为主,成熟中性粒细胞减少。

2. 骨髓象　骨髓检查是确立诊断和判定疗效的重要依据。典型表现为白血病原始和幼稚细胞极度增生,总数超过 30%,甚至高达 90% 以上,有的骨髓几乎全部被白血病细胞所占据,幼红细胞及巨核细胞减少,少数患儿表现为骨髓增生低下。

3. 组织化学染色和溶菌酶检查　有助于鉴别白血病细胞类型。

三、护理诊断/问题

1. 体温过高　与大量白血病细胞浸润、坏死和（或）感染有关。

2. 活动无耐力　与贫血致组织、器官缺氧有关。

3. 有感染的危险　与中性粒细胞减少、免疫功能下降有关。

4. 潜在并发症:出血、药物不良反应。

5. 营养失调:低于机体需要量　与疾病过程中消耗增加,抗肿瘤治疗而致恶心、呕吐、食欲下降,摄入量不足有关。

6. 疼痛　与白血病细胞浸润有关。

7. 预感性悲哀　与白血病久治不愈有关。

四、护理措施

（一）维持正常体温

监测体温，观察热型及热度；给予物理降温或遵医嘱给予药物降温，但忌用安乃近和乙醇擦浴，以免降低白细胞和增加出血倾向。

（二）注意休息，适当活动

合理安排其生活与作息，一般不需绝对卧床，但要防止患儿活动过度。重症患儿长期卧床者，应常更换体位，预防压疮。

（三）预防及控制感染

白血病患儿免疫功能下降，化疗常致骨髓抑制，使成熟中性粒细胞减少或缺乏，极易发生感染。

1. 做好保护性隔离。与其他病种患儿分室居住，以免交叉感染。粒细胞数极低和免疫功能明显低下者应住单间，有条件者住空气层流室或无菌单人层流床。房间每日消毒。限制探视者人数和次数，感染者禁止探视。接触患儿前认真洗手，必要时以消毒液洗手。

2. 注意个人卫生。教会家长及年长儿正确的洗手方法；保持口腔清洁，进食前后以温开水或漱口液漱口；宜用软毛牙刷或海绵，以免损伤口腔黏膜及牙龈，导致出血和继发感染；有黏膜真菌感染者，可用氟康唑或依曲康唑涂搽患处；勤换衣裤，每日沐浴，减少皮肤感染；保持大便通畅，便后用温开水或盐水清洁肛周，以防肛周脓肿。

3. 严格执行无菌技术操作，遵守操作规程。

4. 化疗期间及免疫功能低下者，避免用麻疹、风疹、水痘、流行性腮腺炎等减毒活疫苗和脊髓灰质炎糖丸预防接种，以防发病。

（四）加强营养，注意饮食卫生

提供给患儿喜爱的高蛋白、高维生素、高热量饮食。鼓励进食，不能进食者，可静脉补充。食物应清洁、卫生，食具应消毒。

（五）减轻疼痛

提高诊疗技术操作水平，尽量减少因治疗、护理而带来的痛苦。运用适当的非药物性止痛技术或遵医嘱用止痛药，以减轻疼痛。监测患儿生命体征，注意有无烦躁、易激惹等症状，及时发现镇痛需要及评价止痛效果。

（六）用药护理

1. 熟悉各种化疗药物的药理作用和特性，了解化疗方案及给药途径，正确给药

（1）化疗药物多为静脉给药，且有较强的刺激性，药液渗漏可致局部疼痛、红肿甚至坏死，故注射前应确认静脉通畅方可输入，发现渗漏应立即停止注射，并做局部处理。

（2）某些药（如 L - ASP）可致过敏反应，用药前应询问用药史及过敏史，用药过程中要观察有无过敏反应。

（3）光照可使某些药（VP16，VM26）分解，静脉滴注时应避光。

（4）鞘内注射时，浓度不宜过大，药量不宜过多，缓慢推入，术后应去枕平卧 4~6 h。

（5）应用化疗药及护理操作时护士要注意自我保护。

2. 观察及处理药物毒不良反应

（1）绝大多数化疗药物可致骨髓抑制而使患儿易感染，应监测血象，密切观察有无感染征象。

（2）观察有无出血倾向和贫血表现。

（3）多数化疗药有消化道反应，恶心、呕吐严重者，用药前半小时给止吐药。

（4）加强口腔护理，有溃疡者，宜给清淡、易消化的流质或半流质温凉饮食；疼痛明显者，进食前可给局麻药或敷以溃疡膜、溃疡糊剂。

（5）环磷酰胺可致出血性膀胱炎，应保证摄入足够液量。

（6）可能致脱发者应先告知家长及年长儿，脱发后可戴假发、帽子或围巾。

（7）应用糖皮质激素可出现满月脸及情绪改变等，应告知家长及年长儿停药后会消失，应多关心患儿，鼓励患儿进行正常的人际交往。

（8）密切监测用药过程中的心脏、肾、皮肤等组织器官损害的表现，一旦发生立即采取适当的护理措施。

（七）防治出血

出血是白血病患儿死亡的又一主要原因。应为患儿提供安全的生活环境，避免外伤，各种穿刺操作后注意压迫止血。严重出血者遵照医嘱给予止血药，必要时输注同型新鲜血液及血小板。

五、心理护理及健康指导

1. 向患儿及家长讲解本病的相关知识及国内外的治疗进展，如目前白血病不再是不治之症，ALL 完全缓解率可达 95% 以上，5 年无病生存率可达 75%~88%；ANLL 的初治完全缓解率也已达 80% 左右，5 年无病生存率达 40%~60%，让他们树立战胜疾病的信心。

2. 进行各项诊疗、护理操作前，告知家长及年长儿其意义、操作过程、如何配合及可能出现的不适，以减轻或消除其恐惧心理。

3. 让家长了解所用的化疗方案、药物剂量及可能出现的不良反应，使患儿及家长能最大程度配合治疗及护理。

4. 为新老患儿家长提供相互交流的机会，定期召开家长座谈会或病友联谊会，让患儿、家长相互交流成功的护理经验和教训，如何采取积极的应对措施以渡过难关等，从而提高自护和应对能力，增强患儿及家长战胜疾病的信心。

5. 化疗间歇期患儿可出院，酌情参加学校学习，以利其生长发育。鼓励患儿参与体格锻炼，增强抗病能力。定期随访，监测治疗方案执行情况。重视患儿的心理状况，提供情感支持和心理疏导，使患儿在治疗疾病的同时，心理及智力也得以正常发展。

本 章 小 结

营养性缺铁性贫血是婴幼儿时期最常见的贫血性疾病。其发生的主要原因为饮食中铁的摄入量不足,先天性储存铁不足、生长发育速度过快及铁的代谢障碍。临床主要表现为小细胞低色素性贫血、血清铁蛋白减少、铁剂治疗有效。护理要点是使患儿适量活动,加强营养,预防感染,指导正确服用铁剂。

营养性巨幼细胞贫血是由于缺乏维生素 B_{12} 和(或)叶酸而引起的一种大细胞性贫血,除贫血的共同表现外,神经精神异常,尤其是动作和智力发育停滞甚至倒退为其特征性表现。其特效治疗药物是维生素 B_{12} 和(或)叶酸。护理要点是加强营养,指导正确服用维生素 B_{12} 和叶酸,促进动作和智能发育。

急性白血病是小儿时期最常见的恶性肿瘤,其病因可能与病毒感染、物理和化学因素、遗传因素等有关,临床主要表现为贫血、发热、出血、白血病细胞浸润等。目前多采用以化疗为主的综合治疗措施。护理要点是注意休息,防治感染,加强营养,指导用药,同时注意心理护理。

思 考 题

一、选择题

A1 型题

1. 关于骨髓外造血的叙述,正确的是( )。

   A. 是正常小儿的主要造血形式

   B. 是造血需求增加时而出现的特殊造血状态

   C. 其表现为肝大,脾及淋巴结不肿大

   D. 末梢血中可出现异常淋巴细胞

   E. 多发生在青春期儿童

2. 小儿发生营养性缺铁性贫血最主要的原因是( )。

   A. 胎儿时期从母体获得的铁量不足

   B. 儿童生长发育快,所需铁量相对增加

   C. 低铁食品喂养而未及时添加辅食

   D. 胃肠道吸收不良

   E. 出血性疾病导致慢性失血

3. 关于营养性缺铁性贫血的叙述不正确的是( )。

   A. 易疲乏、不爱活动　　　　　　　B. 全身无力、头晕、耳鸣

   C. 皮肤、黏膜苍白　　　　　　　　D. 小细胞低色素性贫血

   E. 白细胞、血小板减少

4. 对小儿缺铁性贫血的预防应强调( )。

   A. 母乳喂养　　　　　　　　　　　B. 混合喂养

   C. 及时添加蔬菜、果汁　　　　　　D. 及时添加蛋黄、动物肝、瘦肉

   E. 及早口服铁剂预防

5. 治疗缺铁性贫血服用铁剂的最佳时间是( )。

    A. 餐前   B. 餐后   C. 两餐之间

    D. 临睡前   E. 随意

6. 营养性巨幼细胞贫血的特征性表现为( )。

    A. 肝、脾、淋巴结肿大   B. 面色蜡黄,头发稀疏枯黄

    C. 智力及动作发育停滞甚至倒退   D. 红细胞减少比血红蛋白减少明显

    E. 血红蛋白减少比红细胞明显

7. 小儿时期最常见的白血病类型是( )。

    A. 急性淋巴细胞性白血病   B. 急性非淋巴细胞性白血病

    C. 单核细胞白血病   D. 粒细胞白血病

    E. 红白血病

8. 目前治疗白血病的主要措施是( )。

    A. 骨髓移植   B. 联合化疗   C. 控制感染

    D. 控制出血   E. 支持疗法

A2 型题

9. 患儿,男,8 个月,生后 6 个月内生长发育好,近 2 个月呆滞,面黄。查体:四肢及唇舌抖动,腱反射亢进,踝阵挛阳性。外周血象:Hb 65 g/L,RBC 1.5×10^{12}/L,中性粒细胞核分叶过多。该患儿最可能的诊断是( )。

    A. 癫痫   B. 营养性缺铁性贫血

    C. 营养性巨幼细胞贫血   D. 脑性瘫痪

    E. 先天性甲状腺功能减退症

10. 患儿,女,1 岁,诊断为缺铁性贫血,需口服铁剂。护士对家长进行服药指导中错误的是( )。

    A. 两餐间服用,以减少对胃肠道的刺激

    B. 可与维生素 C 同服

    C. 可与牛奶和钙剂同服

    D. 可用吸管服药,以防止牙齿黑染

    E. 大便呈黑色属正常现象,停药后可恢复

A3 型题

11 ~ 14 题共用题干

男婴,7 个月,近 2 个月来肤色苍白,食欲减退入院。出生后一直人工喂养,未添加辅食。查体:营养差,皮肤、黏膜苍白,心前区有Ⅱ级收缩期杂音,肝肋下 3 cm,脾肋下 1 cm。实验室检查:血红蛋白及红细胞均低于正常,白细胞、血小板及网织红细胞均正常。

11. 该患儿最可能的诊断是( )。

    A. 生理性贫血   B. 婴儿感染性贫血   C. 营养性缺铁性贫血

    D. 营养性巨幼细胞贫血   E. 营养性混合性贫血

12. 该患儿发病的主要原因是( )。

    A. 喂养不当   B. 营养物质丢失过多   C. 营养物质吸收障碍

D. 生长发育过快　　　　　　　　E. 慢性感染

13. 最适宜的治疗方案是(　　)。

    A. 注意饮食调节即可　　　　　　B. 口服铁剂　　　　　　C. 给予铁剂及维生素

    D. 铁剂肌内注射　　　　　　　　E. 少量输注浓缩红细胞

14. 出院时对家长的健康指导错误的是(　　)。

    A. 按时添加辅食

    B. 预防感染

    C. 增加户外活动,提高机体抵抗力

    D. 定期监测外周血象变化

    E. 贫血纠正后可立即停药

A4 型题

15～18 题共用题干

1 岁患儿,母乳喂养,未加辅食,约 2 个月前发现患儿活动少,不哭、不笑,面色蜡黄,表情呆滞,手及下肢颤抖。查体发现肝、脾大,血红细胞 $1.0 \times 10^{12}/L$,血红蛋白 65 g/L。血清铁、叶酸正常,血清维生素 B_{12} 降低。

15. 该患儿贫血程度为(　　)。

    A. 轻度贫血　　　　　　　　　　B. 中度贫血　　　　　　C. 重度贫血

    D. 极重度贫血　　　　　　　　　E. 溶血性贫血

16. 该患儿可能患的疾病是(　　)。

    A. 营养性巨幼细胞贫血　　　　　B. 营养性缺铁性贫血

    C. 营养性混合性贫血　　　　　　D. 溶血性贫血

    E. 感染性贫血

17. 对该患儿处理正确的是(　　)。

    A. 口服铁剂治疗　　　　　　　　B. 添加山楂、鸡内金　　　C. 避免服用维生素 C

    D. 用维生素 B_{12} 治疗　　　　　　E. 用维生素 B_{12} 和叶酸治疗

18. 预防该疾病应强调(　　)。

    A. 预防感染　　　　　　　　　　B. 多晒太阳　　　　　　C. 加强锻炼

    D. 促进小儿食欲　　　　　　　　E. 按时添加辅食

二、病例分析

患儿,男,9 个月,双胎之老大。平素体弱易患感冒,生后人工喂养,未正规添加辅食。近 3 个月来面色逐渐苍白,食欲缺乏,3 天来发热,体温最高达到 39.2 ℃。入院时查体:体温 38.8 ℃,神志清,精神差,面色、口唇、甲床苍白,咽部充血,双肺呼吸音粗,可闻及少许干鸣音,心率 126 次/min,肝右肋下 2.5 cm,质软,神经系统未见异常。血液检查:血红蛋白 65 g/L,红细胞 $2.8 \times 10^{12}/L$,白细胞、血小板及网织红细胞计数均正常。

1. 该患儿目前存在的护理诊断/问题有哪些? 应对患儿采取哪些护理措施?

2. 如欲为该患儿补充铁剂,请告之家长应注意哪些问题。

3. 请列出该患儿出院后的饮食指导计划。

第十二章 神经系统疾病患儿的护理

学习目标

1. 掌握 神经系统常见疾病的护理评估及护理措施。
2. 熟悉 神经系统常见疾病的病因。
3. 了解 小儿神经系统解剖生理特点及常用检查方法,神经系统常见疾病的护理诊断、治疗原则,急性颅内压增高的护理评估及护理措施。

第一节 小儿神经系统解剖生理特点及常用检查方法

一、小儿神经系统解剖生理特点

神经系统包括位于颅腔内的脑、椎管内的脊髓,以及与脑和脊髓相连接并分布于全身各处的周围神经。一般将脑和脊髓称为中枢神经系统,而将除其以外的神经称为周围神经系统。

(一)脑

小儿出生时脑皮质细胞数已与成人相同,以后随着年龄的增长,主要是细胞体积增大和突触增多、功能不断成熟及复杂化。3 岁时脑细胞分化基本完成,8 岁时与成人无明显差别。出生后 3 个月形成脑神经髓鞘,3 岁后形成周围神经髓鞘。婴幼儿接受外来刺激时,兴奋可传入邻近神经纤维,且传导速度慢,在脑皮质形成的兴奋灶不明确,故婴幼儿对外来刺激的反应常较缓慢而易于泛化,遇强刺激时易发生昏睡或惊厥。由于小儿大脑皮质发育较差,皮质下中枢兴奋性较高,常表现为肌张力较高,出现无意识的手足徐动。

(二)脊髓

新生儿出生时脊髓末端位于第 3~4 腰椎水平,故对婴幼儿进行腰椎穿刺时位置要低,以第 4~5 腰椎间隙为宜,以免伤及脊髓末端神经。4 岁以后同成人。

(三)脑脊液

脑脊液由各脑室脉络丛产生,其正常循环对维持脑组织的渗透压和调整颅内压都具有重要作用。如循环通路发生阻塞,可引起脑积水,导致颅内压升高。新生儿脑脊液量少且压力低,故抽取较为困难。正常脑脊液外观无色透明,细胞数不超过 10×10^6/L(新生儿可达 20×10^6/L),糖含量 2.8 ~ 4.4 mmol/L,氯化物 118 ~ 128 mmol/L,蛋白不超过 0.4 g/L。

(四)神经反射

1. 出生时存在,以后终身不消失的反射 角膜反射、吞咽反射、瞳孔反射、咽反射等。这些反射减弱或消失,提示神经系统有病理改变。

2. 出生时存在,以后逐渐消失的反射 觅食反射、吸吮反射、握持反射、拥抱反射、颈肢反射等。正常应于出生后 3 ~ 6 个月消失。病理改变时,这些反射存在或消失的时间将发生变化。

3. 出生时不存在,以后渐出现并终生不消失的反射 腹壁反射、提睾反射等。此类反射若该出现时引不出,或出现以后又消失,都为异常。

4. 病理反射 巴宾斯基征 2 岁内双侧阳性可为生理现象,若单侧出现或 2 岁后出现则为病理现象。2 岁以内小儿可引出踝阵挛。

(五)脑膜刺激征

脑膜刺激征见于各种原因引起的脑膜炎、蛛网膜下腔出血等。主要检查颈强直、凯尔尼格征(克尼格征)、布鲁津斯基征。因小儿屈肌张力较高,故生 3 ~ 4 个月内弱阳性无病理意义。婴儿的前囟及颅骨缝可以缓解颅内压,所以脑膜刺激征可以出现较晚或不明显。

二、神经系统常用检查方法

小儿和成人的神经系统检查原则上是相同的,但由于小儿神经系统处于生长发育阶段,各年龄的正常标准和异常表现有所不同。小儿多不能很好地配合检查,所以检查方法及结果判断也有其特点。通常需按不同年龄、患病特点及不同病种选做必要的检查,并于检查时重视儿童心理和生理的年龄特征,在比较中判断正常与异常。检查应全面,又要有重点,不必拘泥于顺序,对婴幼儿宜通过游戏来完成一些检查项目。

(一)一般检查

一般检查包括意识状态(可根据小儿对外界的声、光、疼痛、语言等刺激的反应来判断)、精神发育和行为(包括运动、语言和适应能力,可根据小儿对外界环境的反应和完成的技能来判断)、皮肤有无异常色素斑、身体有无特殊气味等。

(二)头颅和脊柱

头颅的大小、外形、前囟大小及张力;叩诊有无"破壶音";颅骨透照试验是否阳性;脊柱有无畸形、叩击痛等。

(三)脑神经检查

脑神经检查包括视力、视野和眼底在内的视神经检查;对各种气味(如香水、食醋、乙醇)

有无反应的嗅神经检查;观察表情发生变化时,面部两侧是否对称的面神经检查;以及动眼神经、滑车神经、展神经、三叉神经、听神经、前庭神经、舌咽神经、迷走神经、副神经和舌下神经检查等。

(四)运动检查

运动检查应观察头、躯干、四肢的随意动作,如卧、坐、立、走、跑、跳、上台阶、写、画等,看是否达到该年龄的正常标准。运动检查包括肌容积、肌张力、肌力、共济运动、姿势与步态和不自主运动等。

(五)反射检查

反射是神经活动的基础。检查时注意双侧对比。检查内容包括深反射(跟腱反射、膝腱反射等)、浅反射(角膜反射、腹壁反射等)、病理反射(巴宾斯基征、霍夫曼征等)、脑膜刺激征等。

(六)感觉检查及自主神经系统检查

感觉检查及自主神经系统检查包括深感觉(位置觉、震动觉等)、浅感觉(痛觉、温度觉等)、脉搏、血压、出汗情况及体温等。

第二节　化脓性脑膜炎

一、疾病概要

化脓性脑膜炎(purulent meningitis),简称化脑,是由各种化脓菌感染引起的脑膜炎症。主要表现为急性发热、惊厥、意识障碍、颅内压增高和脑膜刺激征,以及脑脊液脓性改变。化脑是小儿、尤其是婴幼儿时期常见的神经系统急性感染性疾病,病死率较高,神经系统后遗症较多。由脑膜炎奈瑟球菌引起者称为流行性脑脊髓膜炎,因其属于急性传染病,故不在本节中叙述。

(一)病因与发病机制

由于小儿机体抵抗力较弱,血－脑脊液屏障功能较差,故化脑的发病率较成人为高。导致化脑的病原菌种类与患儿的发病年龄有关。新生儿及 2 个月以内的婴幼儿以革兰阴性杆菌及金黄色葡萄球菌为主,2 个月以后至儿童时期以流感嗜血杆菌、脑膜炎奈瑟球菌或肺炎链球菌多见。细菌大多由呼吸道侵入,也可由皮肤、黏膜或新生儿脐部侵入,经血循环到达脑膜。少数可因患中耳炎、乳突炎、脑脊膜膨出或颅骨骨折时,细菌直接蔓延所致。

(二)治疗原则

控制感染;降低颅内压等对症处理;加强支持疗法。

二、护理评估

（一）健康史

应仔细询问患儿病前有无呼吸道、皮肤或其他感染史；有无先天发育畸形（如脑脊膜膨出）；新生儿出生史，有无脐部感染史。

（二）身体状况

1. 感染中毒表现 多突起高热，体温可达 39 ℃ 以上，精神萎靡、烦躁不安、嗜睡。新生儿体温可升高或降低，甚至出现体温不升，面色青灰，吸吮力差，拒乳。

2. 颅内压升高表现 剧烈头痛，喷射性呕吐，血压升高，心率减慢。婴幼儿可见前囟饱满，张力增高，颅缝裂开，哭声尖直，眼神发呆，双目凝视。严重者合并脑疝，表现为呼吸不规则，突然意识障碍加重，瞳孔不等大。

3. 脑膜刺激征 可有颈强直，凯尔尼格征、布鲁津斯基征阳性。新生儿及小婴儿出现较晚或阴性。

4. 并发症表现

（1）硬脑膜下积液 常见于 1 岁以下的患儿。如化脑患儿经过恰当治疗不见好转，或病情逐渐好转时忽又出现发热、颅内高压表现，颅骨透照试验阳性，硬膜下穿刺液体超过 2 mL，蛋白定量在 400 mg/L 以上者，则可诊断。必要时做头颅超声及 CT 检查帮助诊断。

（2）脑积水 多见于新生儿及小婴儿治疗过晚或治疗不当者。头围进行性增大，颅缝裂开，CT 检查可帮助诊断。

（3）脑室管膜炎 是造成预后不良和严重后遗症的重要原因。表现为病情危重，频繁惊厥，呼吸衰竭。超声检查示脑室明显扩大，如脑室穿刺液检查见化脓性变化及查到化脓菌，即可明确诊断。

（4）脑性低钠血症 可因抗利尿激素异常分泌而并发脑性低钠血症和水中毒。表现为尿少、水肿、昏睡、反复惊厥甚至昏迷。

（5）其他神经系统后遗症 智力低下、癫痫、耳聋、失明、瘫痪等。

（三）社会心理状况

本病病死率较高，后遗症较多。应注意评估家长对本病的认识程度，对护理知识的掌握程度；患儿是否有恐惧心理；家长是否因对病情和预后的担心而产生焦虑心理。

（四）辅助检查

1. 血象 白细胞总数及中性粒细胞明显增加。严重感染者及新生儿反应差者，有时白细胞总数反而降低。

2. 血培养 早期、未用抗生素治疗者可得阳性结果，有助于确定病原菌。

3. 脑脊液检查 压力增高，外观混浊甚至呈脓性，细胞数明显增加，常多达 $1\,000 \times 10^6/L$ 以上，分类以中性粒细胞升高为主；糖及氯化物降低，蛋白定量明显增高，涂片及细菌培养可发现致病菌。

4. 影像学检查　头颅 CT 可发现脑水肿、硬脑膜下积液、脑积水,颅脑 B 超可见脑室扩大及硬脑膜下积液。

三、护理诊断/问题

1. 体温过高　与感染有关。
2. 潜在并发症:颅内压增高。
3. 有受伤的危险　与反复惊厥发作有关。
4. 营养失调:低于机体需要量　与摄入量不足、消耗增加有关。

四、护理目标

1. 患儿体温逐渐恢复正常。
2. 患儿颅内压维持正常水平。
3. 患儿没有受伤的情况发生。
4. 患儿营养摄入能达到机体的需要量。

五、护理措施

(一)维持正常体温

1. 保持病室空气新鲜,通风良好,温度、湿度适宜。
2. 高热患儿应卧床休息,每 4 h 测量 1 次体温,体温超过 38.5 ℃时,及时给予物理降温或药物降温,以减少氧的消耗,防止惊厥。采取退热措施后半小时复测体温 1 次,出汗后及时更换衣被,防止着凉。鼓励患儿多饮水,保证摄入充足水分。
3. 遵照医嘱正确应用抗生素,控制颅内感染。

(二)病情观察

1. 观察患儿的生命体征及面色、神志、瞳孔、囟门等变化,如患儿出现呼吸节律深而慢或不规则,瞳孔忽大忽小或两侧不等大,对光反应迟钝,血压升高,应警惕脑疝及呼吸衰竭的发生。
2. 将患儿头肩抬高 15°～30°、侧卧位休息,以利于头部血液回流而降低颅内压,同时避免呕吐造成窒息。
3. 遵医嘱应用降低颅内压的药物甘露醇。用药前检查药液,若有结晶可将制剂瓶放在热水中浸泡,待结晶消失后再用;静脉滴注速度要快,防止渗漏到血管外。

(三)防止受伤

1. 保持安静,避免对患儿的各种刺激。
2. 在床边设置防护床档,防止坠地受伤。有栏杆的儿童床应在栏杆处放置棉垫,防止患儿抽搐时碰到栏杆受伤。

3. 抽搐发作时,将患儿平放,松开衣扣。上下齿之间放置牙垫或缠有纱布的压舌板,防止舌咬伤。手中及腋下放置软布,防止皮肤擦伤。切勿用力强行牵拉或按压患儿肢体,以免骨折或脱臼。

4. 按照医嘱正确应用止惊药物,控制惊厥发作。

(四)保证营养供给,维持水电解质平衡

给予易消化、富营养的流质或半流质饮食。有意识障碍者给予鼻饲或肠道外营养,保证热量和液体的摄入量。有脱水及电解质紊乱时,按医嘱正确执行静脉输液计划。

(五)腰椎穿刺的护理

1. 向患儿及家属说明穿刺的目的、过程、注意事项及穿刺时所采取的特殊体位,以消除患儿及家长的恐惧,取得充分合作。

2. 如用普鲁卡因局部麻醉应先做皮试。如患儿颅内压过高,应先应用脱水剂降颅压,以防脑疝发生。协助医生准备消毒盘、穿刺包、麻醉剂、培养管等所需用物。

3. 协助医生将患儿摆好适当体位(侧卧位,背部靠近床边,低头屈膝使躯体呈"C"形),注意动作要轻柔,勿过度弯曲以免影响患儿呼吸。穿刺过程中随时观察患儿面色、呼吸及脉搏等生命体征,如有异常应立即告知医生进行处理。

4. 术后嘱患儿去枕平卧 6 h,并密切观察患儿的病情变化情况。

六、心理护理及健康指导

1. 注意卫生,增强机体抵抗力,预防化脑发生。

2. 向患儿及家长介绍本病的基本知识,使患儿及家属树立信心,积极主动配合治疗及护理。

3. 讲解并示范帮助患儿翻身、清洁皮肤等操作,使家长能协助做好患儿的生活护理。

4. 指导家长出院后继续观察患儿是否发生并发症及后遗症,及早发现有无智能障碍、耳聋、失明、肢体瘫痪等。

5. 指导瘫痪患儿的家长协助患儿肢体功能锻炼的方法,如定时翻身,做肢体按摩和被动运动等。

6. 对已遗留有后遗症的患儿家长做好心理支持,减轻心理压力。

第三节　病毒性脑炎

一、疾病概要

病毒性脑炎(viral encephalitis)是由多种病毒引起的颅内急性炎症。主要表现为发热、反复惊厥发作、不同程度的意识障碍和颅内压增高症状。

(一)病因与发病机制

导致病毒性脑炎的病毒包括肠道病毒、疱疹病毒、腮腺炎病毒、EB 病毒等多种。病毒经呼

吸道、胃肠道或经昆虫叮咬侵入人体,在淋巴系统内繁殖后经血循环到达各脏器,在脏器中繁殖后的大量病毒可通过血－脑脊液屏障侵犯脑实质,病毒亦可经嗅神经或其他周围神经到达中枢神经系统。由乙脑病毒引起者称流行性乙型脑炎,属传染病范畴,本节不做叙述。

(二)治疗原则

抗病毒和对症支持治疗。

二、护理评估

(一)健康史

应仔细询问患儿病前 2 ~ 3 周有无上呼吸道及胃肠道感染史,有无过度劳累、着凉及其他导致机体抵抗力低下的诱因存在。

(二)身体状况

临床表现轻重不一,与病变的部位、范围和程度有关。多有不同程度的发热,后随体温升高出现不同程度的意识障碍,轻者出现表情淡漠、嗜睡,重者神志不清、谵妄、昏迷或出现精神障碍。可有轻重不等的颅内压增高表现,出现头痛、呕吐、惊厥发作、脑疝,甚至死亡。依中枢神经系统受损部位不同而出现不同的局限性神经系统体征,如不同类型的运动障碍、脑神经受损表现、共济失调、不自主动作、感觉及反射障碍等。病程一般 2 ~ 3 周,多数完全恢复,但少数遗留有癫痫、肢体瘫痪、智能发育迟缓等后遗症。

(三)社会心理状况

本病严重病例可导致后遗症或脑疝而危及生命。应注意评估患儿及家长对本病的认识程度,患儿是否因病情较重而出现恐惧、自卑心理;家长是否因担心疾病的治疗效果、遗留后遗症及经济负担较重等问题,而出现焦虑、沮丧甚至绝望心理。

(四)辅助检查

1. 脑脊液检查　外观清亮透明,压力增高,细胞计数增多,白细胞数多在 $(10 ~ 500) \times 10^6/L$ 之间,初期以中性粒细胞增高为主,晚期以淋巴细胞增高为主;蛋白质轻度增高,糖及氯化物在正常范围,可做脑脊液病毒分离,但阳性率较低。

2. 血清免疫学检查　可测定患者双份血清中的抗体,恢复期的抗体滴度比急性期升高 ≥4 倍则可确定诊断。

3. 脑电图　表现为多灶性、弥漫性的高幅或低幅慢波。脑电图检查的结果仅作为诊断的参考。

三、护理诊断/问题

1. 体温过高　与病毒感染有关。
2. 营养失调:低于机体需要量　与摄入量不足及消耗增加有关。

3. 躯体移动障碍　与意识障碍、瘫痪有关。

4. 急性意识障碍　与病毒感染引起脑功能损伤有关。

5. 潜在并发症:脑疝。

四、护理措施

(一)维持正常体温

参见本章第二节。

(二)保证营养供给

参见本章第二节。

(三)促进肢体功能恢复

1. 每 2 h 协助患儿翻身 1 次,保持肢体呈功能位置。

2. 按摩受压部位皮肤,适当使用气圈、气垫等预防压疮。

3. 病情稳定后,及早帮助患儿进行肢体的被动或主动功能训练,活动时要循序渐进,加强保护,防止受伤。

(四)促进脑功能恢复

1. 评估和记录患儿的意识状态。

2. 遵照医嘱使用营养脑细胞药物以促进脑功能恢复。

(五)病情观察

密切监测患儿生命体征及病情变化,有惊厥先兆及脑疝表现者及时通知医生并做好急救准备。

五、健康指导

1. 向患儿及家长介绍本病的基本知识,鼓励家属提出有关疾病与康复的问题,解释有关疾病的治疗及预后,为家属树立信心。

2. 指导家长做好患儿的智力训练及瘫痪肢体的功能训练,提供保护性看护和日常生活的常识。

第四节　急性颅内压增高

一、疾病概要

颅内压是指颅内容物对颅腔壁所产生的压力,通常用侧卧位腰椎穿刺所测得的脑脊液压力来代表。急性颅内压增高(actue intracranial hypertension),简称颅内高压,是由多种原因引起脑实质和(或)颅内液体增加所致的一种临床综合征。进行性持续加重的颅内压增高可导致脑疝,是引起患儿死亡的主要原因。

(一)病因和发病机制

1. 病因

(1)急性感染　包括脑炎、脑膜炎、脑脓肿等颅内感染,中毒性痢疾、重症肺炎、败血症等颅外感染。

(2)脑缺氧　窒息、溺水、癫痫持续状态、严重贫血、心搏骤停等均可引起严重的脑缺氧,严重缺氧数小时,即可发生脑水肿。

(3)颅内出血　颅内血管畸形破裂、蛛网膜下腔出血、婴儿维生素 K 缺乏、血液病等均可致颅内出血。

(4)中毒　一氧化碳或氰化物中毒,铅、汞或其他重金属中毒,食物、农药、药物中毒等。

(5)水、电解质平衡紊乱　各种原因所致酸中毒、急性低钠血症、水中毒等。

(6)颅内占位病变　颅内血肿、迅速发展的颅内肿瘤、颅内寄生虫病等。

(7)其他　如高血压、瑞氏综合征、脑积水、各种代谢性疾病等。

2. 发病机制　正常情况下,颅腔内脑实质、脑血流量及脑脊液量保持相对恒定,使颅内压维持在正常范围内。如果其中的一项体积增大,其他两项的体积则须做相应的缩减,才能维持颅内压于正常水平。如果引起颅内压增高的因素持续存在,则最终使所有代偿的空间都被利用,导致容积代偿功能耗竭,引起颅内压显著升高。婴幼儿因前囟及颅骨缝尚未闭合,可通过前囟隆起、颅缝裂开等代偿作用,使颅内压增高得以缓冲,临床上常造成诊断迟误甚至误诊,应引起高度重视。严重颅内高压迫使部分脑组织嵌入孔隙,形成脑疝,最常见者为小脑幕切迹疝及枕骨大孔疝,可致脑干受压,危及生命。

(二)治疗原则

积极治疗原发病;控制脑水肿,降低颅内压,防止惊厥;维持水、电解质及酸碱平衡。

二、护理评估

(一)健康史

应仔细询问有无引起颅内压升高的因素存在,如急性感染,脑缺氧,颅内出血,各种中毒,颅内占位性病变,水、电解质及酸碱平衡失调等。还应注意评估头痛、呕吐、惊厥、意识障碍等出现的时间、严重程度等。

(二)身体状况

1. 头痛　呈广泛或局限性头痛,清晨加重,咳嗽、弯腰低头或起立时头痛加剧。婴幼儿常不能自述头痛,多表现为烦躁不安,尖声哭叫,甚至拍打头部。

2. 呕吐　呕吐呈喷射状,与进食无直接关系,很少伴有恶心。呕吐后头痛可缓解。

3. 头部体征　婴儿可见前囟膨隆紧张,骨缝裂开,头围增大。

4. 眼部表现　可有复视、视野变化,但婴幼儿多不能表达。还可出现视神经盘水肿、眼球突出、瞳孔变化。

5. 意识障碍　早期表现为淡漠、迟钝、昏睡或躁动等,以后可进入昏迷状态。

6. 生命体征变化　血压升高,脉搏减慢,呼吸变慢且不规则,体温急剧升高。

7. 肌张力改变及惊厥　肌张力明显增高,惊厥发作。

8. 脑疝　是颅内压增高的严重后果,临床上常见的有小脑幕切迹疝和枕骨大孔疝。

（1）小脑幕切迹疝（颞叶钩回疝）　因疝入的脑组织压迫中脑的大脑脚,引起锥体束征和瞳孔变化。表现为进行性意识障碍,瞳孔忽小忽大,两侧大小不等,对光反应减弱或消失,一侧或双侧眼睑下垂、斜视或凝视;中脑呼吸中枢受压可出现双吸气、叹息样或抽泣样呼吸、下颌运动及呼吸暂停等中枢性呼吸节律紊乱;此外,还可出现显著的颈强直、单侧或双侧锥体束征及（或）肢体瘫痪（图12-1）。

（2）小脑扁桃体疝（枕骨大孔疝）　临床上缺乏特征性表现,患儿常有剧烈头痛,反复呕吐,常迅速发生呼吸和循环障碍,昏迷迅速加深,双侧瞳孔散大,对光反应消失,眼球固定,常因中枢性呼吸衰竭而死亡（图12-2）。

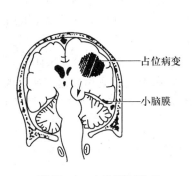

图 12-1　小脑幕切迹疝

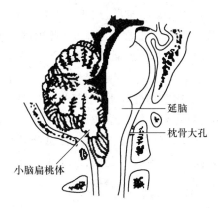

图 12-2　小脑扁桃体疝

9. 其他　患儿可有心理反应和行为改变,如情绪、智能或行为的变化,可能出现烦躁不安及记忆力、定向力和判断力的障碍等。

（三）社会心理状况

应注意评估患儿及家长对本病的认识程度,家长是否因担心患儿的生命安全,有恐惧、焦虑等心理。因疾病常会产生高额的医疗费用,还应注意评估患儿家庭的经济状况。

（四）辅助检查

头颅 CT、MRI、数字减影血管造影扫描可发现占位性病变,经颅多普勒超声可了解脑血流动力学改变。

三、护理诊断/问题

1. 疼痛　与颅内压增高有关。

2. 有窒息的危险 与意识障碍、吞咽障碍、呕吐物误吸有关。

3. 潜在并发症:脑疝。

四、护理措施

(一)疼痛的护理

1. 遵照医嘱给予利尿剂、脱水剂等降低颅内压。

2. 减轻咳嗽,避免低头及用力活动,缓解便秘,必要时可用轻泻剂,切忌用力排便及高压灌肠。

(二)防止窒息

1. 床头抬高 15°~30°,将患儿头偏向一侧,注意头颈不要过伸或过屈。

2. 采取综合性降低颅内压的措施,减少呕吐及惊厥发作的次数。

3. 必要时遵照医嘱给予镇静剂。

(三)病情观察

1. 意识状态 急性颅内压增高时可迅速出现意识障碍,意识障碍的有无、深浅度、时间长短及其演变过程是分析病情轻重的重要指标之一。

2. 生命体征变化 严重颅内压增高早期表现为脉搏缓慢,呼吸深而慢,血压升高。当晚期失代偿时出现脉快而弱,血压下降,呼吸缓慢甚至不规则,或出现叹息样呼吸。下丘脑或脑干损伤常出现中枢性高热,伤后数日出现高热常提示有继发感染。

3. 瞳孔变化 观察双侧瞳孔是否等大、等圆及对光反射的灵敏度并做记录。观察瞳孔变化要结合患儿的意识状态、生命体征和神经系统体征等改变,小脑幕切迹疝时瞳孔进行性扩大,是最应引起关注的。双侧瞳孔散大、对光反射消失是脑疝晚期或脑干缺氧的表现,提示病情十分危急。

4. 头痛、呕吐及视力障碍 应注意观察疼痛的部位、持续的时间和严重的程度,并做记录。头痛剧烈且伴有频繁呕吐常为颅内压急剧增高的表现,应警惕脑疝的可能性。颅内压增高出现严重阵发性黑蒙、视力障碍时,应采取降低颅内压的措施防止失明。

5. 肢体活动情况 观察患儿肢体活动情况,有无一侧无力或瘫痪,对判断病变部位具有重要意义。伤后立即出现的一侧上、下肢运动障碍,且相对稳定,多系对侧大脑皮质运动区广泛性原发性损伤所致;脑干损伤常出现交叉性瘫痪,即一侧脑神经周围性瘫痪,对侧肢体中枢性偏瘫;如伤后一段时间才出现一侧肢体运动障碍且进行性加重,则应考虑幕上血肿引起小脑幕切迹疝。

(四)脑疝的护理

颅内压增高的患儿一旦发生脑疝,应争分夺秒进行有效抢救。可遵照医嘱静脉快速滴注或推注 20% 甘露醇,观察并记录尿量以了解脱水效果。保持呼吸道通畅,给氧,呼吸衰竭者立即行人工呼吸或气管插管进行辅助呼吸。对发生枕骨大孔疝的患儿,可行脑室引流术。

五、健康指导

1. 向患儿及家长介绍本病的基本知识,关心、体贴患儿,做好心理支持工作。
2. 向患儿及家长解释保持安静的重要性,以及保证患儿头肩抬高位的意义。
3. 根据原发病做好相应的健康指导。
4. 对有失语、肢体功能障碍等后遗症者,指导家长生活护理的方法及注意事项。

本 章 小 结

　　小儿时期神经系统的功能发育尚未成熟,神经反射与年龄密切相关。小儿神经系统检查原则和成人相同,但各年龄时期的正常标准和异常表现与成人有所不同,检查时应重视儿童心理和生理的年龄特征,在比较中判断正常与异常。

　　化脓性脑膜炎是由各种化脓菌感染引起的脑膜炎症,病死率较高且后遗症较多。临床特点主要表现为发热、头痛、呕吐、惊厥、脑膜刺激征及脑脊液的化脓性改变。护理要点是维持正常体温;降低颅内压,控制惊厥发作;防止窒息和受伤的发生。

　　病毒性脑炎是由病毒感染而引起的脑实质的炎症,多数预后较好,少数可遗留有癫痫、肢体瘫痪、智能发育迟缓等后遗症。护理要点是促进脑功能和肢体功能的恢复,指导有后遗症的患儿做好智力训练及瘫痪肢体的功能训练。

　　急性颅内压增高是儿科临床较常见的急重症之一,进行性持续加重可导致脑疝,表现为在一般颅内压增高的基础上出现呼吸节律改变及意识障碍,最终可因中枢性呼吸衰竭而死亡。抢救的关键是控制脑水肿,降低颅内压。

思 考 题

一、选择题

A1 型题

1. 诊断化脓性脑膜炎最可靠的依据是(　　　)。

 A. 高热   B. 颅内压的增高   C. 脑膜刺激征阳性

 D. 脑脊液检出致病菌 E. 惊厥

2. 婴儿化脓性脑膜炎颅内压增高的早期主要表现是(　　　)。

 A. 昏迷   B. 惊厥   C. 前囟饱满

 D. 双侧瞳孔不等大 E. 喷射性呕吐

3. 出生时存在,以后逐渐消失的反射为(　　　)。

 A. 角膜反射   B. 吞咽反射   C. 腹壁反射

 D. 拥抱反射   E. 膝腱反射

4. 关于小儿神经系统特点的叙述不正确的是(　　　)。

 A. 3 岁时脑细胞分化基本完成

 B. 婴幼儿易发生惊厥

 C. 婴幼儿进行腰椎穿刺时位置以第 4~5 腰椎间隙为宜

 D. 巴宾斯基征 2 岁内双侧阳性可为生理现象

E. 出生时不存在角膜反射

A2 型题

5. 患儿,女,5 岁,因颅内压增高急诊入院。入院时有频繁呕吐、意识模糊,以下护理措施不妥的是(　　)。

　　A. 床头抬高 15°～30°　　　　　　　　　　B. 吸氧

　　C. 尽快进行腰椎穿刺以明确诊断　　　　　D. 防止窒息

　　E. 遵照医嘱立即应用甘露醇降低颅内压

A3 型题

6～9 题共用题干

　　患儿,男,6 岁,因"头痛、发热 2 天,抽搐 2 次"入院。喷射性呕吐数次。查体:体温 39 ℃,嗜睡,咽充血,心肺未闻及异常,脑膜刺激征阳性。

6. 该患儿最可能的诊断是(　　)。

　　A. 化脓性脑膜炎　　　　　　B. 高热惊厥　　　　　　C. 上呼吸道感染

　　D. 手足搐搦症　　　　　　　E. 癫痫

7. 采取(　　)检查可明确诊断。

　　A. 头部 CT　　　　　　　　　B. 血常规　　　　　　　C. 脑脊液

　　D. 脑电图　　　　　　　　　E. 血清电解质

8. 不是该患儿存在的护理诊断是(　　)。

　　A. 颅内压调节能力下降　　　B. 有受伤的危险　　　　C. 潜在并发症:脑疝

　　D. 清理呼吸道无效　　　　　E. 体温过高

9. 下列护理措施不妥的是(　　)。

　　A. 遵照医嘱正确应用抗生素　　　　　　　B. 物理降温

　　C. 平卧位休息　　　　　　　　　　　　　D. 按照医嘱应用甘露醇

　　E. 密切监测患儿病情变化

A4 型题

10～13 题共用题干

　　8 个月男婴,主因"发热 2 天、频繁呕吐 1 天"入院。查体见意识模糊,前囟膨隆,经降颅压后行腰椎穿刺检查,脑脊液中白细胞数 $900 \times 10^6/L$,糖 2.0 mmol/L,氯化物 109 mmol/L,蛋白 0.72 g/L。

10. 最可能的诊断是(　　)。

　　A. 流行性乙型脑炎　　　　　　　　　　　B. 化脓性脑膜炎

　　C. 金黄色葡萄球菌性脑膜炎　　　　　　　D. 结核性脑膜炎

　　E. 隐球菌性脑膜炎

11. 有助于确定诊断的检查项目是(　　)。

　　A. 头颅 CT 扫描　　　　　　　　　　　　B. 脑电图检查

　　C. 脑脊液涂片和培养找致病菌　　　　　　D. 胸部 X 射线检查

　　E. 病毒血清学检查

12. 如该患儿经抗生素治疗 10 天,发热不退,惊厥频繁,CT 检查示脑室扩大,脑室穿刺检查:白细胞 25×10^6/L,糖 1.5 mmol/L,氯化物 112 mmol/L,蛋白 0.52 g/L,其可能的并发症是（　　）。

  A. 脑积水   B. 硬脑膜下积液   C. 脑室管膜炎

  D. 脑脓肿   E. 癫痫

  13. 如该患儿经抗生素治疗 1 周后体温下降,脑脊液中白细胞数降至 15×10^6/L,体温正常,精神状态好转,继续原方案治疗 3 天后体温复升,达 39 ℃以上,并出现频繁呕吐,前囟明显隆起,应首先考虑的诊断是（　　）。

  A. 合并脑疝   B. 合并脑积水

  C. 合并硬脑膜下积液   D. 合并乙型脑炎

  E. 脑膜炎症加重

二、病例分析

  患儿,女,1 岁 4 个月,主因"发热 1 周、呕吐 3 天、惊厥 2 次"入院。1 周前开始发热,当地诊断为"上感",予抗炎、退热处理;3 天前呕吐,非喷射性,每日数次,量不多,今日发作惊厥 2 次。入院时查体:体温 38.9 ℃,烦躁不安,颈部强直,心肺腹部未见明显异常体征。双侧巴宾斯基征阳性,克兰费尔特综合征、布鲁津斯基征均阳性。入院时诊断为"化脓性脑膜炎"。

  1. 该患儿目前存在的护理诊断/问题有哪些?

  2. 针对患儿的"呕吐、惊厥发作",应采取哪些护理措施?

  3. 如欲为患儿实施腰椎穿刺,应该如何进行护理?

第十三章 内分泌系统疾病患儿的护理

学习目标

1. 掌握 先天性甲状腺功能减退症和儿童糖尿病的护理评估及护理措施。
2. 熟悉 先天性甲状腺功能减退症和儿童糖尿病的治疗原则。
3. 了解 先天性甲状腺功能减退症和儿童糖尿病的病因。

第一节 先天性甲状腺功能减退症

一、疾病概要

先天性甲状腺功能减退症（congenital hypothyroidism）简称先天甲减,是指胎儿期或生后不久由于甲状腺素分泌不足所致的全身性疾病。根据病因分为散发性和地方性两类,前者由先天甲状腺缺陷引起,后者由地方性缺碘引起,以前者多见。临床以智能和体格发育障碍为特征,故以往称之为呆小病或克汀病,是小儿最常见的内分泌系统疾病,发病率多在 1/7 000 ~ 1/4 000。1995 年我国已将该病列为法定新生儿筛查内容之一。

（一）病因

甲状腺素（T_4）合成与以下因素有关:① 甲状腺:是合成甲状腺素的器官;② 碘:是合成甲状腺素的主要原料;③ 酶:甲状腺素合成需要过氧化酶、碘化酶等多种酶参与;④ 受下丘脑 - 垂体 - 甲状腺轴调节:甲状腺素合成与释放受下丘脑分泌的促甲状腺素释放激素（TRH）和垂体分泌的促甲状腺素（TSH）控制,TSH 分泌受甲状腺素水平的负反馈调节,当甲状腺素减少时,促进 TSH 分泌。上述任意一个环节出现问题都会导致甲状腺素不足。

1. 散发性甲状腺功能减退症

（1）甲状腺异常 约占本病的 90%,亦称原发性甲状腺功能减退症。小儿在胚胎发育中甲状腺完全缺如,或部分残留,或异位。原因可能与妊娠期母亲接受过多的放射线、遗传缺陷或免疫介导机制有关。

（2）酶的缺陷 是导致本病的第二位原因,亦称家族性甲状腺素合成障碍,为常染色体隐性遗传,主要为甲状腺素合成过程中某些酶缺陷所致。

（3）TRH、TSH 缺乏 因下丘脑或垂体病变导致 TRH、TSH 分泌不足,影响甲状腺的发育与功能,亦称继发性甲状腺功能减退症,常见于特发性垂体功能低下。

（4）甲状腺或靶器官反应低下　前者是指甲状腺对 TSH 反应不敏感,后者是指甲状腺素靶器官对 T_3、T_4 反应不敏感。

（5）母亲因素　母亲在妊娠期服用抗甲状腺药物或母亲体内存在抗甲状腺抗体,均可通过胎盘影响胎儿造成甲状腺功能减退症,亦称暂时性甲状腺功能减退症,多于 3 个月内消失。

2. 地方性甲状腺功能减退症　见于地方性甲状腺肿流行地区,由于母体缺碘,致使胎儿的碘不足（原料缺乏）,因而甲状腺素不足,严重影响胎儿脑发育,造成不可逆的神经系统损害。随着碘化食盐在我国的广泛使用,其发病率明显下降。

（二）发病机制

甲状腺素的主要生理功能:① 促进生长发育:主要促进脑和长骨的发育,刺激骨化中心的发育成熟。② 促进新陈代谢:促进能量代谢,增加产热;调节物质代谢,增进糖的吸收和利用;加速脂肪分解氧化;促进蛋白质合成;促进钙、磷在骨质中的合成代谢。③ 调节正常器官功能。因此,当甲状腺功能低下时,可引起智能发育落后;长骨发育迟缓,骨龄落后;基础代谢率降低,产热减少,体温降低;蛋白质合成障碍,组织间的黏蛋白（亲水性强）增加,导致黏液性水肿;脂肪分解减慢,致胆固醇增高;器官生理功能低下,肠蠕动减慢,呼吸减慢,心率减慢,血压降低。

（三）治疗原则

本病主要是甲状腺素替代疗法。早期诊断,早期治疗,终身服药,定期随访,维持甲状腺素水平在正常的高限值（以备 T_4 转变为 T_3）。

常用药物有两种,甲状腺素干粉片和左甲状腺素钠。用药应从小剂量开始逐渐加至足量,以防止因心肌黏液性水肿急剧消退导致心力衰竭。治疗需个体化并根据患儿病情随时调整剂量。

治疗愈早效果愈好,生后前 6 个月脑组织发育迅速,此阶段发病者脑损伤严重,应尽早治疗。生后 3 个月内开始治疗者,90% 智力可达正常;未能及早诊断而 6 个月后才开始治疗者,智力严重损害。

二、护理评估

（一）健康史

应仔细询问母亲孕期有无抗甲状腺药物服用史,孕母是否长期居住于缺碘地区,是否食用加碘盐。了解患儿日常精神、食欲、活动等情况,新生儿期有无喂养困难、便秘及生理性黄疸持续时间延长等,患儿运动功能发育是否迟缓;了解家族中有无类似患者。

（二）身休状况

散发性先天甲减的症状出现早晚及轻重取决于患儿残留甲状腺组织的多少及功能。甲状腺缺如或酶缺陷的患儿,在新生儿期即可出现症状;甲状腺发育不良,生后 3 ~ 6 个月出现症状;甲状腺异位,生后数年之后才开始出现症状。其主要特征为智能低下、生长发育迟缓、生理功能低下。

1. 新生儿期 由于病程短尚未出现典型表现。生理性黄疸时间延长（＞2周）多是新生儿最早出现的症状,同时伴有对外界反应迟钝、喂养困难、哭声低、声音嘶哑、胎便排出延迟、腹胀、便秘、脐疝、体温低、末梢循环差、四肢凉、皮肤硬肿等。患儿常为过期产儿,母孕期胎动少。这些均为非特异性表现,但如果同时出现就应考虑本病。由于母乳中含有甲状腺激素,因此可掩盖某些症状使其晚出现。

2. 典型表现 多数甲减在出生后数月或1～2岁就诊,此时甲状腺激素缺乏严重,表现典型。

（1）特殊面容和体态 头大、颈短、前后发际低、毛发稀少,眼睑及面部水肿,眼裂小,眼距宽,鼻梁宽平,舌大而宽,常伸于唇齿之间。腹部膨隆,常有脐疝(图13－1)。

（2）智能低下 坐、站、走延迟,学话困难,反应迟钝,表情呆滞,记忆力减退、注意力不集中。

（3）生长发育迟缓 身材矮小,躯干长而四肢短,上、下部量之比＞1.5∶1,呈非匀称性矮小。囟门晚闭,出牙延迟。

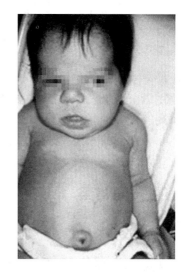

图13－1 先天性甲状腺功能减退症

（4）生理功能低下 由于基础代谢率降低,表现为"四少（差）一多":精神差、食欲差、少动、少哭、嗜睡;"六低（缓）":低体温、脉搏缓慢、呼吸缓慢、心音低钝、胃肠蠕动缓慢（腹胀、便秘）、性发育迟缓。心电图呈低电压、P－R间期延长、T波平坦等改变。

3. 地方性甲状腺功能减退症 临床症候群有两种类型,但常相互交叉重叠。

（1）神经型 主要表现为3方面:① 智能障碍突出;② 中枢性运动障碍（脑性瘫痪）;③ 听觉障碍（聋哑）。但身高可正常或稍低。上述表现可概括为"呆、小、聋、哑、瘫"。甲状腺功能正常或轻度减低,甲状腺素治疗效果不明显。

（2）黏液水肿型 智力低下较"神经型"轻,以黏液性水肿、特殊面容及便秘表现突出,有显著的生长发育和性发育落后,主要表现为"呆、小、肿"。甲状腺功能异常,甲状腺素治疗有效。

（三）社会心理状况

本病可严重影响小儿的生长发育,尤其是智力发育。应注意评估家长及患儿对本病的认识程度,年长儿有无因学习成绩下降而感觉到自己与同龄人的差异;家长是否因患儿需要终身服药而产生沮丧、焦虑心理;了解患儿家庭经济及环境状况。

（四）辅助检查

1. 新生儿筛查 血清TSH测定是确诊原发性甲减的可靠指标,很多轻型患儿病初T_4可正常,而TSH已有增高。新生儿生后TSH有一个生理性上升期,生后30 min上升至高峰,2天后恢复正常,故筛查血标本应在出生48～72 h后采集,取足跟血检查TSH浓度作为初筛,结果

>20mU/L 时,再采集血标本检测血清 T_4 和 TSH,若 T_4 降低,TSH 升高,则可确诊。因继发性甲减 TSH 往往不升高,容易漏诊,但继发性甲减发病者少,其智能发育影响程度较轻。经筛查诊断的患儿在 1 个月内就可得到正规治疗,智能发育接近正常。

2. 血清 T_3、T_4、TSH 测定 若 T_3、T_4 下降,TSH 增高,表明病变在甲状腺,为原发性甲减;若 T_3、T_4 下降,TSH 也下降,表明病变在垂体或下丘脑,为继发性甲减。

3. 骨龄测定 膝部(6 个月内)和腕部(6 个月后)X 线拍片可见骨龄落后。

4. 其他 甲状腺扫描可见甲状腺先天缺如或异位;基础代谢率降低,胆固醇升高等。

三、护理诊断/问题

1. 体温过低 与甲状腺素不足致产热减少有关。
2. 营养失调:低于机体需要量 与喂养困难、食欲差有关。
3. 便秘 与肠蠕动减慢、活动量少有关。
4. 生长发育迟缓 与甲状腺激素不足有关。
5. 知识缺乏 家长缺乏本病的护理知识。

四、护理措施

(一)保暖

注意室内温度,气温下降时及时添衣保暖,避免受凉;新生儿低体温者应置于暖箱,注意监测体温,保持体温正常。

(二)保证营养供给

指导喂养方法,对吸吮困难、吞咽缓慢患儿要耐心喂养,提供充足的进餐时间,必要时用滴管哺喂或鼻饲。经病因治疗后,患儿代谢增强,生长发育加速,应供给高蛋白、高维生素、富含钙及铁剂等易消化食物,保证生长发育需要。

(三)保持大便通畅

提供充足液体摄入量;早餐前半小时喝 1 杯热开水,可刺激排便;多吃水果、蔬菜等含丰富纤维素的食物;每日顺肠蠕动方向按摩数次,适当增加活动量,以增加肠蠕动;养成定时排便的习惯;必要时使用大便软化剂、缓泻剂或灌肠。

(四)加强行为训练,提高自理能力

对缺乏生活自理能力的患儿,应加强日常生活护理,耐心看护和引导,防止意外伤害;通过各种方法加强智力、体力、行为训练,使其掌握基本生活技能。对年长儿有学习成绩下降者,多给予关怀、理解、帮助和鼓励。

(五)密切观察病情变化

甲状腺制剂如果用量小则疗效不佳,用量过大导致甲亢,故服药后要密切观察以下指标:

① 临床表现,主要包括精神、食欲、排便情况。监测体温、脉搏、体重及身高。如剂量恰当,用药1周左右患儿眼神变得灵活,会笑,食欲改善,腹胀便秘好转,手足转暖;1个月后各系统症状基本缓解,活动量增加,活动时有汗,皮肤逐渐细腻;3个月后特殊面容消失。心率维持在儿童110次/min,婴儿140次/min。治疗过程中如出现发热、多汗、体重减轻、神经兴奋性增高,说明剂量过大,应立即报告医生处理。② 监测血清 T_3、T_4 和 TSH 的变化。T_3、T_4 和 TSH 正常说明剂量已达饱和,维持治疗。③ 拍骨骼 X 射线片了解骨龄发育情况。

五、健康指导

1. 散发性甲减患儿,由于胚胎期受健康母亲甲状腺素保护,多数在出生时并无异常,生后才出现症状,治疗及时智力可正常,所以,家长应重视新生儿筛查。

2. 地方性甲减以预防为主,大力推广碘化食盐,指导孕妇多食含碘丰富的食物,必要时在妊娠末3~4个月加服碘化钾。由于胚胎期脑发育已严重受到影响,所以治疗后智力不能恢复,但能改善症状。

3. 强调不能随便停药,否则病情会复发,使家长认识到终身用药的重要性。

4. 指导家长掌握患儿体温、脉搏、血压、体重的测量方法。

5. 告知家长定期随访,开始每2周1次;血清 TSH 和 T_4 正常后每3个月1次;1~2年后,每6个月1次。每年做1次骨龄测定以了解发育情况。

第二节 儿童糖尿病

一、疾病概要

糖尿病(diabetes mellitus,DM)是由于胰岛素缺乏和(或)功能障碍,引起糖、脂肪、蛋白质代谢紊乱,以血糖升高、尿糖增多为特征的全身性疾病。儿童时期的糖尿病分为:① 1型糖尿病:由于胰岛 B 细胞破坏,胰岛素分泌绝对不足所致。② 2型糖尿病:由胰岛素分泌不足和靶细胞对胰岛素不敏感(胰岛素抵抗)所致。③ 其他类型:包括青年成熟期发病性糖尿病,属常染色体显性遗传;伴有糖尿病的综合征,如唐氏综合征等。儿童糖尿病多属1型糖尿病,发病高峰见于两个年龄组,5~7岁和青春期。本节主要阐述1型糖尿病。

(一)病因

目前认为1型糖尿病的发病与遗传易感性、自身免疫及环境因素等有关,即在遗传易感基因的基础上,由外界环境因素作用,引起自身免疫反应,导致了胰岛 B 细胞损伤和破坏,当胰岛素分泌减少10%即出现临床表现。

(二)发病机制

1. **糖代谢紊乱** 由于胰岛素分泌不足,组织不能利用葡萄糖,能量不足,所以全身乏力,同时产生饥饿感而引起多食。肝糖原合成减少,糖异生增加使血糖增高,超过肾阈值时由尿排出,出现糖尿;高血糖引起渗透性利尿,出现多尿。

2. **脂肪代谢紊乱** 胰岛素严重不足,使脂肪合成减少而分解增加,患儿出现消瘦。脂代谢障碍严重时,中间产物不能进入三羧酸循环,使乙酰乙酸、β-羟丁酸和丙酮酸等在血中堆积,形成高酮体血症,严重者发生酮症酸中毒。

3. **蛋白质代谢紊乱** 蛋白质合成减少而分解增加,出现负氮平衡,患儿消瘦、乏力、生长发育延迟和抵抗力降低,易继发感染。

4. **水、电解质平衡紊乱** 渗透性利尿导致电解质失衡和慢性脱水,产生口渴多饮,血钠、氯减少;血钾早期可不降低,随着胰岛素的使用和补液治疗,酸中毒纠正后若未及时补钾,可出现严重的低血钾。

(三)治疗原则

采取综合治疗,包括胰岛素治疗、饮食管理、运动治疗、健康教育、心理支持及病情监测。防治低血糖和酮症酸中毒;防止慢性并发症的发生和发展,使患儿能够正常生长发育。

二、护理评估

(一)健康史

应仔细询问患儿既往身体状况,有无糖尿病家族史,起病前有无急性感染史。重点了解患儿有无烦渴、多饮、多尿、多食、消瘦等情况,有无经常发生皮肤感染及夜尿增多或遗尿现象等。

(二)身体状况

1型糖尿病患儿多急性起病,常因感染、发热、过食或情绪激动而诱发。

1. **典型表现** 为多饮、多尿、多食和体重下降,即"三多一少"。但多食也并非儿童糖尿病的必有症状,少数患儿无多食而表现消瘦伴乏力、精神萎靡等;学龄期儿童有时以遗尿或夜尿增多为首发症状。

2. **酮症酸中毒** 约40%糖尿病患儿在就诊时即处于酮症酸中毒状态。婴幼儿多饮、多尿不易被发觉,而很快发展为脱水及酮症酸中毒,且年龄越小发生率越高。表现为恶心、呕吐、腹痛、食欲减退,并迅速出现脱水和酸中毒征象:皮肤、黏膜干燥,呼吸深长,呼气中有酮味,脉搏细速,血压下降,随即可出现嗜睡、昏迷,甚至死亡。

3. **其他表现** 病程较久,糖尿病控制不佳时可发生生长落后、身材矮小、肝大、智能落后等,称为糖尿病侏儒(Mauriac综合征)。晚期可出现蛋白尿、高血压等糖尿病肾病表现,还可出现白内障、视力障碍、视网膜病变,甚至双目失明。

(三)社会心理状况

本病为终身性疾病,需终身注射胰岛素并进行饮食管理,给患儿及其家长带来很多烦恼、精神压力和经济负担。应注意评估患儿及家长对本病的认识程度,能否正确使用胰岛素,能否配合治疗,评估家庭经济状况,是否出现焦虑心理。

（四）辅助检查

1. 血糖检查 随机检测血糖 > 11.1 mmol/L 即可诊断。

2. 尿液检查 治疗前患儿尿糖多为阳性。当血糖超过肾阈值(> 8.9 ~ 10 mmol/L)时,尿糖出现阳性,所以用尿糖监测疾病的控制情况不如血糖可靠。尿酮体阳性表明患儿有酮症或酮症酸中毒。尿蛋白阳性,提示可能有糖尿病肾病。

3. 糖化血红蛋白 每 2 ~ 3 个月测一次糖化血红蛋白,可反映近 2 个月血糖的平均水平。正常 < 6.0%,糖尿病患儿 < 7.6% 较为理想。

三、护理诊断/问题

1. 营养失调:低于机体需要量 与胰岛素缺乏致体内代谢紊乱有关。

2. 有感染的危险 与抵抗力下降有关。

3. 潜在并发症:酮症酸中毒、低血糖。

4. 知识缺乏 家长及患儿缺乏糖尿病护理的相关知识。

四、护理目标

1. 短期目标 ① 患儿血糖维持正常水平;② 膳食合理并能获得充足的营养;③ 患儿不发生低血糖、感染、酮症酸中毒,并能主动配合治疗和护理。

2. 长期目标 ① 患儿及家长能正确注射胰岛素,讲出胰岛素运用的注意事项。注射部位不发生皮下脂肪萎缩或肥厚。② 患儿及家属能讲出控制饮食的目的及具体做法,表示愿意遵循治疗方案。③ 能进行自我血糖监测。④ 患儿生长发育能达到正常水平,不发生糖尿病肾病及视网膜病变。

五、护理措施

（一）饮食护理

1. 热卡需要 食物的热量要适合患儿的年龄、生长发育和日常活动的需要,每日总热能需要量(kcal)为 1 000 + 年龄 × (70 ~ 100),对年幼儿宜稍偏高;运动量大的患儿可适当增加,但不超过 100 kcal/岁,以防发生肥胖。

2. 食物成分 热量来源应为蛋白质 15% ~ 20%,脂类 30%,糖类 50% ~ 55%。蛋白质成分在 3 岁以下儿童应稍多,其中一半以上应为动物蛋白,因其含有必需氨基酸。禽、鱼类、各种瘦肉类为较理想的动物蛋白质来源。糖类则以含纤维素高的粗粮(如糙米或玉米等)为主,因其造成的血糖波动远较精制的白米、面粉或土豆等制品为小,蔗糖等精制糖应该避免。脂肪应以含多价不饱和脂肪酸的植物油为主。选用含糖较少的蔬菜。

3. 热量分配 每日进食应定时、定量,并督促患儿吃完每餐所给食物,勿吃额外食品。全日分三餐三点心,热量分布大概为早 2/10、午 3/10、晚 3/10、上、下午点心各 0.5/10,睡前点心 1/10。食谱要现实可行,鼓励家长积极配合。饮食护理中应详细记录进食情况。

（二）用药护理

1. 胰岛素的种类　胰岛素制剂是治疗本病的首选药,按其起效时间不同分为4种:超短效、短效、中效和长效(表13-1)。

表13-1　胰岛素制剂的种类和作用时间

胰岛素制剂	起效时间	峰值时间	作用持续时间
超短效胰岛素类似物	10~15 min	1~2 h	4~6 h
短效胰岛素(RI)	20~30 min	2~4 h	5~8 h
中效胰岛素(NPH)	1.5 h	4~12 h	24 h
长效胰岛素(PZI)	3~4 h	14~20 h	24~36 h
预混胰岛素*	30 min	2~8 h	24 h

注:* 为适应进一步的需要,进口胰岛素又将其中的短效制剂和中效制剂(R和N)进行不同比例的混合,产生作用时间介于两者之间的预混胰岛素,如预混门冬胰岛素30等。

2. 选用原则　新病例的初始治疗一般选用短效胰岛素,因便于观察病情和调整剂量,病情稳定后再进一步调整剂型和剂量。

3. 注射部位　常选腹部、上臂外侧、大腿、臀部等部位(图13-2)。不同注射部位对胰岛素吸收速度不同;吸收速度由快到慢依次为腹部、上臂、大腿、臀部。对于超短效、短效、预混型胰岛素,最合适的注射部位为腹部;对于中效、长效胰岛素,最合适的注射部位为大腿和臀部。

4. 注射方法　一般均采取皮下注射,注射过深至肌肉胰岛素快速吸收,可引起血糖波动;注射过浅至表层会导致胰岛素渗出,影响注射剂量。注射时应分行、逐点、顺序进行,两点相隔1~2 cm,1个月内不要在同一部位注射2次,以免局部皮下脂肪萎缩硬化。儿童因皮下脂肪薄,应捏起皮肤45°进针。同时把握"三准",即时间准、剂量准、剂型准。

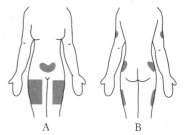

图13-2　胰岛素注射部位
A. 人体正面;B. 人体背面

不同胰岛素有不同的注射时间:超短效胰岛素及其预混制剂须在餐前即刻注射;短效胰岛素或其预混制剂则必须在餐前30 min注射;中效胰岛素和长效胰岛素一般在睡前注射。

5. 注意事项

（1）根据血糖调整用量　如非急需,一般观察2~3天调整一次,胰岛素增减不超过2 U/d,直至血糖控制达标。

（2）低血糖反应　如患儿突然出现心悸、出汗、饥饿甚至神志改变,应考虑低血糖,立即配合医生给予相应的治疗,口服糖水或静脉注射高糖。

（3）防止胰岛素过量或不足　① 胰岛素过量:在午夜至凌晨4:00时发生低血糖,在反调节激素作用下使血糖升高,清晨出现高血糖,即Somogyi现象,提示应减少胰岛素用量;② 胰岛素不足(清晨现象):因晚间胰岛素不足,在早上 5:00—9:00 时呈现高血糖,可加大晚间注射剂量或将 NPH 注射时间稍往后移即可。

（4）过敏反应 少数患儿注射部位红痒,有荨麻疹,一般不需停药,常可自行消失。

（三）预防感染

糖尿病患儿易发生感染,特别是皮肤感染。所以,应注意勤洗澡、洗头;因尿糖的刺激,患儿会出现会阴部瘙痒,故小便后应用温开水清洗会阴部;卧床的患儿,每日做皮肤护理及口腔护理 2 次。如发生感染,需用抗生素治疗。

（四）酮症酸中毒护理

（1）建立静脉通道 应迅速建立两条静脉通道,一条遵医嘱执行补液方案,一条输入小剂量胰岛素,最好采用微量输液泵输入。

（2）密切观察病情 密切观察患儿的生命体征、脱水体征以及尿量;监测血糖、尿酮体、血钾、血气分析。

（3）控制感染 酮症酸中毒常并发感染,遵医嘱使用抗生素。

（五）心理护理

儿童糖尿病需终身治疗,为此,给患儿及家长带来很大的精神负担。医务人员必须对患儿耐心细致地关怀,多与他们沟通,加强患儿及家长对疾病管理的主动地位,认真执行治疗计划,提供长期有效的心理支持。

六、健康指导

1. 向患儿及家长讲解本病的基本知识,告知家长糖尿病是终身性的疾病,患儿必须学会将饮食控制、胰岛素治疗及运动疗法融入生活的一部分。

2. 做好用药指导,详细告知并教会家长正确抽吸和注射胰岛素的方法、时间、部位、用药后的反应及用药的注意事项。

3. 做好饮食控制的指导,解释严格遵守饮食控制的重要性;选择高蛋白、高维生素和粗纤维素类饮食;每日进食应定时、定量,饮食应适当变换花样,以增加患儿的食欲,达到营养均衡的目的。

4. 鼓励和指导患儿及家长独立进行血糖监测。教育患儿随身携带糖块及卡片,写上姓名、住址、病名、膳食治疗量、胰岛素注射量、医院名称及负责医师,以便任何时候发生并发症可立即救治。

5. 合理安排患儿活动量。运动有利于控制血糖,但运动时必须做好胰岛素量和饮食量的调整,运动前减少胰岛素用量或加餐,固定每天的运动时间,避免发生运动后低血糖。活动时间应在进餐 1 h 后,2～3 h 内。

6. 告知家长胰岛素的保存方法,未开瓶的胰岛素,冰箱中 2～8 ℃保存(不能冷冻),注意瓶上标的日期,过期弃掉;开瓶的胰岛素,冰箱中 2～8 ℃保存期 3 个月,或室温下(≤25 ℃)保存期 1 个月,过期不能再用。胰岛素应避免高温和阳光直晒;轻摇后瓶底有沉淀,则不能使用。

7. 定期随访,出院后每 2~4 周 1 次,病情平稳后 2~3 个月 1 次,每次来诊需带家庭记录,包括饮食、胰岛素用量、血糖情况等。

本 章 小 结

先天性甲状腺功能减退症是由于患儿甲状腺先天性缺陷或母亲孕期饮食中缺碘所致,为造成儿童智力低下的重要疾病。临床主要表现为生长发育迟缓、基础代谢率低和智能障碍。需终身服用甲状腺素治疗。护理要点是注意保暖,预防感染,指导服药,保证营养、合理喂养。预防重点是重视新生儿筛查,大力推广食用碘化食盐,指导孕妇多食含碘丰富的食物。

儿童糖尿病多见于 5~7 岁和青春期的儿童,其中绝大多数是 1 型糖尿病,临床主要表现为多尿、多饮、多食和体重下降,即三多一少。治疗采取胰岛素替代、饮食控制和运动锻炼相结合的综合治疗方案。护理要点是控制饮食,合理安排运动,指导胰岛素的使用,预防感染。

思 考 题

一、选择题

A1 型题

1. 先天性甲状腺功能减退症,在新生儿期筛查测定的是( )。

A. TSH   B. T_3 C. T_4

D. 染色体核型   E. 血清碘

2. 先天性甲状腺功能减退症的治疗中,甲状腺素需服至( )。

A. 1 岁   B. 2 岁   C. 5 岁

D. 18 岁   E. 终身服用

3. 小儿最常见的内分泌系统疾病是( )。

A. 糖尿病   B. 性早熟   C. 尿崩症

D. 生长激素缺乏症   E. 先天性甲状腺功能减退症

4. 小儿糖尿病全日热量分配一般早、午、晚餐分别占( )。

A. 1/3、1/3、1/3   B. 2/4、1/4、1/4   C. 1/4、2/4、1/4

D. 2/5、2/5、1/5   E. 2/10、3/10、3/10

5. 儿童糖尿病以( )最多见。

A. 婴儿暂时性糖尿病   B. 继发性糖尿病   C. 特异性糖尿病

D. 2 型糖尿病   E. 1 型糖尿病

A2 型题

6. 出生 25 天新生儿,胎龄 43 周,出生时体重 4.5 kg,反应迟钝,哭声低,大便 2~3 天 1 次。查体:肛温 35.4 ℃,前囟 3 cm×3 cm,常伸舌,皮肤、巩膜黄染,腹胀。该患儿最可能的诊断是( )。

A. 唐氏综合征   B. 佝偻病   C. 先天性巨结肠

D. 新生儿肝炎综合征   E. 先天性甲状腺功能减退症

7. 患儿,4 岁。诊断为先天性甲状腺功能减退症,给甲状腺素片治疗,医生嘱咐,出现下列情况考虑为甲状腺素片过量,但除外( )。

A. 食欲好转   B. 心悸   C. 发热

D. 多汗   E. 腹泻

8. 女婴,生后 3 天行新生儿筛查,发现 TSH 浓度增高,为进一步明确诊断,必须再进行的检查是(　　)。

A. 骨龄测定   B. 染色体核型分析   C. 检测血清 T_4 和 TSH

D. TRH 刺激试验   E. 血钙、磷及碱性磷酸酶测定

9. 一名 3 岁男孩,确诊为先天性甲状腺功能减退症,服用甲状腺素片已 2 年,连续 3 次复查血清 T_4、TSH 正常。该患儿的下一步治疗是(　　)。

A. 3 个月后再次复查血清 T_4、TSH,若正常则可停药

B. 加大剂量继续治疗

C. 甲状腺素可逐渐减量,3 个月后停药

D. 维持原剂量继续治疗

E. 可停止用药

10. 女孩,6 岁,近半年来无明显诱因,经常有饥饿感、食量增多但体重减轻,上学走路自觉乏力,因近日反复夜间遗尿而就诊。为进一步明确诊断,必须进行的检查是(　　)。

A. 查血 TSH   B. 随机检测血糖   C. 血脂检查

D. 染色体核型分析   E. 检测血清 T_4 和 TSH

A3 型题

11 ~ 12 题共用题干

徐某,男,12 岁。间断多饮,消瘦 2 年,在当地医院确诊为 1 型糖尿病,采用胰岛素治疗后症状明显好转。近半年因患儿脾气急躁,常不能坚持每日用药,病情时好时坏。入院前 2 天口渴加重,多饮,恶心伴呕吐胃内容物,每日 5 ~ 6 次,1 天来精神不振、嗜睡、不思饮食。入院查体:呼吸深长,眼窝凹陷。辅助检查:尿糖＋＋＋＋,酮体＋＋＋＋。

11. 该患儿最可能的诊断是(　　)。

A. 低血糖反应   B. 糖尿病高渗性昏迷   C. 糖尿病酮症酸中毒

D. 急性胃肠炎   E. 急性上呼吸道感染

12. 下列有关该患儿的护理措施错误的是(　　)。

A. 防高血钾

B. 患儿绝对卧床休息,注意保暖

C. 监测血气、电解质以及血和尿液中糖与酮体的变化

D. 立即建立两条静脉输液通道

E. 患儿给予保护性隔离,遵医嘱使用有效抗生素控制感染

A4 型题

13 ~ 15 题共用题干

一名 10 个月男婴,不能独坐,尚不能认识亲人与陌生人。平时少哭少动,经常便秘,进食少。查体:表情呆板,前囟未闭,头大,颈短,眼距宽,眼睑水肿,舌大常伸出口外,头发稀少,心率 86 次/min,心音稍低钝,腹部膨隆,腹胀明显。

13. 该患儿最可能的诊断是(　　)。

A. 佝偻病   B. 唐氏综合征   C. 先天性巨结肠

D. 黏多糖病   E. 先天性甲状腺功能减退症

14. 能明确诊断的检查是（ ）。

  A. 骨骼 X 射线片   B. 染色体检查   C. 血 T_3、T_4、TSH

  D. 腹部 B 超   E. 血钙、磷及碱性磷酸酶测定

15. 假设该患儿诊断为先天性甲状腺功能减退症，治疗药物首选（ ）。

  A. 维生素 D   B. 特殊饮食疗法   C. 甲状腺素

  D. 钙剂   E. 胃肠动力药

16～19 题共用题干

男孩，12 岁，最近 2 周出现多食、多饮、多尿，经查血糖，确诊为糖尿病。

16. 为降低其血糖，首选的药物为（ ）。

  A. 短效胰岛素   B. 中效胰岛素   C. 长效胰岛素

  D. 苯乙双胍   E. 甲苯磺丁脲

17. 假设患儿昨日出现发热、咳嗽、恶心、腹痛，今晨昏迷，呼气有酮味。患儿昏迷最可能的原因是（ ）。

  A. 中毒性脑病   B. 结核性脑膜炎   C. 糖尿病乳酸酸中毒

  D. 低血糖昏迷   E. 糖尿病酮症酸中毒

18. 最具有诊断价值的检查是（ ）。

  A. 血乳酸   B. 血糖测定   C. 血酮体、尿酮体

  D. 血电解质   E. 肝功能及血氨测定

19. 目前对患儿采取的护理措施不包括（ ）。

  A. 建立静脉通道   B. 控制感染   C. 密切观察病情

  D. 遵医嘱用药   E. 头部热敷

二、病例分析

一名 1 个月女婴，喂养困难、吃奶少、少哭、哭声低微，5 天排便 1 次。查体：仍有轻度皮肤黄染，血清 T_3 正常，T_4 降低，TSH 升高，医师诊断为先天性甲状腺功能减退症。

1. 该患儿目前存在的护理诊断/问题有哪些？

2. 应对患儿采取哪些护理措施？

第十四章 免疫性疾病患儿的护理

学习目标

1. 掌握 免疫性疾病的护理评估和护理措施。
2. 熟悉 免疫性疾病的治疗原则。
3. 了解 免疫性疾病的病因和发病机制。

免疫是机体的生理性保护机制,免疫功能失调可致异常免疫反应,即变态反应、自身免疫反应、免疫缺陷及发生恶性肿瘤。自身免疫反应是由于不同原因(包括物理、化学和生物学因子)诱导的宿主异常免疫反应,将自身组织和细胞作为靶向,引起自身组织严重和持久的结构和功能破坏,出现临床症状。

风湿性疾病是一组病因不明的自身免疫性疾病,主要累及不同脏器的结缔组织和胶原纤维。其共同特点为:① 慢性病程,有肌肉关节病变;② 以血管和结缔组织慢性炎症的病理改变为基础;③ 对糖皮质激素的治疗有一定反应。儿童时期常见的风湿性疾病有风湿热、过敏性紫癜、川崎病等。

第一节 风 湿 热

一、疾病概要

风湿热(rheumatic fever)是与 A 组乙型溶血性链球菌感染密切相关的免疫炎性疾病,是一种具有反复发作倾向的风湿性疾病,主要表现为心肌炎、游走性关节炎、舞蹈症、环形红斑和皮下结节。发病年龄以 6~15 岁多见。以冬春季节、寒冷、潮湿地区发病率高。心肌炎是最严重的表现,急性期可危及患儿生命,慢性反复发作可形成慢性风湿性心脏瓣膜疾病。

(一)病因及发病机制

风湿热与 A 组乙型溶血性链球菌感染后的两种免疫反应有关:① 变态反应:有些抗链球菌抗体可与人的某些组织发生交叉反应,导致 II 型变态反应性组织损伤,还能因链球菌菌体成分及其产物与相应抗体作用形成免疫复合物沉积于关节、心肌、心瓣膜,导致 III 型变态反应性组织损伤;② 自身免疫反应:风湿性心脏病患儿可出现抗心肌抗体,损伤心肌组织,发生心肌炎。

（二）治疗原则

1. 一般治疗　包括卧床休息,加强营养,补充维生素 A、维生素 C 等。

2. 抗链球菌感染　大剂量青霉素静脉滴注 2～3 周。过敏者改用红霉素。

3. 抗风湿治疗　心肌炎时早期用肾上腺糖皮质激素,常用泼尼松口服,重症可静脉滴注氢化可的松,症状好转后逐渐减量至停药,总疗程 8～12 周。无心肌炎患儿可用阿司匹林口服,2 周后逐渐减量,总疗程 4～8 周。

4. 舞蹈症治疗　一般采用支持和对症疗法,可口服苯巴比妥等镇静剂。

二、护理评估

（一）健康史

应仔细询问患儿发病前 1～4 周有无咽喉炎、扁桃体炎或猩红热病史;有无发热、关节疼痛,是否有皮疹;有无精神异常或不自主的动作表现。既往有无心脏病或关节炎病史。

（二）身体状况

1. 一般表现　发热,热型不规则。有面色苍白、食欲减退、多汗、疲倦、腹痛、鼻出血等症状。

2. 主要表现

（1）心肌炎　是本病最严重的表现,是风湿热唯一的持续性器官损害。以心肌炎及心内膜炎多见,亦可发生全心炎。① 心肌炎:轻者可无症状,重者可出现不同程度的心力衰竭。心率增快与体温升高不成比例,心尖区第一心音减弱,可出现期前收缩、心动过速等心律失常,心尖区可闻及 Ⅱ 级以上吹风样收缩期杂音。心电图示 P－R 间期延长、ST 段下移、T 波改变等。X 线检查心脏增大。② 心内膜炎:主要侵犯二尖瓣,其次是主动脉瓣。二尖瓣关闭不全时,心尖区可闻及 Ⅱ～Ⅲ 级吹风样全收缩期杂音;主动脉瓣关闭不全时,胸骨左缘第 3 肋间可闻及舒张期叹气样杂音。若反复风湿活动可形成瓣膜永久损害。③ 心包炎:表现为心前区疼痛,心动过速,呼吸困难,心底部可闻及心包摩擦音。X 射线检查,典型心影向两侧扩大呈烧瓶形,卧位时心腰部增宽。心电图示早期 ST 段上移,随后 ST 段下降,并出现 T 波改变。

（2）关节炎　以游走性和多发性为特点,常累及膝、踝、肩、肘、腕等大关节,表现为关节红、肿、热、痛,活动受限。治疗后关节不留强直或畸形。

（3）舞蹈症　表现为以四肢和面部肌肉为主的轻重程度不等的、不自主、不协调、无目的的快速运动,如伸舌歪嘴、挤眉弄眼、耸肩缩颈、语言障碍、书写困难、细微动作不协调等,在兴奋或注意力集中时加剧,入睡后消失。可单独存在或与其他症状并存。

（4）皮肤损害　① 皮下结节:好发于肘、腕、膝、踝等关节伸面,为粟米或豌豆大小、可活动、质硬、无压痛的硬结,2～4 周自然消失。② 环形红斑(图 14－1):呈环形或半环形边界明显的淡色红斑,大小不等,边缘可

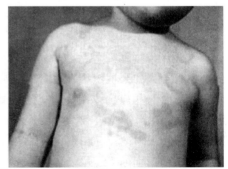

图 14－1　环形红斑

轻度隆起,中心苍白,分布在躯干及四肢屈面,反复出现,不留痕迹。

(三)社会心理状况

本病易复发,产生心脏损害,严重影响患儿生命质量。应注意评估患儿及家长对该病的认识程度,年长儿有无因长期休学而感到担忧,是否由于舞蹈症产生自卑心理;家长有无焦虑心理。评估患儿家庭环境及经济状况。

(四)辅助检查

1. 风湿热活动指标　红细胞沉降率增快、C 反应蛋白阳性和黏蛋白增高,为风湿活动的重要标志,但对诊断本病无特异性。

2. 抗链球菌抗体测定　抗链球菌溶血素"O"(ASO)、抗链球菌激酶(ASK)和抗透明质酸酶(AH)增高,说明近期有过链球菌感染,提示有风湿热可能。

三、护理诊断/问题

1. 心输出量减少　与心脏受损有关。
2. 疼痛　与关节受累有关。
3. 焦虑　与发生心脏损害有关。
4. 体温过高　与感染有关。
5. 潜在并发症:药物不良反应。

四、护理目标

1. 患儿保持充足的心排出量,生命体征稳定。
2. 患儿主诉疼痛减轻,并能进行自理活动。
3. 患儿表现出放松和舒适,积极配合治疗。
4. 患儿体温恢复正常。
5. 患儿不发生并发症,或及时发现、及时处理。

五、护理措施

1. 心肌炎的护理

(1)观察病情　注意患儿面色、呼吸、心率、心律及心音的变化,如有烦躁不安、面色苍白、多汗、气促等心力衰竭的表现,及时处理。

(2)限制活动　根据病情限制活动量。急性期卧床休息 2 周,有心肌炎时轻者绝对卧床 4 周,重者卧床 6 ~ 12 周,至急性症状消失、红细胞沉降率接近正常时方可下床活动,伴心力衰竭者待心功能恢复后再卧床 3 ~ 4 周。一般恢复到正常活动量所需时间:无心脏受累者 1 个月,轻度心脏受累者 2 ~ 3 个月,严重心肌炎伴心力衰竭者 6 个月。

(3)饮食管理　给予易消化、富含维生素、富有营养的食物,少量多餐。心力衰竭患儿适当地限制盐和水,详细记录液体出入量。保持大便通畅。

(4)遵医嘱抗风湿治疗　有心力衰竭者加用洋地黄制剂,同时配套吸氧,利尿,维持水、电解质平衡等治疗。

2. 关节疼痛的护理　可让患儿保持舒适的体位,避免痛肢受压,移动肢体时动作轻柔,可用热水袋热敷局部关节以止痛。做好皮肤护理。

3. 维持正常体温　密切观察体温变化,注意热型,高热时采用物理降温。

4. 用药护理　用药期间注意观察药物不良反应,如阿司匹林可引起胃肠道反应、肝功能损害和出血,饭后服用可减少对胃肠道的刺激,加用维生素K可防止出血;泼尼松可引起满月脸、消化道溃疡、肾上腺皮质功能不全、精神症状、血压升高、电解质紊乱、免疫抑制等,应密切观察;心肌炎时易出现洋地黄中毒,服药期间应注意观察有无恶心、呕吐、心律不齐、心动过缓等不良反应,并注意监测血钾浓度。

5. 心理护理　关心爱护患儿,及时解除患儿的各种不适感,如发热、关节疼痛等,增强患儿战胜疾病的信心;耐心解释各项检查、治疗、护理措施的意义,使患儿积极配合治疗。

六、健康指导

1. 向患儿及家长讲解疾病的基本知识,使家长学会病情观察、感染预防、疾病复发的防止等各种措施。

2. 合理安排患儿的日常生活,避免剧烈的活动,防止受凉;改善居住条件,避免寒冷潮湿;避免去公共场所。

3. 预防用药首选肌内注射长效青霉素120万U,每3~4周一次,用药至少5年,最好坚持至25岁,有风湿性心脏病者,宜终身药物预防。

4. 定期门诊复查。

第二节　过敏性紫癜

一、疾病概要

过敏性紫癜(anaphylactoid purpura),又称舒-亨综合征(Henoch Schonlein Purpura,HSP),是以小血管炎为主要病变的系统性血管炎。主要表现为血小板不减少性紫癜,常伴有关节肿痛、腹痛、便血和血尿。多发生于2~8岁儿童,男孩多于女孩,四季均可发病,但春秋季多见。

(一)病因及发病机制

目前认为与某种致敏因素引起的自身免疫反应有关。发病机制可能为病原体(细菌、病毒或寄生虫等)、药物(抗生素、磺胺药、异烟肼、水杨酸类、苯巴比妥等)、食物(鱼、虾、蟹、蛋、牛奶等)及其他(花粉吸入、昆虫叮咬、疫苗注射等)等作为致敏因素,作用于具有遗传背景的个体,激发B细胞克隆扩增而导致IgA介导的系统性血管炎。

(二)治疗原则

本病无特效疗法,主要采取支持和对症治疗。急性发作期应卧床休息,积极寻找和祛除致病因素,如控制感染、补充维生素。有荨麻疹或血管神经性水肿时,可用抗组胺药和钙剂;腹痛时用解痉剂;消化道出血时禁食,静脉滴注西咪替丁。应用糖皮质激素缓解腹痛和关节疼痛,重症可加用免疫抑制剂。应用阿司匹林等抗凝。

二、护理评估

(一)健康史

应仔细询问患儿,起病前是否接触过敏原(如感染、食物、药物、预防接种等);皮疹出现的时间及分布;有无腹痛、便血、关节痛。

(二)身体状况

多为急性起病,起病前1~3周常有上呼吸道感染史,可伴有低热、食欲减退、乏力等。首发症状以皮肤紫癜为主,少数病例以腹痛、关节炎或肾症状首先出现。

1. 皮肤紫癜 反复出现皮肤紫癜为本病特征(图14-2),常见于下肢和臀部,对称分布,分批出现,躯干和面部少见。初起出现紫红色斑丘疹,高出皮肤,压之不褪色,此后颜色加深呈暗紫红色,最后呈棕褐色而消退。可伴有荨麻疹和血管神经性水肿。少数重症患儿紫癜可大片融合成大疱,伴出血性坏死。皮肤紫癜一般在4周后消退,部分患儿间隔数周、数月后复发。

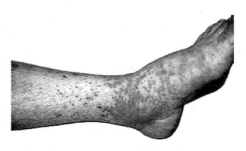

图14-2 皮肤紫癜

2. 消化道表现 一般以阵发性剧烈腹痛为主,常位于脐周或下腹部,可伴恶心、呕吐或便血,偶尔发生肠套叠、肠梗阻、肠穿孔及出血坏死性小肠炎。此型临床称为"腹型",本型症状若发生在皮肤紫癜之前,易误诊为急腹症。

3. 关节表现 多累及膝、踝、肘、腕等大关节,疼痛呈游走性,反复发作,表现为关节肿胀、疼痛和活动受限,不遗留关节畸形。此型临床称为"关节型",若发生在紫癜之前易误诊为风湿性关节炎。

4. 肾脏症状 多发生于起病1个月内,症状轻重不一,与肾外症状的严重程度无一致性关系。多数患儿出现血尿、蛋白尿及管型,伴血压升高和水肿,称为紫癜性肾炎;少数呈肾病综合征表现。虽然有些患儿的血尿、蛋白尿持续数月甚至数年,但大多数都能完全恢复。少数发展为慢性肾炎,甚至死于肾衰竭。此型临床称为"肾型"。

5. 其他表现 中枢神经系统病变是本病潜在威胁之一,患儿偶可因颅内出血导致失语、瘫痪、昏迷、惊厥。个别患儿有鼻出血、牙龈出血、咯血、睾丸出血等。

以上症状可单独出现,也可几种同时存在,同时存在几种临床表现时,称为"混合型"。

(三)社会心理状况

应注意评估患儿及家长对本病有关知识的认识程度,年长儿是否因疾病延误学业而产生焦虑心理;家长在患儿急性期出血多时是否存在恐惧心理;了解患儿的饮食、家庭经济和环境状况等。

(四)辅助检查

尚无特异性诊断试验。血常规、尿常规、大便隐血试验及血液免疫球蛋白 IgA、IgG、IgM 浓度有助于了解病程和并发症。

三、护理诊断/问题

1. 皮肤完整性受损　与血管炎有关。
2. 疼痛　与关节和肠道变态反应性炎症有关。
3. 潜在并发症:消化道出血、紫癜性肾炎。

四、护理措施

1. 皮肤护理

(1) 观察皮疹的形态、颜色、数量、分布及消退时间,有无反复出现,每日详细记录皮疹变化情况。

(2) 保持皮肤清洁,防止擦伤及抓伤,如有破溃应及时处理,防止出血和感染。

(3) 衣着宽松、柔软,保持清洁、干燥。

(4) 避免接触可能引起过敏的各种致敏原,同时遵医嘱使用止血药、脱敏药等。

2. 关节肿痛与腹痛的护理

(1) 对于关节型病例应观察疼痛及肿胀情况,保持患肢功能位置,根据病情使用热敷或冷敷,教会患儿利用放松、娱乐等方法减轻疼痛。患儿腹痛时应卧床休息,尽量守护在床边。

(2) 遵医嘱使用糖皮质激素,以缓解关节痛和解除痉挛性腹痛。

3. 病情观察

(1) 观察有无腹痛、便血等情况,应注意大便性状、腹部体征,并及时报告和处理。有消化道出血时,应卧床休息,限制饮食,给予无渣的流食,出血量多时要考虑输血并禁食,经静脉补充营养。

(2) 观察尿色、尿量、尿液性状,定时做尿常规检查,若有血尿和蛋白尿者,提示为紫癜性肾炎,按肾炎护理。

五、健康指导

1. 向患儿及家长讲解疾病的基本知识和护理要点,针对具体病情予以解释和心理支持,帮助家长和患儿树立战胜疾病的信心。

2. 做好出院指导,有肾及消化道症状者,宜在症状消失后 3 个月复学。

3. 指导患儿和家长继续观察病情,定期复查,及早发现肾并发症。

第三节 川 崎 病

一、疾病概要

川崎病(Kawasaki disease,KD),又称皮肤黏膜淋巴结综合征,是一种以全身中、小血管炎为主要病变的急性发热出疹性疾病。主要表现为急性发热、皮肤黏膜病损和淋巴结肿大。以婴幼儿多见。

(一)病因及发病机制

病因尚不清楚,可能与 EB 病毒、反转录病毒、链球菌、短棒菌苗、立克次体、支原体等多种病原体感染有关,但均未得到证实;目前认为是一定的易患宿主对多种感染病原触发的一种免疫介导的全身性血管炎。

(二)治疗原则

除对症、支持疗法外,应尽早使用阿司匹林和丙种球蛋白,以控制炎症,预防或减轻冠状动脉病变;病情严重者,可加用糖皮质激素;血小板显著增多或冠状动脉病变、血栓形成的患儿,加用双嘧达莫。

二、护理评估

(一)健康史

应仔细询问患儿有无病毒、细菌等感染病史;询问患儿的生活环境及有无接触史;评估发热程度及热型,抗生素治疗是否有效;询问出疹时间、形态、分布,有无脱皮。

(二)身体状况

1. 主要表现

(1)发热 为最早出现的症状,体温达 38~40 ℃,呈稽留热或弛张热,持续 1~2 周或更长,抗生素治疗无效。

(2)皮肤表现 发热或发热后出现,呈向心性分布,常为多形性皮疹和猩红热样皮疹,无疱疹及结痂。肛周皮肤发红、脱皮。

(3)球结合膜充血 于起病 3~4 天出现,无脓性分泌物,热退后消散。

(4)唇及口腔表现 口腔及咽部黏膜弥漫性充血,舌乳头突起、充血,呈草莓舌(图 14-3)。

(5)手足症状 为本病特征,急性期手足呈广泛性硬性水肿和掌跖红斑,恢复期指、趾端甲床和皮肤交界处出现膜状脱皮,重者指、趾甲亦可脱落。

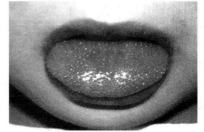

图 14-3 草莓舌

（6）颈淋巴结肿大　单侧或双侧,质硬有触痛,局部皮肤不发红、无化脓。病初出现,热退时消散。

2. 心血管表现　是川崎病最严重的表现。常于发病 1～6 周出现心包炎、心肌炎、心内膜炎、心律失常。发生冠状动脉瘤和狭窄者,可无临床表现,少数可有心肌梗死的症状。心肌梗死和冠状动脉瘤破裂可致心源性休克甚至猝死。

3. 其他表现　可有间质性肺炎、无菌性脑膜炎、尿道炎、消化道症状(呕吐、腹泻、腹痛、肝大、轻度黄疸等)、关节疼痛和肿胀。

（三）社会心理状况

本病虽是自限性疾病,但病程长,少数可并发心脏损害。应注意评估患儿及家长对该病的认识程度,患儿对住院及治疗有无恐惧感;家长有无焦虑心理。

（四）辅助检查

1. 血液检查　外周血白细胞计数升高,以中性粒细胞增高为主,有核左移。红细胞沉降率增快,C 反应蛋白增高,免疫球蛋白增高,是炎症活动指标。

2. 免疫学检测　血清 IgG、IgM、IgA、IgE 和血循环免疫复合物升高。

3. 心血管系统检查　有心脏受损者可见心电图和超声心动图改变,必要时行冠状动脉造影。

三、护理诊断/问题

1. 体温过高　与感染、免疫反应等因素有关。
2. 皮肤完整性受损　与小血管炎有关。
3. 口腔黏膜受损　与小血管炎有关。
4. 潜在并发症:心脏受损　与冠状动脉炎有关。

四、护理措施

1. 维持正常体温

（1）急性期患儿需绝对卧床休息。保证病室适当的温度、湿度。监测体温变化,观察热型及伴随症状,警惕高热惊厥的发生,及时采取相应的治疗和护理措施。退热期内出汗特别多,要及时更换衣服,避免受凉。

（2）给予清淡的高热量、高维生素、高蛋白质的流质或半流质饮食。鼓励患儿多饮水,必要时静脉补液。

（3）遵医嘱用药,注意观察阿司匹林的出血倾向和丙种球蛋白的过敏反应,一旦发生要及时处理。

2. 皮肤护理　保持皮肤清洁,衣被质地柔软而清洁,以减少对皮肤的刺激,每次便后清洗臀部;勤剪指甲,以免抓伤、擦伤;对半脱的痂皮用干净剪刀剪除,不要强行撕脱,防止出血和感染。

3. 黏膜护理　每日口腔护理 2～3 次,晨起、睡前、餐前、餐后漱口,以保持口腔清洁,防止继发感染与增进食欲;口唇干裂时涂润唇油,口腔溃疡时涂碘甘油;每日用生理盐水洗眼,也可涂眼膏,以保持眼的清洁并预防感染。

4. 病情观察　密切监测患儿有无心血管系统损害的表现,如面色、精神状态、心率、心律、心音、心电图改变等,一旦发现应立即进行处理。

五、健康指导

1. 向患儿及家长讲解疾病的基本知识,给予心理支持,使家长及患儿消除焦虑和恐惧情绪。

2. 长期随访,定期复查。无冠状动脉病变患儿,于出院后1、3、6个月及1年各进行1次全面检查;对所有残留有冠状动脉病变的患儿,每3~6个月做1次超声心动图检查;多发或较大冠状动脉瘤尚未闭塞者,不宜参加体育活动。

本 章 小 结

风湿热是一种具有反复发作倾向的风湿性疾病,临床主要表现为心肌炎、游走性关节炎、舞蹈病、环形红斑和皮下结节。治疗原则为抗链球菌感染、抗风湿及舞蹈病治疗。

过敏性紫癜是以小血管炎为主要病变的系统性血管炎,临床主要表现为血小板不减少性紫癜,常伴有关节肿痛、腹痛、便血和血尿。本病无特效疗法,主要采取支持和对症治疗。

川崎病是一种以全身中、小血管炎为主要病变的急性发热出疹性疾病,临床主要表现为急性发热、皮肤黏膜病损和淋巴结肿大。治疗原则除对症、支持疗法外,应尽早使用阿司匹林和丙种球蛋白,以控制炎症。

以上三种疾病的护理要点是强调休息,合理安排饮食;维持正常体温,减轻疼痛;指导用药、避免产生药物副作用;密切观察病情,防止并发症。

思 考 题

一、选择题

A1 型题

1. 当护士向患有风湿热的8岁儿童的父母了解病史时,应重点询问病前有无(　　　)。

　　A. 尿路感染　　　　　　　　B. 急性咽炎　　　　　　　　C. 接触性皮炎

　　D. 急性胃肠炎　　　　　　　E. 贫血

2. 风湿热心内膜炎中最常受累的是(　　　)。

　　A. 心包　　　　　　　　　　B. 二尖瓣　　　　　　　　　C. 三尖瓣

　　D. 主动脉瓣　　　　　　　　E. 肺动脉瓣

3. 关于风湿热的关节炎表现中,下列不正确的是(　　　)。

　　A. 主要累及大关节

　　B. 以疼痛和功能障碍为主

　　C. 典型病例以游走性和多发性关节炎为特点

　　D. 受累关节易发展成畸形

　　E. 用热水袋热敷局部关节以止痛,指导患儿最大限度地完成自理活动

4. 护士指导风湿热患儿控制活动量时,以下不妥的是(　　)。

    A. 无心肌炎者急性期卧床 2 周

    B. 有心肌炎时轻者绝对卧床 4 周,重者 6～12 周

    C. 无心脏受累者 1 个月后恢复正常活动

    D. 轻度心脏受累者 2～3 个月后恢复正常活动

    E. 严重心肌炎伴心力衰竭者 1 年后恢复正常活动

5. 过敏性紫癜患儿腹痛时,护士采取的措施不妥的是(　　)。

    A. 给予无动物蛋白的流质饮食

    B. 严重者禁食

    C. 注意大便性状

    D. 留取大便标本及时送检

    E. 腹部热敷

6. 护士评估川崎病患儿时,认为其特征性的表现是(　　)。

    A. 发热

    B. 猩红热样皮疹

    C. 草莓舌

    D. 指、趾端甲床与皮肤交界处出现膜状脱皮

    E. 颈淋巴结肿大

A2 型题

7. 患儿,女,13 岁,发热 2 周余,胸腹部间断地出现环形红斑。实验室检查:血红蛋白 100 g/L,WBC 13.6×10^9/L,ESR 50 mm/h,CRP(＋),ASO 500 U/mL,心电图正常,诊断为风湿热。应首选的药物为(　　)。

    A. 青霉素　　　　　　　　B. 阿司匹林　　　　　　　　C. 青霉素 + 泼尼松

    D. 阿司匹林 + 泼尼松　　　E. 青霉素 + 阿司匹林

8. 一名 8 岁女孩,因反复双下肢皮疹 1 个月入院。诊断为"过敏性紫癜"。护士在进行饮食护理时,应强调(　　)。

    A. 暂时禁食　　　　　　　　B. 多吃含维生素丰富的食物

    C. 多饮水　　　　　　　　　D. 避免吃虾、蟹等海鲜

    E. 少食多餐

9. 一名 7 岁女孩,2 周前开始反复低热,伴咽喉疼痛,2 天前诉胸闷、心悸、四肢关节疼痛,以"风湿热"入院。护士应优先考虑的护理诊断是(　　)。

    A. 心排血量减少　　　　　　B. 疼痛　　　　　　　　　　C. 焦虑

    D. 体温过高　　　　　　　　E. 活动无耐力

A3 型题

10～12 题共用题干

患儿,男,2 岁。因发热、双下肢不能行走 5 天入院。患儿 5 天前开始发热,体温波动在 39～40 ℃,拒绝下地走路,烦躁不安。查体:体温 39.5 ℃,躯干部可见红色斑丘疹,双侧颈部淋巴结肿大,压痛,口唇干燥潮红、舌乳头突起呈草莓舌,指、趾关节呈梭形肿胀。

10. 根据以上资料,护士认为该患儿可能患的疾病是(　　)。

    A. 风湿热　　　　　　　　B. 过敏性紫癜　　　　　　　　C. 川崎病

    D. 类风湿关节炎　　　　　E. 猩红热

11. 护士在护理该患儿过程中,应优先考虑的护理诊断是(　　)。

    A. 体温过高　　　　　　　B. 有感染的危险　　　　　　　C. 躯体移动障碍

    D. 皮肤完整性受损　　　　E. 口腔黏膜改变

12. 护士预计该患儿可能出现的最严重的表现是(　　)。

    A. 心包炎　　　　　　　　B. 心肌炎　　　　　　　　　　C. 心内膜炎

    D. 心律失常　　　　　　　E. 心肌梗死

A4 型题

13～16 题共用题干

14 岁男孩,因腹痛来院就诊。体检:双下肢对称性成片状小出血点,尿常规:红细胞＋＋＋。

13. 该患儿最可能的诊断是(　　)。

    A. 肾血管畸形　　　　　　B. 过敏性紫癜　　　　　　　　C. 肾绞痛

    D. 急性肾盂肾炎　　　　　E. 肾下垂

14. 关于该病的描述下列错误的是(　　)。

    A. 是一种血管的变态反应性疾病

    B. 最常见的原因是感染

    C. 主要表现是皮肤黏膜紫癜

    D. 多伴有血小板的减少或功能异常

    E. 多见于儿童和青少年

15. 若患儿出现了黑便或血便,可能发生的并发症不包括(　　)。

    A. 肠套叠　　　　　　　　B. 肠穿孔　　　　　　　　　　C. 阑尾炎

    D. 肠梗阻　　　　　　　　E. 出血坏死性小肠炎

16. 在治疗过程中患儿出现惊厥、失语、昏迷,可能并发了(　　)。

    A. 颅内出血　　　　　　　B. 低血糖　　　　　　　　　　C. 低血钙

    D. 高热惊厥　　　　　　　E. 手足搐搦症

二、病例分析

患儿,男,9 岁,因"持续发热10 天,游走性关节肿痛3 周"入院。查体:神清,面色苍白,体温38 ℃,咽充血,扁桃体肿大,表面有少许渗出物,躯干和四肢可见环形红色斑疹,心界扩大,心尖部可闻及Ⅱ级收缩期杂音,主动脉瓣区可闻及Ⅱ级收缩期杂音,肝、脾肋下未触及。辅助检查:血白细胞数及 ASO 增高,红细胞沉降率增快,CRP(＋),心电图示 P－R 间期延长,ST 段下移。

1. 该患儿目前存在的护理诊断/问题有哪些? 应对患儿采取哪些护理措施?

2. 经治疗后,患儿康复出院,怎样进行健康指导?

第十五章　遗传性疾病患儿的护理

学习目标

1. 掌握　唐氏综合征和苯丙酮尿症的护理措施。
2. 熟悉　唐氏综合征和苯丙酮尿症的护理评估;苯丙酮尿症的治疗原则。
3. 了解　唐氏综合征和苯丙酮尿症的病因。

第一节　唐氏综合征

一、疾病概要

唐氏综合征(Down syndrome),又称21 - 三体综合征或先天愚型,是由常染色体畸变所致,是小儿染色体病中最常见者,在活产婴儿中的发生率为 1/800 ~ 1/600,男女之比为 3:2。主要表现为特殊面容、智能和体格发育落后,皮纹特点及多发畸形。

(一) 病因

1. 孕母高龄　孕母年龄多大于 35 岁,年龄愈大,子代发生染色体病的可能性愈大,可能与孕母卵子老化有关。
2. 放射线接触　孕母接触放射线后,其子代发生染色体畸变的危险性增加。
3. 病毒感染　传染性单核细胞增多症、流行性腮腺炎、风疹和肝炎病毒等都可以引起染色体断裂,造成胎儿染色体畸变。
4. 化学因素　许多化学药物、抗代谢药物和毒物都能导致染色体畸变。
5. 遗传因素　父母染色体的异常可能遗传给下一代。

(二) 发病机制

根据染色体核型的不同可分为 3 型。

1. 标准型　占患儿总数 92.5% 左右,是由于亲代(多数为母亲)的生殖细胞在减数分裂时 21 号染色体不分离所致,使患儿体细胞多一条 21 号染色体(图 15 - 1),其核型为 47,XX (XY),+21。父母核型大都正常,仅极少数为家族遗传(母亲是唐氏综合征患者)。
2. 易位型　占 2.5% ~5%,染色体总数为 46 条,其中一条是易位染色体,最常见为 D/G 易位,其次为 G/G 易位。
3. 嵌合型　占 2% ~4%,由于受精卵在早期分裂过程中发生了 21 号染色体不分离,患儿

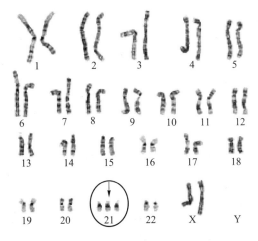

图 15 - 1 唐氏综合征核型

体内存在两种细胞系,一为正常细胞,一为 21 三体细胞,形成嵌合体,其核型为 46,XX(XY)/47,XX(XY),+21。此型患儿按其异常细胞所占比例,临床症状轻重不一。

（三）治疗原则

本病目前尚无有效的治疗方法。主要注意预防感染,加强训练,培养患儿的生活自理能力。可辅用 γ - 氨基酸、谷氨酸、叶酸、维生素 B_6,以促进智能发育和体能改善。如伴有其他畸形,可手术矫治,提高患儿的生活质量。

二、护理评估

（一）健康史

应仔细询问母亲妊娠年龄是否大于 35 岁,孕期是否接触放射线、化学药物及病毒感染,是否近亲结婚,家族中是否有类似疾病患者。了解患儿智力是否低下,发育是否落后。

（二）身体状况

1. 特殊面容 表情呆滞,头小颈短;眼距宽,眼裂小,内眦赘皮,双眼外眦上斜;鼻梁低平,张口伸舌流涎,呈伸舌样痴呆(图 15 - 2),流涎多;外耳小而低。

2. 智能及体格发育落后 绝大部分患儿智力发育迟缓,随年龄增长日趋明显。智商通常在 25 ~ 50,抽象思维能力受损最为明显。嵌合型患儿若正常细胞比例较大则智能障碍较轻。由于软骨发育不良,致躯干发育迟缓,身材矮小;骨龄落后;前囟大,闭合晚;出牙延迟且顺序紊乱;动作发育和性发育均落后。

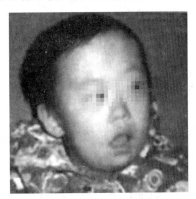

图 15 - 2 唐氏综合征特殊面容

3. 四肢特点 四肢短,肌张力低,由于韧带松弛而关节常过度弯曲,小指短并向内弯曲,拇趾和第二趾间距宽,呈草鞋足。

4. 皮纹特点　皮肤细嫩,通贯手,atd 角增大(图 15 - 3),我国正常人为 41°,患儿常 >58°,第 5 指只有一条指褶纹。

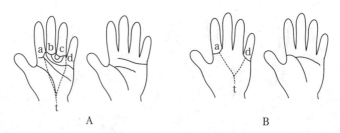

图 15 - 3　正常人与唐氏综合征患儿的皮纹比较

A. 正常人皮纹;B. 唐氏综合征皮纹

5. 其他表现　伴多发畸形,以先天性心脏病最为常见,其次是消化道畸形。男孩可有隐睾、小阴茎,无生育能力;女孩性发育延迟,少数可有生育能力。因免疫功能低下,易患各种感染。有的伴发糖尿病。如成活至成人期,则常在 30 岁以后即出现"老年痴呆"。

（三）社会心理状况

本病属遗传性疾病,患儿先天智力低下,应注意评估家长对此病的了解、认识程度及训练患儿的能力;因患儿智能障碍、特殊面容易被同龄伙伴嘲笑,评估家长是否因此而自卑。

（四）辅助检查

1. 染色体核型分析　核型分析是确诊本病的依据,绝大多数为 21 号染色体呈三体型。
2. 其他　分子细胞遗传学检查、智商测定等,患儿的智商值可作为训练和教学的参考。

三、护理诊断/问题

1. 自理缺陷　与智能低下有关。
2. 有感染的危险　与免疫力低下有关。
3. 焦虑(家长)　与患儿疾病的严重程度及不良预后有关。
4. 知识缺乏　家长缺乏本病的遗传学知识及护理知识。

四、护理措施

（一）加强生活护理,培养自理能力

1. 生活照顾　协助其吃饭、穿衣,定期洗澡,并防止意外事故的发生。
2. 训练自理能力　按照既定的教育、训练方案进行训练。训练方法要因人而异,因地制宜,没有固定的模式,要随时随地,持之以恒,使患儿通过训练能逐步生活自理,从事简单劳动。

（二）预防感染

患儿长期流涎,应及时擦净,并涂以油剂以保持皮肤的润滑,防止糜烂感染;保持空气清新,避免接触感染者;注意个人卫生,保持口腔、鼻腔清洁,勤洗手;呼吸道感染者接触患儿时需戴口罩。

（三）心理护理

面对家长焦虑、忧伤,护士应理解并给予心理上的支持,向家长讲解有关患儿养育、家庭照顾的知识,使家长掌握护理方法,树立战胜疾病的信心。

五、健康指导

1. 帮助家长制订长期训练计划和方案,并示范训练方法,鼓励家长定期随访和遗传咨询,可做再发风险率预测。

2. 实施适龄婚育,高龄妇女应节育,尤其 40 岁以上。

3. 婚前检查、遗传咨询,凡 30 岁以下的母亲,子代有唐氏综合征者,或姨表姐妹中有此病患者,应及早检查亲代染色体核型。

4. 产前诊断,35 岁以上妇女,妊娠后做羊水细胞检查,发现异常可选择终止妊娠。

5. 母亲在妊娠后应避免接受大量放射线和滥用化学药物,并预防病毒感染。

第二节 苯丙酮尿症

一、疾病概要

苯丙酮尿症(phenylketonuria,PKU)是由于苯丙氨酸代谢过程中酶缺陷所致,属常染色体隐性遗传,因患儿尿液中排出大量苯丙酮酸而得名。分为典型和非典型两类。我国的发病率为 1/16 500。

（一）病因及发病机制

苯丙氨酸是人体必需的氨基酸,正常小儿每日需要的摄入量为 200～500 mg,其中 1/3 供合成蛋白,2/3 则通过肝细胞中苯丙氨酸羟化酶的作用转化为酪氨酸,以合成黑色素、甲状腺素、多巴胺等重要的生理活性物质。

1. 典型 PKU 约占 99%。是由于患儿肝细胞缺乏苯丙氨酸羟化酶,因而不能将苯丙氨酸转化为酪氨酸,而是转变成苯丙酮酸从尿液中排出,并引起一系列代谢异常(图 15 – 4):① 大量苯丙氨酸和苯丙酮酸在体内蓄积,导致脑损伤;② 同时产生大量苯乙酸,并经尿液排出,使尿液呈鼠尿味,汗液也有此气味;③ 酪氨酸生成减少,致使黑色素合成不足,患儿皮肤、毛发颜色变浅。

2. 非典型 PKU 仅占 1% 左右。苯丙氨酸转化为酪氨酸的过程中,必须有四氢生物蝶呤

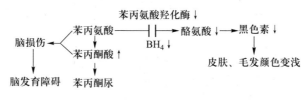

图 15 - 4　苯丙酮尿症的发病机制

（BH₄）作为辅酶参与。BH₄是鸟苷三磷酸（GTP）的代谢产物，在 GTP 代谢生成 BH₄ 的过程中需要 6 - 丙酮酰四氢蝶呤合成酶（6 - PTS）等多种辅酶，这些辅酶中任意一种缺陷都会使 BH₄ 生成不足。BH₄ 缺乏不仅导致苯丙氨酸不能转变成酪氨酸，而且多巴胺、5 - 羟色胺等重要神经递质合成也减少，加重了神经系统的损害，故非典型 PKU 的临床症状出现更早、更重，治疗难度更大。

（二）治疗原则

本病具有可治性，力求做到早诊断、早治疗。一经确诊，立即给予低苯丙氨酸饮食治疗，维持血苯丙氨酸浓度在 0.12 ~ 0.61 mmol/L（2 ~ 10 mg/dl）。对非典型者还应给予四氢生物蝶呤、5 - 羟色氨酸等药物治疗。饮食疗法至少需持续到青春期以后。

二、护理评估

（一）健康史

应仔细询问家族中是否有类似疾病；父母是否近亲结婚；患儿有无智力低下及发育落后；了解患儿喂养情况、饮食结构、小便气味等。

（二）身体状况

患儿出生时一般正常，3 ~ 6 个月时开始出现症状并逐渐加重，1 岁时症状明显。

1. 神经系统表现　智能落后为本病突出特点，运动及语言发育落后，可有行为异常，如兴奋不安、多动或嗜睡、萎靡；少数呈肌张力增高和腱反射亢进，出现惊厥，继之智力发育落后日渐明显，80% 有脑电图异常。非典型 PKU 患儿的神经系统症状出现较早且较重，常见肌张力减低，嗜睡和惊厥，如不及时治疗，常在幼儿期死亡。

2. 皮肤、毛发颜色变浅　患儿在出生数月后因黑色素合成不足，皮肤、毛发和虹膜色泽变浅。约 1/3 患儿皮肤干燥，常有湿疹。

3. 尿液改变　由于尿液和汗液中排出苯乙酸，故有特殊的鼠尿臭味。

（三）社会心理状况

本病是可以治疗的遗传代谢病，早期治疗效果好，主要是饮食疗法。应注意评估家长对本病的了解程度，尤其对饮食治疗的重要性是否有足够的认识；评估家庭经济状况，能否为患儿长期治疗提供足够的经济保障；了解家长文化程度，评估能否配合治疗和护理。

（四）辅助检查

1. Guthrie 细菌生长抑制试验　用于新生儿筛查。原理是高浓度苯丙氨酸可促进被抑制的枯草杆菌生长。新生儿哺乳 2~3 天后(此时患儿血液中的苯丙氨酸浓度明显升高)，采集足跟末梢血吸到厚滤纸上，晾干后送至筛查室检查，如果滤纸上的枯草杆菌生长、出现菌环为阳性，说明血清苯丙氨酸 > 0.24 mmol/L(4 mg/dl)，即两倍于正常参考值，应进一步对苯丙氨酸和酪氨酸进行定量检测以明确诊断。

2. 尿三氯化铁试验和 2,4－二硝基苯肼试验　二者均为呈色反应。将三氯化铁滴入尿液，立即出现绿色反应为阳性;2,4－二硝基苯肼滴入尿液，出现黄色沉淀为阳性。出现阳性结果表明尿中苯丙酮酸浓度增高。一般生后 4 周才可获得阳性结果，所以适用于较大婴儿及儿童的筛查，不能用于新生儿筛查。由于尿中苯丙酮酸排泄呈间歇性，故应多次检查。

3. 血浆游离氨基酸分析和尿液有机酸分析　为确诊本病提供依据。

三、护理诊断/问题

1. 成长发展迟缓　与苯丙氨酸代谢障碍导致脑组织受损有关。
2. 有皮肤完整性受损的危险　与异常的尿液和汗液刺激有关。
3. 知识缺乏　家长缺乏本病的护理知识。

四、护理目标

1. 患儿神经系统损伤得到控制。
2. 患儿皮肤保持完好。
3. 家长能坚持对患儿进行饮食治疗。

五、护理措施

（一）控制饮食,促进生长

1. 治疗时间　饮食治疗成功与否直接影响患儿智力及体格发育,因此必须制订周密计划。治疗愈早,效果愈好,须从 3 个月(最好从生后 6 周)以前,即临床症状出现以前开始,才能避免脑损伤;6 个月以后开始治疗者,大部分有智力低下;超过 1 岁以后开始治疗,虽可改善抽搐症状,但智力低下不可逆转。饮食控制应至少持续到青春期以后。

2. 饮食原则　苯丙氨酸为必需氨基酸,不可过度限制,摄入量以维持正常的血苯丙氨酸浓度为宜。

3. 食物选择　婴儿可喂特制的低苯丙氨酸奶粉,添加辅食时应以淀粉类、蔬菜和水果等低蛋白质食物为主,忌用肉、蛋、豆类等含蛋白质高的食物。

4. 监测　饮食控制期间应根据年龄定期随访,监测血中苯丙氨酸的浓度,同时注意生长发育情况。

（二）皮肤护理

勤换尿布,保持皮肤干燥,皮肤皱褶处特别是腋下、腹股沟应保持清洁,有湿疹时应及时处理。

六、健康指导

1. 提供遗传咨询　苯丙酮尿症是一种常染色体隐性遗传病,近亲婚配中发病率明显增高,因此应避免近亲结婚。

2. 进行产前诊断　对有本病家族史的夫妇采用 DNA 分析或羊水检测对胎儿进行产前诊断,达到预防 PKU 患儿出生的目的。

3. 重视新生儿筛查　通过新生儿疾病筛查诊断的 PKU 患儿,诊断后及时治疗,近 90% 患儿智力可达到正常,预防了苯丙酮尿症的发病。

4. 强调饮食治疗的重要性　向家长强调饮食治疗越早效果越好,并配合医生实施饮食治疗方案。如不积极配合治疗,血苯丙氨酸浓度控制不理想,仍可导致智力下降。

5. 指导康复训练　重度智力落后的患儿,重点培养其基本生活能力;对于轻度智力落后的患儿,还应对其进行生存技能的训练。

6. 定期随访　6 个月以内每周 2 次,以后每月 2 次。

本 章 小 结

唐氏综合征是小儿染色体病中最常见者,其发生与孕母高龄及致畸因素的影响有关。21 号染色体呈三体型为其细胞学遗传特征。临床主要表现为特殊面容、智力低下、发育迟缓。目前尚无有效的治疗方法。护理要点为预防感染,加强训练,培养患儿的生活自理能力。

苯丙酮尿症是由于苯丙氨酸代谢过程中的酶缺陷,导致苯丙氨酸及其代谢产物蓄积,损伤脑组织,属常染色体隐性遗传。临床主要表现为智能低下、惊厥发作、色素减少、尿及汗液有鼠尿味。及早确诊并给予低苯丙氨酸饮食治疗,可以避免神经系统的不可逆损害。护理要点是饮食疗法及加强皮肤护理。

思 考 题

一、选择题

A1 型题

1. 苯丙酮尿症最突出的特点是(　　)。

　　A. 智能低下　　　　　　　　B. 毛发黄褐色　　　　　　C. 皮肤白皙

　　D. 汗液有鼠尿样臭味　　　　E. 易患湿疹

2. 新生儿筛查苯丙酮尿症的实验室检查是(　　)。

　　A. 血苯丙氨酸测定　　　　　　　　B. 尿三氯化铁试验

　　C. 染色体检查　　　　　　　　　　D. Guthrie 细菌生长抑制试验

　　E. 2,4 - 二硝基苯肼试验

3. 不属于唐氏综合征常见体征的是(　　)。

　　A. 眼距宽,两眼外侧上斜　　　　B. 骨龄落后　　　　　　　　C. 头围小于正常

　　D. 舌常伸出口外　　　　　　　　E. 韧带松弛,四肢及指、趾细长

4. 唐氏综合征发病原因不包括(　　)。

　　A. 接触患者传染　　　　　　　　B. 接触放射线　　　　　　　C. 父母遗传

　　D. 母亲孕期病毒感染　　　　　　E. 孕母年龄过大

5. 苯丙酮尿症属于(　　)。

　　A. 染色体畸变　　　　　　　　　　B. X 连锁显性遗传

　　C. X 连锁隐性遗传　　　　　　　　D. 常染色体显性遗传

　　E. 常染色体隐性遗传

6. 苯丙酮尿症患儿未经治疗者,通常于(　　)开始出现症状。

　　A. 生后 1~4 周　　　　　　　　B. 生后 4~8 周　　　　　　C. 生后 3~6 个月

　　D. 1 岁左右　　　　　　　　　　E. 2 岁以后

A2 型题

7. 患儿,女,2 岁,身高 65 cm,体重 10 kg,眼距宽,鼻梁低平,舌伸出口外,通贯手,肌张力低,心脏超声检示:房间隔缺损。最可能的诊断是(　　)。

　　A. 先天性甲状腺功能减退症　　　　B. 软骨发育不良

　　C. 生长激素缺乏症　　　　　　　　D. 唐氏综合征

　　E. 黏多糖病

8. 患儿,3 岁,表情呆滞。眼距宽,双眼外眦上斜,鼻梁低平,四肢短小,手掌为贯通掌纹,智力低下。对于该患儿确诊最有价值的依据是(　　)。

　　A. 智力低下　　　　　　　　　B. 特殊面容　　　　　　　　C. 四肢粗短,通贯手

　　D. 手皮纹特点　　　　　　　　E. 染色体核型分析

9. 患儿,1 岁,出生时正常,5 个月起出现呕吐、易激惹,生长发育迟缓,皮肤和虹膜色泽逐渐变浅。该病最有可能是(　　)缺乏引起的。

　　A. 酪氨酸羟化酶　　　　　　　　B. 苯丙氨酸羟化酶

　　C. 二氢生物蝶呤还原酶　　　　　D. 丙酮酸四氢生物蝶呤合成酶

　　E. 鸟苷三磷酸环化水合酶

10. 患儿,2 岁,不会独立行走,智力低下,查体发现:眼距宽,眼裂小,两眼外侧上斜,鼻梁低平,舌外伸,通贯手,诊断为唐氏综合征,关于此病的预防,下列错误的是(　　)。

　　A. 35 岁以上妊娠后应做羊水细胞检查

　　B. 妊娠后避免接受大量放射线

　　C. 孕期预防病毒感染

　　D. 孕期避免服用致畸药物

　　E. 患儿亲代不需做染色体核型检查

A3 型题

11~12 题共用题干

患儿,男,2 岁,生后 4 个月见表情呆滞,易激惹,不能抬头,伴有点头、弯腰样发作,每日

10 余次。2 岁开始出现呕吐,喂养困难。现患儿智力明显落后,毛发棕黄色,皮肤嫩,尿如鼠臭味,尿三氯化铁试验出现绿色。

11. 该患儿最可能的诊断是(　　　)。

    A. 唐氏综合征　　　　　　　　B. 先天性甲状腺功能减退症　　　　C. 苯丙酮尿症

    D. 18 - 三体综合征　　　　　　E. 13 - 三体综合征

12. 目前对该患儿最主要的治疗是(　　　)。

    A. 补充苯丙氨酸羟化酶　　　　B. 补充酪氨酸羟化酶　　　　　　　C. 补充酪氨酸

    D. 给予低蛋白食物　　　　　　E. 给予低苯丙氨酸饮食

A4 型题

13 ~ 15 题共用题干

5 个月女婴,生后至今很少笑,易激惹。因 5 h 前抽搐 1 次而入院。查体:体温 36.2 ℃,表情呆滞,皮肤白皙,毛发偏黄,四肢肌张力高,心、肺、腹无异常,尿、汗有鼠尿臭味。

13. 下列对诊断最有帮助的检查是(　　　)。

    A. 染色体核型分析　　　　　　B. 脑电图　　　　　　　　　　　　C. 血清 T_3、T_4 测定

    D. 尿三氯化铁试验　　　　　　E. 血钙、磷、碱性磷酸酶

14. 假设患儿确诊为苯丙酮尿症,应采取的主要措施是(　　　)。

    A. 低苯丙氨酸饮食　　　　　　　　　　B. 口服碘化钾

    C. 口服甲状腺干粉片　　　　　　　　　D. 观察,暂不给特殊处理

    E. 静脉注射 10% 葡萄糖酸钙溶液,同时口服维生素 D

15. 该患儿低苯丙氨酸饮食治疗至少持续到(　　　)。

    A. 婴儿期　　　　　　　　　　B. 幼儿期　　　　　　　　　　　　C. 学龄前期

    D. 学龄期　　　　　　　　　　E. 青春期以后

16 ~ 19 题共用题干

男孩,3 岁,生后 5 个月不会抬头,而且表情呆滞、易激惹,伴惊厥发作,每日 10 余次。2 岁开始出现呕吐,喂养困难。检查发现患儿智能落后,头发呈棕黄色,皮肤白,尿液有鼠臭味,尿三氯化铁试验呈阳性。

16. 该患儿最可能患有(　　　)。

    A. 苯丙酮尿症　　　　　　　　B. 白化病　　　　　　　　　　　　C. 组氨酸血症

    D. 半乳糖血症　　　　　　　　E. 先天性甲状腺功能减退症

17. 对该患儿的饮食护理下列不妥的是(　　　)。

    A. 给予低苯丙氨酸饮食,以防止脑损伤

    B. 饮食原则是既限制苯丙氨酸摄入,又要保证正常发育之需

    C. 6 个月以后添加辅食要选择含苯丙氨酸低的食物

    D. 饮食治疗愈早效果愈好

    E. 无须严格饮食限制

18. 饮食治疗维持血苯丙氨酸浓度范围是(　　　)。

    A. 0.12 ~ 0.61 mmol/L　　　　　　　　B. 0.06 ~ 0.18 mmol/L

    C. 0.36 ~ 4.18 mmol/L　　　　　　　　D. > 5.55 mmol/L

E. 4.89 ~ 5.55 mmol/L

19. 假设该患儿系非典型苯丙酮尿症,其发生的机理是( )。

A. 高苯丙氨酸血症　　　　　　　　B. 二氢生物蝶呤生成不足

C. 酪氨酸浓度下降　　　　　　　　D. 酪氨酸羟化酶被抑制

E. 相关酶的缺陷使四氢生物蝶呤生成不足

二、病例分析

患儿,女,6 个月,反复呕吐、易激惹,2 h 前抽搐 1 次急诊入院。查体:体温 37 ℃,表情呆滞,皮肤白皙,毛发偏黄,四肢肌张力高,腱反射亢进,心、肺、腹未见异常,汗液、尿液有鼠臭味,脑电图异常,医生诊断为苯丙酮尿症。

1. 该患儿目前存在的护理诊断/问题有哪些?

2. 应对患儿采取哪些护理措施?

第十六章　传染性疾病患儿的护理

学习目标

1. 掌握　常见传染性疾病的治疗原则及护理措施。
2. 熟悉　常见传染性疾病的病因和护理评估。
3. 了解　常见传染性疾病的护理诊断。

第一节　麻　疹

一、疾病概要

麻疹(measles)是由麻疹病毒引起的急性呼吸道传染病。主要表现为发热、上呼吸道炎、结膜炎、麻疹黏膜斑(Koplik spot)、全身斑丘疹,以及皮疹消退后的色素沉着和糠麸样脱皮。麻疹的传染性极强,接种麻疹减毒活疫苗可预防其流行。感染后大多可获终身免疫。

(一)病因及发病机制

麻疹是由麻疹病毒侵入上呼吸道、眼结膜上皮细胞和附近的淋巴结,在其内繁殖并侵入血流形成第一次病毒血症;经血液播散到全身淋巴组织、肝、脾等器官,大量繁殖后再次侵入血流,造成第二次病毒血症,从而引起广泛的病变。麻疹患儿在出疹2日后,病毒血症可逐渐减轻至痊愈。

本病四季均可发病,以冬春季多见。麻疹患者是唯一传染源,出疹前后5天均有传染性,经飞沫直接传播。多见于6个月以上的小儿(6个月~5岁小儿最多见)。

(二)治疗原则

目前尚无特异性治疗药物,主要采用对症治疗、中药透疹及治疗并发症的综合性措施。
1. 对症治疗　在出疹期,高热时给予小剂量退热剂,避免体温骤降导致麻疹骤退引起并发症;频繁咳嗽者可给予雾化吸入;合并细菌感染可选择敏感抗生素。
2. 并发症治疗　有肺炎、喉炎、心肌炎、脑炎等并发症者给予相应治疗。

二、护理评估

(一)健康史

应仔细询问发病之前有无麻疹患者接触史,有无服用过易发皮疹的药物,有无发热、咳嗽、流涕、咽部充血的症状,本次皮疹的发疹时间和出疹顺序,患儿有无麻疹疫苗接种史,既往有无麻疹、结核及营养不良等急、慢性疾病的病史。

(二)身体状况

1. **潜伏期** 平均 10 天左右。主要表现为低热、全身不适。

2. **前驱期** 一般为 3 ~ 4 天,主要表现为:① 发热:热型不一,多为中度以上发热;② 上呼吸道炎:咳嗽、流涕、喷嚏、咽部充血等症状;③ 眼结膜炎:眼睑水肿、结膜充血、畏光、流泪,下眼睑边缘有一条明显充血的横线(Stimson 线),对诊断麻疹极有帮助;④ Koplik 斑:出疹前 1 ~ 2 天在患儿口腔出现,为直径 0.5 ~ 1 mm 灰白色小点,外有红色晕圈,开始仅在双侧下磨牙处的颊黏膜上,一般在 1 ~ 2 天内迅速增多,可累及整个颊黏膜并蔓延至唇部黏膜,出疹后逐渐消退,可留有暗红色小点;⑤ 部分病例可有一些非特异症状,如全身不适、精神不振、食欲减退、呕吐、腹泻等,偶见皮肤荨麻疹、隐约斑疹或猩红热样皮疹,在出现典型皮疹时消失。

3. **出疹期** 多在发热后 3 ~ 4 天开始出疹,此期体温可升高至 40 ~ 40.5 ℃。皮疹始见于耳后、发际,2 ~ 3 天后逐渐延及面部、颈部、躯干、四肢、手心及足底。皮疹为稀疏不规则的红色斑丘疹,高出皮肤,压之退色,疹间皮肤正常。病情严重者皮疹常融合成片,皮肤水肿,面部水肿。患儿全身中毒症状加剧,高热时常有谵妄、嗜睡,可伴有腹痛、腹泻和呕吐,全身淋巴结及肝脾大,咳嗽加剧,肺部有湿性啰音。

在麻疹护理评估中,应注意与其他出疹性疾病相鉴别(表 16 – 1)。

表 16 – 1 小儿常见出疹性疾病皮疹特点

项目	麻疹	风疹	幼儿急疹	猩红热
病原	麻疹病毒	风疹病毒	人疱疹病毒 6 型	乙型溶血性链球菌
皮疹特点	红色斑丘疹,自际、耳后→面部→颈部→躯干→四肢→手心、足底,疹退后有糠麸样脱皮和色素沉着	淡红色斑丘疹,自面部→躯干→四肢,疹退后无色素沉着及脱屑	红色细小密集斑丘疹,头面部及躯干多见,四肢少见,一天出齐,次日开始消退	皮肤弥漫充血,上有密集针尖大小丘疹,持续 2 ~ 3 天退疹,退疹后有大片状脱皮
口腔黏膜	麻疹黏膜斑	软腭、咽部有红色小丘疹	软腭可见红色斑疹	草莓舌
发热与皮疹关系	发热 3 ~ 4 天后出疹,热退疹退	发热 12 ~ 24 h 后出疹	高热 3 ~ 5 天,热退出疹	发热 1 ~ 2 天出疹,出疹时高热

4. **恢复期** 出疹 3 ~ 4 天后患儿全身皮疹按出疹先后顺序消退,体温逐渐下降,全身情况也随之好转。疹退后皮疹部位皮肤出现糠麸状脱屑并留有棕色色素沉着,一般 7 ~ 10 天痊愈。

少数患儿病程呈非典型经过,表现为轻型麻疹、重型麻疹、异型麻疹、无皮疹型麻疹等。麻疹病程中可发生肺炎、喉炎、脑炎、营养不良和维生素 A 缺乏等。

(三) 社会心理状况

本病传染性强、发病率高,大多预后良好,但如果治疗和护理不当可使病情恶化,甚至危及生命。应注意评估患儿及家长对本病的认识程度和护理能力、患儿和家长的心理状况。防止因不良的生活习惯和不正确的护理方法妨碍疾病的康复及导致疾病的传播。

(四) 辅助检查

出疹早期采血进行特异性抗体检测可出现抗体阳性,用免疫荧光法检测患儿鼻咽部分泌物中麻疹病毒抗原,可早期快速帮助诊断。

三、护理诊断/问题

1. 体温过高 与病毒血症和(或)继发感染有关。
2. 皮肤完整性受损 与麻疹病毒感染有关。
3. 营养失调:低于机体需要量 与病毒感染引起消化和吸收功能下降、高热消耗增多有关。
4. 潜在并发症:肺炎、喉炎、脑炎、心肌炎。
5. 有传播感染的可能 与呼吸道排出病毒有关。

四、护理措施

(一) 维持正常体温

1. 保持室内空气新鲜,每日通风 2 次,每次 30 min 以上(避免患儿直接吹风以免受凉),室温维持在 18~22 ℃,湿度在 50%~60%。
2. 患儿应绝对卧床休息至皮疹消退、体温正常为止。
3. 监测体温,观察热型。出疹期应将体温控制在中度发热,以利透疹。高热时可给予物理降温,如减少被盖、温水擦浴等,慎用退热剂,忌用乙醇擦浴、冷敷,以免影响透疹而导致发生并发症。
4. 鼓励患儿多饮水,必要时静脉补液以保证营养和水分的供给。

(二) 皮肤的护理

1. 保持皮肤清洁,在保温情况下,每日用温水擦浴、更衣 1 次(忌用肥皂),床单整洁干燥。忌捂汗,出汗后及时擦干、更换衣被。腹泻患儿注意臀部清洁。勤剪指甲以防抓伤皮肤继发感染。退疹期避免人为撕脱脱皮,以免引起感染。
2. 及时评估透疹情况,如透疹不畅,可使用中药(如鲜芫荽煎水服用并抹身)使皮疹出齐、出透,平稳度过出疹期。
3. 对五官进行护理时,室内光线宜柔和,避免强光对眼的刺激。常用生理盐水清洗双眼,并滴入抗生素滴眼液或眼膏(动作应轻柔,以防眼损伤),可加服维生素 A 预防眼干燥症。防止呕吐物或泪水流入外耳道发生中耳炎。及时清除鼻痂,进行口腔护理,可多喂白开水,用生理盐水或硼砂溶液(朵贝氏液)含漱。

(三) 保证营养供给

发热期间给予高热量、清淡、易消化的流质或半流质饮食。常更换食物品种,少量多餐,以增加食欲、利于消化;恢复期应添加高蛋白、高维生素的食物,无须忌口。

(四) 病情观察

麻疹并发症多且重,如肺炎、喉炎、脑炎等,为及早发现这些并发症,应密切观察病情。如出现并发症,应予以相应处理。

(五) 预防感染的传播

1. 传染源隔离　对患儿呼吸道隔离至出疹后 5 天,有并发症者延至出疹后 10 天。接触的易感儿隔离观察 21 天,若接触后接受过免疫抑制剂治疗,则应将隔离观察期延长到 4 周。

2. 阻断传染途径　病室通风换气,进行空气消毒。减少不必要的探视,避免传染。因麻疹可通过中间媒介传播,如被患儿分泌物污染的玩具、书本、衣物等应暴晒 2 h。医务人员接触患儿后,必须在日光下或流动空气中停留 30 min 以上,才能再次接触其他患儿或健康易感者。流行期间不带易感儿童去公共场所。托幼机构应加强晨检,发现麻疹病例及时隔离。做好空气、衣物消毒工作。

3. 保护易感儿童
(1) 主动免疫　对 8 个月以上未患过麻疹的小儿可接种麻疹疫苗。接种后 12 天血中即出现抗体,1 个月达高峰,故易感儿在接触患者后 2 天内接种有预防效果。
(2) 被动免疫　对年幼、体弱的易感儿肌内注射人血丙种球蛋白或胎盘球蛋白,接触后 5 天内注射可免于发病,6 天后注射可减轻症状,有效免疫期为 3～8 周。

五、健康指导

麻疹患儿无并发症时可在家治疗护理,但医务人员应每日家庭访视 1～2 次,指导家庭采取消毒隔离措施,做好患儿病情观察、皮肤黏膜护理工作,预防继发感染,做好饮食调理、退热处理等。

第二节　水　　痘

一、疾病概要

水痘(varicella,chickenpox)是一种由水痘－带状疱疹病毒引起的传染性极强的出疹性疾病。主要表现为皮肤黏膜分批出现且同时并存斑疹、丘疹、疱疹和结痂,全身症状较轻。感染后可获得持久免疫。

（一）病因及发病机制

病原体为水痘－带状疱疹病毒（varicella- herpes zoster virus，VZV）。水痘病毒经上呼吸道侵入机体，在呼吸道黏膜细胞中复制并进入血液，经单核巨噬细胞系统增殖后引起病毒血症而发病。

本病任何季节均可发病，以冬春季为高发期。水痘患者是唯一传染源，经飞沫和直接接触传播。1～6岁儿童为易感人群。另外，水痘患者恢复后，病毒可长期潜伏在脊髓后根神经节或脑神经的感觉神经节内，少数人在青春期或成年后，因受冷、热、药物、创伤、恶性病、放射线等因素影响，激活病毒致再次发病，表现为带状疱疹。

（二）治疗原则

1. 对症治疗　高热时进行退热处理，皮肤瘙痒时可局部涂炉甘石洗剂，有并发症时进行对症治疗。

2. 抗病毒治疗　水痘发病24 h内使用阿昔洛韦，亦可选用干扰素。

3. 不可使用免疫抑制剂、糖皮质激素，对正在使用的患儿，应尽快减量、停药。尽早使用抗病毒药物。必要时给予人血丙种球蛋白免疫治疗及血浆支持，以减轻症状和缩短病程。

二、护理评估

（一）健康史

应仔细询问患儿近2～3周内有无水痘患者或带状疱疹患者接触史，有无免疫抑制剂和糖皮质激素等药物使用史；本次发病时有无低热、不适、厌食等前驱症状，皮疹的发疹时间和规律；有无水痘－带状疱疹病毒减毒活疫苗接种史。

（二）身体状况

1. 前驱期　可出现低热、头痛、乏力、食欲减退、咽痛等上呼吸道感染症状，持续1～2天。

2. 出疹期　典型皮疹有以下特点：① 皮疹按规律演变，开始为红色斑疹或斑丘疹，数小时后变为清亮、泪滴状疱疹，周围有红晕，经24 h，水疱内容物变浑浊，水疱易破溃，持续3～4天后从中心开始干缩结痂；② 皮疹分批出现，疾病高峰期可同时见到丘疹、新旧水疱和结痂；③ 皮疹呈向心性分布，躯干多，四肢少，有瘙痒感；④ 黏膜皮疹可出现在口腔、结膜、生殖器等处，易破溃形成浅溃疡。

水痘为自限性疾病，10天左右自愈，皮疹脱痂后一般不留瘢痕。

3. 重型水痘　多发生于肿瘤或免疫功能低下的患儿。患儿常出现高热，全身中毒症状重，皮疹分布广，常融合成大疱，严重者甚至出现血疱。可继发细菌感染引起败血症，病死率高。

4. 并发症　继发细菌感染、心肌炎、肝炎等。

（三）社会心理状况

本病为自限性疾病，大多预后良好，少有并发症。但有免疫缺陷者，大剂量使用糖皮质激素、放疗和化疗的患儿,可呈重型水痘表现,预后不良。应注意评估患儿及家长对本病的认识程度,家长对水痘的护理、隔离消毒和预防方面知识的掌握程度;评估患儿和家长的心理状况。

(四)辅助检查

白细胞计数正常或稍低;疱疹液涂片或刮取新鲜疱疹基底组织,可发现多核巨细胞及核内包涵体;取疱疹液、咽部分泌物,可分离出病毒;血清特异性抗体 IgM 检查亦有助于诊断。

三、护理诊断/问题

1. 皮肤完整性受损　与水痘病毒、继发细菌感染有关。
2. 体温过高　与病毒感染、发热有关。
3. 潜在并发症:败血症、心肌炎。
4. 有传播感染的可能　与呼吸道及疱液排出病毒有关。

四、护理措施

(一)皮肤的护理

1. 保持皮肤清洁,防止继发感染　室内温度适宜,衣被清洁、合适,以免增加痒感。剪短指甲,婴幼儿可戴棉质手套,以免抓伤皮肤,继发感染或留下瘢痕。
2. 防治皮肤瘙痒　设法分散患儿注意力,或用温水洗浴、局部涂炉甘石洗剂或 5% 碳酸氢钠溶液,亦可遵医嘱给患儿口服抗组胺药物。
3. 继发感染的处置　疱疹破溃有继发细菌感染者,局部涂抗生素软膏。或遵医嘱给予口服抗生素控制感染。
4. 做好口腔护理　有黏膜疱疹时选择温凉流质食物,每次餐后漱口可保持口腔清洁,预防继发感染。

(二)病情观察

1. 注意观察患儿的精神、体温、食欲及有无呕吐等,多饮水,给富含营养的清淡饮食,保证能量的供给。如有口腔疱疹溃疡影响进食者,应给予补液。
2. 如有高热,可用物理降温或服用适量退热剂,但应忌用阿司匹林,以免增加 Reye 综合征的危险。
3. 应注意及早发现水痘并发症,若并发败血症、心肌炎及发生播散性水痘,应配合医生予以相应的治疗及护理。

(三)预防感染的传播

1. 传染源隔离　无并发症患儿可居家隔离治疗。隔离期至疱疹全部结痂或出疹后 7 天为止。易感儿接触后应隔离观察 3 周。
2. 阻断传播途径　水痘或带状疱疹患儿应避免与易感者接触,尤其是对体弱、妊娠或免疫缺陷者更应加以保护。保持室内空气新鲜,托幼机构宜经常开窗通风,保持室内空气流通。

3. 保护易感儿童　① 主动免疫:近年来国外试用水痘 - 带状疱疹病毒减毒活疫苗效果满意,国内已开始使用,接种疫苗后人体可获得持久免疫;② 被动免疫:对于已接触水痘者,应在接触后 72 h 内给予水痘 - 带状疱疹免疫球蛋白,或恢复期血清肌内注射,可起到预防或减轻症状的作用。

五、健康指导

一般无并发症者进行居家隔离治疗时,护理人员要进行以下指导。

1. 向家长介绍家居空气、物品常用的消毒措施。

2. 向家长介绍本病的隔离期和病情观察要点。

3. 向家长介绍正确的皮肤黏膜护理方法和简单的对症处理方法,防止继发感染。

4. 嘱家长在病程中禁止给患儿应用肾上腺皮质激素和阿司匹林。

第三节　流行性腮腺炎

一、疾病概要

流行性腮腺炎(epidemic parotitis,mumps)是由腮腺炎病毒引起的以腮腺非化脓性肿大、疼痛为特征的急性呼吸道传染病。各种腺体组织及器官均可受累。感染后可获得终身免疫。

(一)病因及发病机制

腮腺炎病毒从呼吸道侵入人体,在局部黏膜上皮细胞和淋巴结中繁殖,引起局部炎症和免疫反应;然后进入血液产生病毒血症,播散到腮腺、颌下腺、舌下腺、胰腺、性腺等腺体引起炎性反应,也可侵犯中枢神经系统。当腮腺导管发炎阻塞时,唾液淀粉酶排出受阻,过多的淀粉酶经淋巴管进入血液,使血液、尿液中的淀粉酶增高而呈全身性反应。其临床表现大多有发热、咀嚼受限。

本病一年四季均可发病,以冬春季多见。早期患者和隐性感染者为传染源,病毒主要通过直接接触、飞沫、唾液污染食具和玩具等途径传播。好发于 15 岁以下儿童及青少年。

(二)治疗原则

本病无特殊治疗方法,主要是对症处理,可采用中医中药内外兼治。发生脑膜脑炎病例,可短期使用肾上腺皮质激素及脱水剂。

二、护理评估

(一)健康史

应仔细询问患儿病前 2~3 周内有无流行性腮腺炎患者接触史;本次发病有无体温升高、

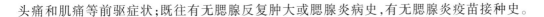

头痛和肌痛等前驱症状;既往有无腮腺反复肿大或腮腺炎病史,有无腮腺炎疫苗接种史。

(二)身体状况

1. 前驱症状　此病潜伏期平均 18 天,部分患儿有发热、头痛、乏力、食欲减退等前驱症状。

2. 腮腺肿大　腮腺肿大常为本病的首发体征。通常一侧先肿大,2 天后又累及对侧,有时肿胀仅为单侧。肿大的腮腺以耳垂为中心,向前、后、下发展,边缘不清,表面发热但不红,触之有弹性感,有疼痛及触痛,张口、咀嚼特别是吃酸性食物时疼痛加重。口腔内腮腺管口可见红肿,但压之无脓液流出。腮腺肿大一般 3～5 天达高峰,1 周左右消退。

3. 发热　患儿有不同程度的发热,体温升高,持续时间的长短与腮腺肿大程度无关。发热持续时间不一,短者 1～2 天,长者可达 5～7 天。

4. 并发症

(1) 脑膜脑炎　持续高热、剧烈头痛、呕吐、颈强直、嗜睡、烦躁或惊厥。多于腮腺肿大后 1 周左右发生。

(2) 胰腺炎　中上腹剧烈疼痛,有压痛和肌紧张,寒战、高热、呕吐、腹胀、腹泻或便秘。

(3) 睾丸炎　睾丸肿大、触痛,鞘膜积液和阴囊皮肤水肿。

(4) 其他　卵巢炎等。

(三)社会心理状况

本病为学龄儿童最常见的传染病,预后良好,并发脑膜脑炎一般均能完全康复,并发睾丸炎影响生育能力者少见。应注意评估家长和老师在流行性腮腺炎的护理、隔离消毒和预防方面的知识。

(四)辅助检查

1. 血、尿淀粉酶测定　病程早期 90% 患儿血清和尿液淀粉酶增高。

2. 血清学检查　患儿血清中特异性 IgM 抗体增高。

3. 病毒分离　患儿唾液、脑脊液、尿和血中可分离出病毒。

三、护理诊断/问题

1. 疼痛　与腮腺非化脓性炎症有关。

2. 体温过高　与病毒感染有关。

3. 潜在并发症:脑膜脑炎、睾丸炎。

4. 有传播感染的可能　与病原体排出有关。

四、护理措施

(一)减轻疼痛

1. 保持口腔清洁　口腔内残留食物易致细菌繁殖,每次进食后用温盐水漱口或多饮水,以防继发感染。

2. 饮食护理　患儿常因张口及咀嚼食物而使局部疼痛加重,影响进食。应给予患儿高热量、高维生素、清淡、富有营养、易消化的半流质食物或软食。忌食酸、辣、硬而干燥的食物,以免引起唾液分泌增多,使肿痛加剧。

3. 减轻腮腺肿痛　局部冷敷可收缩血管,减轻炎症充血程度及疼痛。用中药青黛散调醋敷于肿胀的腮腺处。

(二) 维持正常体温

1. 保证休息　发热伴有并发症者应卧床休息至热退。

2. 监测并控制体温　鼓励患儿多饮水以利汗液蒸发散热。采用头部冷敷、温水或乙醇擦浴进行物理降温,或服用适量退热剂帮助退热。

3. 抗病毒治疗　可遵医嘱于发热早期给予利巴韦林、干扰素或板蓝根抗病毒治疗。

(三) 病情观察

1. 应密切观察有无脑膜炎症状和体征,一旦发现应遵医嘱予以对症处理。

2. 并发睾丸炎者可用丁字带托起阴囊或局部间歇冷敷止痛。

(四) 预防感染的传播

1. 隔离传染源　应执行呼吸道隔离至患儿腮腺肿大完全消退后 3 天。易感儿接触后应隔离观察 3 周。

2. 阻断传播途径　对患儿呼吸道的分泌物及其污染的物品应进行消毒。在流行期间应加强托幼机构的晨检。

3. 保护易感儿童　对易感儿接种腮腺炎减毒活疫苗,90% 可产生抗体。

五、健康指导

单纯腮腺炎患儿可在家隔离治疗和护理,护理人员要进行以下指导。

1. 指导家长做好隔离、用药、饮食、退热等护理。

2. 指导家长学会观察病情,在病情恢复过程中患儿体温再度升高,并伴有并发症相应的表现时,应立即就诊。

第四节　猩　红　热

一、疾病概要

猩红热(scarlet fever)是由具有红疹毒素的 A 组乙型溶血性链球菌感染引起的急性出疹性传染病。临床以发热、咽峡炎、全身鲜红色皮疹和恢复期片状脱皮为特征。少数患儿发病 2~3 周后可患急性风湿热或肾小球肾炎。

（一）病因及发病机制

A组乙型溶血性链球菌侵入人体后在侵入局部(咽峡、扁桃体等)引起充血、水肿、细胞浸润、渗出等炎性病变,并扩散至周围引起蜂窝组织炎和淋巴结炎,严重者甚至进入血液循环引起败血症。

细菌产生的外毒素进入血液循环引起毒血症,患儿可出现发热不适等症状。细菌具有的红疹毒素引起患儿皮肤、黏膜充血,毛囊周围皮肤水肿、上皮细胞增生、白细胞浸润形成丘疹。恢复期时表皮坏死、角化层脱落而出现脱皮。肝、脾、淋巴结受毒素影响而出现充血、变性;心肌也可变性或坏死;肾脏可出现间质性炎性病变。

2~3周后,少数患儿在心、肾、关节滑膜等处的胶原纤维发生变性和坏死,出现小血管内皮肿胀、单核细胞浸润。

（二）治疗原则

抗生素治疗首选青霉素,疗程7~10天。重型患儿加大青霉素用量。青霉素过敏者改用红霉素。

二、护理评估

（一）健康史

应仔细询问患者发病之前有无感染人群接触史,有无发热、咽痛、头痛,是否出现皮疹等。

（二）身体状况

1. 普通型

（1）前驱期　体温骤起发热,达38℃以上,重者可达40℃以上。同时伴有咽痛、头痛、呕吐、全身不适。咽部、扁桃体充血水肿,覆有脓性斑片状渗出。软腭处有细小、密集的红疹或出血点。舌尖、边缘红肿,舌被白苔。起病4~5天白苔脱落,舌乳头红肿、突起,光滑、鲜红,称为草莓舌。

（2）出疹期　红色细小丘疹最早出现于颈部、腋下、腹股沟处,24 h内自上而下遍及全身。皮疹密集,点疹间呈一片红晕,触摸有砂纸感,按压皮疹可褪色。皮疹旺盛时,腹部、手、足可见粟状汗疹。患儿面部潮红,口唇周围苍白,形成环口苍白圈。皮肤皱褶处(腋窝、手肘、腹股沟)皮疹密集,夹有出血点,形成明显的横纹线,被称为帕氏线。

（3）恢复期　皮疹按出疹顺序消退,体温恢复正常。皮疹消退后1周开始出现糠屑样脱皮,从颜面到躯干,最后到四肢,时间可长达6周。

2. 轻型　发热、咽炎、出疹等临床症状轻且不典型,出现脱皮或并发肾炎时才得以诊断。

3. 重型　起病急骤,高热、咽及扁桃体炎症症状重,可并发周围脓肿。皮疹明显,常伴有出血。全身中毒症状重,可出现意识改变或因中毒性心肌炎出现休克甚至死亡。

4. 外科型　细菌自皮肤创伤处入侵,局部可呈急性化脓性病变。皮疹从创伤处开始,逐渐波及全身。年幼体弱者,细菌向周围组织扩散可引发中耳炎、淋巴结炎、肺炎等;细菌进入血液可引起败血症、脑膜炎、骨关节炎等。较大儿童在猩红热痊愈后数周可患急性肾炎、风湿热等变态反应性疾病。

（三）社会心理状况

评估患儿及家长对疾病知识及预后的了解程度。了解患儿在皮疹出疹、消退期是否对自身外貌担忧，家长是否对变态反应性疾病担忧。

（四）辅助检查

1. 病原学检查　咽拭子培养查找 A 组乙型溶血性链球菌。
2. 血清抗链球菌溶血素 O 滴度升高。
3. 血常规检查　白细胞总数及中性粒细胞数增高。

三、护理诊断/护理问题

1. 体温过高　与感染有关。
2. 皮肤完整性受损　与 A 组乙型溶血性链球菌感染有关。
3. 潜在并发症：中耳炎、肺炎、骨关节炎、脑膜炎、败血症、急性肾炎、风湿热。
4. 有传播感染的可能　与呼吸道排出细菌有关。
5. 焦虑（家长）　与病情危重，担忧可能出现肾炎、风湿热等变态反应性疾病有关。

四、护理措施

（一）维持体温正常

1. 保持病室空气新鲜，温、湿度适宜。每日开窗通风 2 次，每次 30 min 以上。
2. 注意监测体温，低热时给予物理降温，如降低室温、减少盖被、温水浴等。体温 >38.5 ℃时可遵医嘱应用药物退热。
3. 鼓励患儿多饮温开水，必要时静脉补液以保证营养和水分的供给。

（二）皮肤护理

1. 急性期卧床休息，避免劳累，注意保持床单位整洁及皮肤清洁。每日行温水浴，勤剪指甲以防止抓伤皮肤。
2. 观察皮疹出疹及退疹情况，出疹期避免搔抓皮肤，退疹期避免人为撕脱脱皮，以免引起感染。

（三）病情观察

注意观察有无耳痛、外耳道脓性分泌物；呼吸困难、肺部啰音；关节疼痛；头痛、神志、意识改变；水肿、血尿等并发症表现。发现异常及时报告医生并配合处理。

（四）预防感染的传播

1. 隔离传染源　对患儿实施呼吸道隔离至病愈，咽拭子培养链球菌阴性。

2. 切断传播途径 病室通风换气,进行空气消毒。减少不必要的探视,禁止患儿出入公共场所。对患儿的分泌物、污染物及时消毒处理。接触患儿的医护人员须戴口罩。

3. 保护易感者 人群对猩红热普遍易感,对密切接触患者的小儿易感者可使用青霉素进行防护。

五、健康指导

1. 告知隔离要求,指导家长及患儿配合避免疾病播散。
2. 告知家居物品、玩具、空气的消毒方法。
3. 讲解皮疹演变过程及简单护理方法,防止继发感染。
4. 讲解病情观察内容及常见并发症的症状和体征,倾听家长诉说,缓解其焦虑心理。

第五节 流行性乙型脑炎

一、疾病概要

流行性乙型脑炎(epidemic encephalitis B)是由乙型脑炎病毒引起,以脑实质炎症为主要病变的一种中枢神经系统传染病。临床以高热、惊厥、意识障碍为主要特征。重症患儿可因呼吸衰竭而死亡。部分患儿可留有后遗症。

(一)病因及发病机制

乙型脑炎病毒是虫媒病毒属的一种 RNA 病毒,感染的蚊虫在叮咬人时可将病毒传给人体,病毒在单核－巨噬细胞内繁殖,然后进入血液循环引起病毒血症。机体免疫功能正常时,病毒被迅速清除;如机体免疫力低下,病毒可通过血－脑脊液屏障进入中枢神经系统,在神经细胞内复制引起脑炎。

病毒导致神经细胞变性、肿胀、坏死,小胶质细胞、中性粒细胞侵入神经细胞内。血管和脑实质有大量单核、淋巴细胞聚集。血管病变影响了脑循环,加重了脑组织损坏,导致脑实质水肿、坏死软化灶形成。

(二)治疗原则

急性期给予退热、抗惊厥、降颅内压、兴奋呼吸、改善微循环等处理;恢复期注意加强营养、避免继发感染,进行康复训练。

二、护理评估

(一)健康史

应仔细询问患儿既往健康状况,疫苗接种史,是否居住于乙型脑炎流行区域,是否有蚊虫叮咬史。

（二）身体状况

1. 发热 体温在 1~2 天内高达 39~40 ℃，并持续 7~10 天，体温越高、热程越长提示病情越重。

2. 神经系统症状

（1）颅内高压症 头痛、恶心、呕吐，婴儿前囟隆起、紧张。血压升高、脉搏减慢、出现脑膜刺激征。双侧瞳孔不等大、对光反射消失。呼吸节律异常，呼吸心跳停止。

（2）意识改变 嗜睡、谵妄、定向力障碍、昏迷、抽搐。昏迷发生越早、程度越深、持续时间越长，病情越严重。

（3）其他 神经系统浅反射消失，深反射先亢进后消失；四肢肌张力高，强直性瘫痪，巴氏征阳性。患儿还可能出现失语、听觉障碍、大小便失禁或尿潴留。

3. 呼吸衰竭 表现为呼吸节律不规则，如双吸气、叹息样呼吸、潮式呼吸等，最后呼吸停止。

4. 恢复期 患儿体温逐渐下降、神经精神症状好转，重症患儿可留有意识障碍、痴呆、失语、肢体瘫痪、精神障碍等后遗症。

（三）社会心理状况

重症乙型脑炎患儿可留有后遗症，注意评估家长对疾病知识的了解程度，对预后的认识，能否积极配合治疗与护理。

（四）辅助检查

1. 血常规 白细胞计数及中性粒细胞计数增高。
2. 血清学检查 特异性 IgM 抗体在病后 3~4 天出现，2 周达高峰。
3. 脑脊液检查 脑脊液压力增高，外观清亮或稍浑浊，白细胞计数增多，蛋白增高，糖正常或偏高。
4. 影像学检查 头部 CT 提示脑组织低密度区；头部 MRI 提示丘脑、脑干部位异常信号。

三、护理诊断/护理问题

1. 体温过高 与病毒感染有关。
2. 意识改变 与中枢神经系统感染有关。
3. 潜在并发症：惊厥、呼吸衰竭。
4. 焦虑（家长） 与病情危重、预后差，留有后遗症有关。

四、护理措施

1. 维持体温正常

（1）保持病室空气新鲜，温、湿度适宜。每日开窗通风 2 次，每次 30 min 以上。

（2）注意监测体温，低热时给予物理降温，如降低室温、减少盖被、温水浴等。体温 >38.5 ℃时可遵医嘱应用药物退热。

（3）多喂患儿温开水，必要时静脉补液以保证营养和水分的供给。

2. 严密观察患儿病情，发现意识改变及时报告医生并配合处理。

3. 控制惊厥　及时发现烦躁不安、肌张力高等惊厥先兆。治疗护理工作集中进行，护理操作动作轻柔。发现惊厥症状立即让患儿平卧，头偏向一侧，磨牙处放置牙垫，清除口鼻分泌物，通知医生并遵医嘱使用镇静剂。

4. 防治呼吸衰竭　保持患儿呼吸道通畅，协助患儿雾化吸入、翻身、扣背，必要时给氧、吸痰。备好急救药品及抢救物品，随时准备抢救。

5. 倾听家长诉说，解释疾病病情及转归，做好康复指导以缓解家长焦虑情绪。

五、健康指导

1. 做好预防乙型脑炎的宣传工作，注意防蚊、灭蚊，落实预防接种。

2. 对留有后遗症的患儿做好康复指导，如肢体功能锻炼、语言训练等。

第六节　中毒型细菌性痢疾

一、疾病概要

细菌性痢疾（bacillary dysentery）是由志贺菌属引起的急性肠道传染病，主要表现为发热、腹痛、腹泻、黏液脓血便和里急后重。中毒型细菌性痢疾是细菌性痢疾的一种危重症，以高热、反复惊厥、昏迷或休克、呼吸衰竭为特征。多见于 2～7 岁小儿，病死率高。

（一）病因和发病机制

患儿进食被痢疾杆菌污染的水、蔬菜、瓜果、食品，或者接触被污染的物品，经手传入口腔而进入胃肠后发病。

1. 急性细菌性痢疾　痢疾杆菌经口进入胃肠后，侵入肠黏膜细胞并在其内生长繁殖，引起固有层微循环障碍，导致上皮细胞变性、坏死，形成浅表性溃疡，因而产生腹痛、腹泻、里急后重，出现黏液和脓血便。

2. 中毒型细菌性痢疾　痢疾杆菌进入结肠后，细菌释放大量的内毒素进入血液循环，引起全身毒血症，激活机体产生各种生物活性物质，致使微血管痉挛，全身循环障碍，出现休克、DIC、脑水肿等多脏器损伤。

本病全年均可发生，但以夏秋季为高发季节。患者及带菌者是传染源，通过粪－口途径传播。多见于 2 岁以上儿童。

（二）治疗原则

1. 降温止惊　高热时可采取物理降温、药物降温或亚冬眠疗法。持续惊厥可应用地西泮、苯巴比妥钠注射，或水合氯醛保留灌肠。

2. 控制感染　为迅速控制感染，通常选用两种痢疾杆菌敏感的抗生素。

3. 防治循环衰竭　扩充血容量，纠正酸中毒，维持水、电解质平衡，使用血管活性药物及肾上腺皮质激素。

4. 防治脑水肿和呼吸衰竭　保持呼吸道通畅,吸氧,使用利尿剂和脱水剂。

二、护理评估

(一)健康史

应仔细询问患儿平时的健康状况、卫生习惯、生活环境;有无不洁饮食史,腹泻患者接触史;有无大便次数、性状的改变;有无高热、惊厥的表现。

(二)身体状况

1. 急性细菌性痢疾　典型表现为起病急,发热,恶心、呕吐、阵发性腹痛,大便每日数次到数十次,量少,脓血便伴里急后重,腹部有轻压痛。小婴儿全身中毒症状明显,甚至可以引起高热、惊厥。

2. 中毒型细菌性痢疾　病情发展快,全身中毒症状严重,骤起高热甚至超高热(少数患儿体温不升),在起病 24 h 内出现反复惊厥、昏迷,甚至发生呼吸衰竭、休克。早期胃肠症状多不明显,往往需用 0.9% 温盐水灌肠,然后取出粪便沉渣进行检查来确诊。由于全身各脏器微循环障碍程度不同,有以下几种类型。

(1)脑型(脑微循环障碍型)　如面色发灰、嗜睡、惊厥、昏迷、四肢肌张力增高、瞳孔改变,呼吸由快渐慢,如不及时抢救,患儿可突然呼吸停止而死亡。

(2)休克型(皮肤内脏微循环障碍型)　主要表现为感染性休克,如面色苍白、四肢发凉、皮肤发花、血压降低、口唇发绀、尿量减少。

(3)肺型(肺循环障碍型)　主要表现为呼吸窘迫综合征,如进行性呼吸困难、发绀、肺部呼吸音减弱。

(4)混合型　上述两型或三型同时存在或先后出现。表现为多器官衰竭,病死率极高。

(三)社会心理状况

中毒型细菌性痢疾来势凶险,往往起病 48 h 内迅速恶化,尤其持续昏迷、频繁惊厥者预后差。应注意评估患儿及家长对本病的认识程度,家庭的饮食卫生习惯;有无恐惧,能否积极配合治疗与护理。

(四)辅助检查

1. 血常规　白细胞总数明显增高,中性粒细胞增高,可见核左移,当有 DIC 时,血小板明显减少。

2. 大便常规　病初大便可正常,以后有黏液脓血便,镜检可见大量脓细胞、红细胞及吞噬细胞。

3. 细菌培养　用肛拭子取材,尽快接种做大便培养,阳性率较高。

三、护理诊断/问题

1. 体温过高　与毒血症有关。
2. 潜在并发症:颅内压增高。
3. 组织灌注量改变　与肌体的高敏状态和毒血症致微循环障碍有关。
4. 焦虑(家长)　与病情危重有关。

四、护理目标

1. 患儿体温逐渐下降。
2. 患儿住院期间无并发症发生或发生时能得到及时发现和处理。
3. 患儿组织灌注量良好。
4. 患儿家长心情逐渐平静,能配合治疗和护理。

五、护理措施

1. 维持正常体温　保持室内空气流通新鲜,温度、湿度适宜;采用温水浴、乙醇擦浴、冷盐水灌肠、冰袋等方法降低体温,遵医嘱采用药物降温和亚冬眠疗法。

2. 病情观察

(1) 专人监护,根据病情实行三级护理。① I 级护理:对刚入院及病情危重的患儿,要详细记录生命体征,每 15 min 观测一次,记录体温、血压、脉搏、呼吸,并记录瞳孔、面色、尿量变化,发现变化及时与医生取得联系;② Ⅱ级护理:对病情稳定或好转的患儿,每 30 min 观察记录一次生命体征;③ Ⅲ级护理:对病情恢复期的患儿,每 1 h 观察记录一次。

(2) 保持室内安静,护理操作集中进行,减少对患儿的刺激。

(3) 注意安全,离开患儿前先拉好床档,防止患儿跌伤。用纱布包裹压舌板垫于上、下齿之间,防止舌咬伤。

(4) 做好人工呼吸、气管插管、气管切开及各种抢救器械和药品的准备工作。

(5) 遵医嘱使用镇静剂、脱水剂、利尿剂等,以迅速解除脑水肿、脑疝。

3. 维持有效的血液循环

(1) 患儿取平卧位或休克体位,适当保温,改善周围微循环。

(2) 迅速建立并维护静脉通道,保证输液通畅和药物的供给,并注意输液速度,记录 24 h 出入量。

(3) 遵医嘱使用山莨菪碱(654-2),用至面色变红润、呼吸循环好转,再逐渐延长注射间隔时间。

六、健康指导

患儿及家长饭前便后要用肥皂洗手;患儿的粪便要用1%含氯石灰(漂白粉)浸泡,或者浇上沸水或撒上生石灰浸泡后才能倒入下水道;对患儿要进行消化道隔离,发现病情进展要及时送医院治疗。

第七节 结 核 病

一、概述

结核病(tuberculosis)是结核杆菌引起的慢性传染病,全身各个器官均可受累。儿童以原发性肺结核最常见,严重病例可引起血行播散,发生粟粒型肺结核或结核性脑膜炎,后者是儿童结核病引起死亡的主要原因。世界卫生组织将每年的 3 月 24 日定为"世界结核日",我国是结核病高流行区。

(一)病因及发病机制

结核杆菌属于分枝杆菌属,为革兰染色阳性需氧菌,分为人型、牛型、鼠型和鸟型。对人类致病的为人型和牛型两种,其中人型是人类结核病的主要病原体。开放性肺结核患者是主要传染源,呼吸道为传播的主要途径,少数经消化道、胎盘、破损皮肤感染。

小儿初次感染结核菌后是否发病,主要与机体的免疫力、细菌的毒力和数量有关。机体初次感染结核菌后,4 ~ 8 周产生细胞免疫,同时机体组织对结核杆菌及其代谢产物产生迟发性变态反应,免疫反应和变态反应是同一细胞免疫过程中的两种不同表现。初次感染后,约 5% 的小儿在肺部形成渗出性病灶,同时结核杆菌经淋巴管到达肺门淋巴结,形成原发综合征;约 5% 的小儿体内隐伏的转移病灶或已愈合的原发病灶复发,以及外来结核杆菌再次感染导致结核病的发生,称为继发性结核病;约 90% 的小儿血中及淋巴管内结核杆菌可被单核 - 巨噬细胞系统清除,临床无症状。

(二)小儿结核病特点

1. 大多为轻症,缓慢起病　尤其大年龄儿童可无明显症状,往往被误诊为感冒。

2. 组织器官对结核菌具有高度敏感性　肺内表现为病灶周围炎,肺外表现为结核菌素试验呈强阳性。

3. 皮肤、黏膜受累　如疱疹性结膜炎、结节性红斑等。

4. 淋巴系统广泛累及　同侧及对侧淋巴结均可受累,可累及全身淋巴系统。

5. 全身播散　最常见粟粒型结核、结核性脑膜炎。

6. 病灶部位特殊　小儿原发型肺结核可发生于肺内任何部位,尤其好发于胸膜下通气较好的部位,如上叶下部、下叶上部、中叶外侧,以右肺多见(图 16 - 1)。

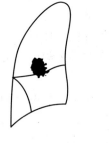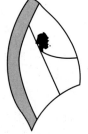

图 16 - 1　结核好发部位

(三)辅助检查

1. 结核菌素实验　为判断结核感染的早期特异性诊断方法。

(1)测试方法　常用测定抗原制品为结核菌纯蛋白衍化物(PPD),一般用 PPD 制品 0.1 mL(每 0.1 mL 内含结核菌素 5 U)注入左前臂掌侧中下 1/3 交界处皮内,使之形成直径 6 ~

10 mm 的皮丘,48~72 h 观测反应结果。若患儿有疱疹性结膜炎、结节性红斑或一过性多发性结核过敏性关节炎,宜用 1 个结核菌素单位的 PPD 做试验,防止局部过度反应及可能引起的内部病灶反应。

（2）结果判断 48~72 h 后(一般以 72 h 为准),观察反应结果。记录时应测硬结直径,以局部硬结的毫米数表示,先写横径,后写纵径,取两者的平均值来判断反应强度(表 16-2)。

表 16-2 结核菌素试验反应强度判断

反应结果	记录符号	局部反应	硬结直径/mm
阴性	-	无红晕、硬结,或者仅有直径小于 5 mm 的硬结	<5
阳性(弱)	+	红晕、硬结	5~9
（中）	+ +	红晕、硬结	10~19
（强）	+ + +	红晕、硬结	≥20
（极强）	+ + + +	红晕、硬结、水疱、坏死或淋巴管炎、淋巴结炎	一般均 >20

（3）临床意义

1）阳性反应 ① 接种过卡介苗后;② 年长儿无明显临床症状而呈一般阳性反应,表示曾感染过结核杆菌;③ 婴幼儿尤其是未接种过卡介苗者,阳性反应多表示体内有新的结核病灶,年龄愈小,活动性结核可能性愈大;④ 强阳性反应者,表示体内有活动性结核感染;⑤ 由阴性反应转为阳性反应,或反应强度从原来的 <10 mm 增至 >10 mm,且增加的幅度为 6 mm 以上者,表示有新近感染。应注意接种卡介苗与自然感染阳性反应的区别(表 16-3)。

表 16-3 接种卡介苗与自然感染阳性反应的主要区别

皮肤反应	接种卡介苗后	自然感染
硬结	直径 5~9 mm,软、色淡	直径 10~15 mm,硬、色深
反应持续时间	2~3 天	7~10 天
反应的变化	3~5 年	较短时间无减弱,持续时间长

2）阴性反应 ① 未感染过结核;② 结核迟发型变态反应前期,即初次感染后 4~8 周内;③ 机体免疫反应受抑制呈假阴性反应,如部分危重结核病,急性传染病(如麻疹等),体质极度衰弱者,使用免疫抑制剂治疗时,患有免疫缺陷病;④ 技术误差或结核菌素失效。

2. 实验室检查

（1）结核菌检查 若能从痰、胃液、脑脊液、浆膜腔液中找到结核菌即可确诊。采集标本以结核杆菌培养法、厚涂片法或荧光染色法阳性检出率高。

（2）免疫学及生物学基因诊断 采集患儿的血清、脑脊液、浆膜腔液,进行酶联免疫吸附试验、聚合酶链反应等。

（3）红细胞沉降率检验 红细胞沉降率增快为结核病活动性指标之一,但无特异性。

3. X 射线检查 胸部 X 射线检查能确定病灶的部位、范围、性质及发展情况,定期复查可观察治疗效果。

4. 纤维支气管镜检查　有助于支气管内膜结核和支气管淋巴结结核的诊断。

（四）治疗原则

治疗结核病的用药原则是：① 早期治疗；② 适宜剂量；③ 联合用药；④ 规律用药；⑤ 坚持全程；⑥ 分段治疗。常用化疗方案包括标准疗法、两阶段疗法、短程疗法。

（五）预防

1. 传染源隔离　结核菌涂片阳性患者是小儿结核病的主要传染源，早期发现并合理治疗结核菌涂片阳性患者，是预防小儿结核病的根本措施。

2. 普及卡介苗接种　卡介苗接种是预防小儿结核的有效措施。新生儿为初种对象，常用方法为左上臂三角肌上端皮内注射。下列情况禁止接种卡介苗：① 急性传染病恢复期；② 先天性胸腺发育不全，或合并严重免疫缺陷病者；③ 注射局部有湿疹或患全身性皮肤病；④ 结核菌素试验阳性。

3. 预防性药物治疗　对有下述指征的小儿，可用异烟肼预防性服药，每日 10 mg/kg，疗程 6 ~ 9 个月。① 密切接触家庭内开放性肺结核者；② 3 岁以下婴幼儿未接种卡介苗而结核菌素试验阳性者；③ 结核菌素试验最近由阴性转为阳性；④ 结核菌素试验阳性伴结核中毒症状者；⑤ 结核菌素试验阳性，新患麻疹或百日咳的小儿；⑥ 结核菌素试验阳性而需较长时间使用激素或其他免疫抑制剂者。

二、原发型肺结核

（一）疾病概要

原发型肺结核（primary pulmonary tuberculosis）为结核杆菌初次侵入肺部后的原发感染，是小儿肺结核的主要类型。原发综合征与支气管淋巴结结核，占儿童各型肺结核总数的 85.3%。一般预后良好，但亦可进展，导致干酪性肺炎、血行播散致急性粟粒型肺结核或结核性脑膜炎。

治疗原则：无明显症状的原发型肺结核选用标准疗法，活动性原发型肺结核宜采用直接督导下的短程化疗。

（二）护理评估

1. 健康史　应仔细询问家庭及经常接触的人员中有无结核患者，出生后是否接种过卡介苗，近期有无患过百日咳、麻疹等急性传染病。同时检查患儿双上臂有无接种过的痕迹。

2. 身体状况

（1）轻症可无症状，部分患儿常缓慢起病，有长期低热、倦怠乏力、盗汗、食欲减退、体重不增，甚至逐渐消瘦等结核中毒症状。

（2）呼吸道症状常不明显，部分患儿可有咳嗽、咳痰，肺部检查无阳性体征，全身淋巴结可轻度或中度肿大；肿大的淋巴结压迫支气管时，可出现类似百日咳的痉挛性咳嗽、喘鸣；压迫喉返神经时,可出现声音嘶哑。

（3）高度过敏状态的小儿,可出现结节性红斑、疱疹性结膜炎或多发性一过性关节炎等。

3. 社会心理状况 本病通过早期诊断、正规治疗,一般预后良好,但因服药时间长或患者家庭经济条件受限,家长往往不能坚持治疗。因此应注意评估患儿及家长对本病的认识程度、经济条件和护理能力。

4. 辅助检查

（1）胸部 X 射线检查 是诊断小儿肺结核的重要方法之一。原发综合征由肺部原发病灶、肿大的淋巴结和连接两者的发炎淋巴管组成,胸片呈典型"哑铃状双极影"（图 16-2）。因肺内原发灶小或被纵隔掩盖,X 射线无法查出;或原发病灶已吸收,仅遗留局部肿大淋巴结,故临床以支气管淋巴结结核多见。X 射线表现为肺门淋巴结肿大。

（2）结核菌素试验 呈强阳性或由阴性转为阳性。

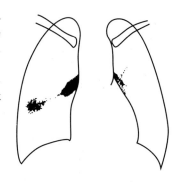

图 16-2 典型"哑铃状双极影"

（三）护理诊断问题

1. 营养失调:低于机体需要量 与食欲下降、消耗过多有关。

2. 活动无耐力 与结核杆菌感染中毒有关。

3. 有传播感染的可能 与呼吸道排出病原体有关。

4. 焦虑 与需要长期治疗、隔离有关。

（四）护理措施

1. 饮食护理 注意营养,给予高热量、高蛋白、高维生素、富含钙质的食物,以增强抵抗力,促进机体修复能力,使病灶愈合。指导家长为患儿选择每天的主、副食品种类和量,尽量提供患儿喜爱的食品,注意食物色、香、味的制作,以增加食欲。

2. 生活护理 ① 建立合理的生活制度,保证足够的睡眠时间;② 保持室内空气流通、阳光充足,适当进行户外活动;③ 患儿出汗多,应及时更换衣服;④ 小儿呼吸道抵抗力差,严防受凉引起上呼吸道感染;⑤ 避免继续与开放性结核患者接触,以免重复感染;⑥ 积极防治各种急性传染病,如麻疹、百日咳等,防止病情恶化;⑦ 对原发型肺结核患儿呼吸道的分泌物、餐具、痰杯应进行消毒处理。

3. 用药护理 要熟悉各类抗结核药物的毒副反应,如胃肠道反应、肝损害、肾损害、末梢神经炎、听神经损害等,及时发现并报告医生处理（表 16-4）。

4. 心理护理 结核病病程长,治疗用药时间长。幼儿常惧怕服药、打针,担心受到同龄小朋友的冷遇;年长儿担心学业受到影响;家长担心疾病威胁小儿生命,怀疑自身的经济承受力等。护士应多与患儿及家长沟通,了解其心理状态,介绍病情及用药情况,使他们消除顾虑,树立战胜疾病的信心。

表 16 - 4 常用抗结核药物应用

药物	每日剂量/(mg·kg^{-1})	应用	副作用
异烟肼(INH)	10～20	强化阶段	末梢神经炎、肝毒性
利福平(RFP)	10～15	强化阶段	肝毒性
吡嗪酰胺(PZA)	20～30	预防复发	肝毒性、关节痛
链霉素(SM)	15～20	强化阶段	听神经损害、肾毒性
乙胺丁醇(EMB)	15～20	预防耐药性	视神经炎
乙硫异烟胺(ETH)	10	预防耐药性	肝毒性

（五）健康指导

本病为慢性疾病,原发型肺结核多在家中接受治疗,为保证患儿安全用药和合理的营养,护理人员应对患儿家长进行以下指导。

（1）做好日常生活护理,采取有效的与其他成员的隔离措施,做好餐具等的消毒处理。

（2）讲明及早治疗、全程治疗的重要性,密切观察药物毒副作用,及时与医生取得联系。

（3）定期复查,便于医生根据病情调整治疗方案。

三、结核性脑膜炎

（一）疾病概要

结核性脑膜炎(tuberculous meningitis),简称结脑,是小儿结核病中最严重的类型。常在结核原发感染后 1 年以内发生,尤其在初染结核 3～6 个月最易发生,多见于 3 岁以内的婴幼儿。

结脑常为全身性粟粒型结核病的一部分,通过血行播散而来。也可由脑实质或脑膜的结核病灶溃破,结核菌进入蛛网膜下腔及脑脊液中所致。

治疗原则为:① 应联合使用易透过血-脑脊液屏障的抗结核杀菌药物,分阶段治疗;② 用肾上腺皮质激素可迅速减轻中毒症状,减轻脑水肿及纤维性粘连;③ 积极治疗颅内压增高,如应用脱水剂、利尿剂等;④ 对症治疗,如控制惊厥,纠正水、电解质紊乱等。

（二）护理评估

1. 健康史　应仔细询问有无预防接种史、近期急性传染病感染史,有无结核病史或治疗情况,有无早期性格改变、呕吐等表现。

2. 身体状况

（1）一般表现　发热、消瘦、盗汗、性情及精神改变。

（2）神经系统　主要表现为"两颅、两脑、一脊髓"。"两颅":颅内压增高,表现为头痛、呕吐、肌张力增高、惊厥、意识障碍;脑神经受累,表现为面神经、动眼神经、展神经麻痹。"两脑":脑膜刺激征,表现为恶心、呕吐、颈强直、布鲁津斯基征和凯尔尼格征阳性;脑实质受累,表现为偏瘫、失语、肢体异常运动、舞蹈样表现等。"一脊髓":脊髓受累,表现为根性疼痛,以及截瘫、大小便失禁或尿潴留。

（3）分期 ① 早期（前驱期）：1~2 周，主要症状为性格行为改变；② 中期（脑膜刺激期）：1~2 周，头痛持续加重，多见喷射性呕吐，定向障碍、运动障碍、语言障碍、意识障碍、偏瘫等；③ 晚期（昏迷期）：1~3 周，以上症状逐渐加重，由意识蒙眬、半昏迷而进入昏迷，阵挛性或强直性痉挛发作频繁，终因脑疝致使呼吸及心血管运动中枢麻痹而死亡。

3. 社会心理状况 本病的预后主要取决于早期诊断及合理与正规的治疗。如不正规治疗，可使并发症、后遗症和复发的机会增多，甚至危及患儿的生命。因此，应注意评估患儿及家长对疾病预后及治疗要求的认识程度，有无焦虑，有无信心。评估家长的护理能力。

4. 辅助检查 脑脊液压力增高，外观早期无色透明，中晚期浑浊，呈磨玻璃样。糖和氯化物含量降低，两者同时降低为结核性脑膜炎典型改变；蛋白定量增加。结脑患儿脑脊液标本静置 24 h，可有薄膜形成，用它做涂片更易找到结核杆菌。

（三）护理诊断问题

1. 潜在并发症：颅内压增高。
2. 营养失调：低于机体需要量 与摄入不足、消耗增多有关。
3. 有皮肤完整性受损的危险 与长期卧床、排泄物刺激有关。
4. 有感染的危险 与免疫力下降、呕吐物吸入有关。
5. 焦虑 与病重、预后差有关。

（四）护理措施

1. 休息 患儿应绝对卧床休息，保持室内安静，护理操作尽量集中进行，减少对患儿的刺激。

2. 病情观察

（1）观察体温、脉搏、呼吸、血压、神志、有无惊厥、双侧瞳孔大小及对光反射，及早发现颅内高压或脑疝，以便及时采取抢救措施。

（2）保证患儿安全，在惊厥发作时，齿间应垫牙垫以防舌咬伤，并防跌伤。

（3）有呼吸功能障碍的患儿，应保持呼吸道通畅，取侧卧位，以免仰卧时舌根后坠堵塞喉头；并解松衣领，及时清除口、鼻、咽喉分泌物及呕吐物，以防误吸窒息或发生吸入性肺炎。吸氧，必要时用吸痰器或进行人工辅助呼吸。遵医嘱使用肾上腺皮质激素、脱水剂、利尿剂和呼吸兴奋剂。必要时配合医师做好腰椎穿刺或侧脑室引流以减低颅内压。做好术后护理，腰椎穿刺后去枕平卧 4~6 h，以防脑疝发生。

3. 做好饮食护理，保持水、电解质平衡 为患儿提供足够热量、蛋白质及维生素的食物，以增强机体抗病能力。进食宜少量多餐，耐心喂养。对昏迷患儿，可鼻饲和由静脉补液，维持水、电解质平衡；鼻饲时压力不可过大，以免呕吐；病情好转，患儿能自行吞咽时，及时停止鼻饲。

4. 皮肤的护理 防止压疮和继发感染，保持床单干燥、整洁。大、小便后及时更换尿布，清洗臀部。呕吐后及时清除颈部、耳部残留的物质。昏迷及瘫痪的患儿，需每 2 h 翻身、拍背 1 次。骨突出部位垫气垫或软垫，防止长期固定体位，造成局部血液循环不良，产生压疮和坠积性肺炎。昏迷状态下眼不能闭合者,可涂眼膏并用纱布覆盖双眼,保护角膜。每日清洁口腔2~3次,以免因呕吐致口腔不洁使细菌繁殖或并发吸入性肺炎。

5. 消毒隔离　大部分结脑患儿伴有肺部结核病灶,应予相应的消毒隔离。

6. 有效控制颅内感染　这是治疗、护理成功的又一关键。遵医嘱使用抗结核药物,注意药物的毒副作用。

7. 心理护理

(1) 结脑病情重、病程长,疾病和治疗给患儿带来不少痛苦。医护人员对患儿应和蔼可亲,关怀体贴。护理操作时动作轻柔,及时解除患儿不适,为其提供生活方面的周到服务。

(2) 因家长对患儿的预后极为担心,医护人员应予以耐心解释和心理上的支持,使其克服焦虑心理,密切配合治疗、护理。

(五) 健康指导

1. 向家长与患儿强调,要有长期治疗的思想准备。

2. 部分患儿留有后遗症,对其瘫痪肢体可采取理疗,进行被动活动等功能锻炼,帮助肢体功能恢复,防止肌挛缩。对失语和智力低下者,应进行适当的训练。

手 足 口 病

一、疾病概要

手足口病(hand foot mouth disease,HFMD)是由多种肠道病毒引起的常见传染病。以婴幼儿发病为主,大多数患儿症状轻微,以发热和手、足、口腔等部位的皮疹或疱疹为主要特征。少数患儿可出现中枢神经系统、呼吸系统等损害,引发脑炎、急性弛缓性麻痹、肺水肿和心肌炎等。个别重症患儿病情进展快,易发生死亡。少年儿童和成人感染后多不发病,但能够传播病毒。

(一) 病因及发病机制

引发手足口病的肠道病毒有20多种(型),其中以柯萨奇病毒A16型(Cox A16)和肠道病毒71型(EV 71)最为常见。

手足口病分布极广,无严格地区性,四季中以夏秋季多见。人是肠道病毒唯一的宿主,患儿、隐性感染者及带病毒者均为本病的传染源。病毒可通过唾液、疱疹液、粪便等污染的手、毛巾、手绢、牙杯、玩具、食具、奶具,以及床上用品、内衣等引起间接接触传播,亦可经水感染、门诊交叉感染和口腔器械消毒不合格而感染。

婴幼儿对手足口病的肠道病毒普遍易感,感染后可获得特异性免疫力。但是不同病原型别感染后抗体缺乏交叉保护力,因此,人群可反复感染发病。手足口病的患者主要为学龄前儿童,尤以≤3岁年龄组发病率最高。

(二) 治疗原则

治疗主要以对症处理为主,注意防止各种严重并发症。可给予抗病毒、抗感染、全身支持治疗;重症患儿还应密切监测病情变化,尤其是脑、肺、心等重要脏器功能。

二、护理评估

(一) 健康史

应仔细询问患儿1~2周内有无手足口病患者密切接触史,有无接触被病毒污染的水源和物品;本次发病时有无发热、不适、厌食等前驱症状;询问疱疹出现的时间、规律及部位;有无手足口病疫苗接种史。

（二）身体状况

1. 前驱期　潜伏期 3~5 天,有低热、全身不适、腹痛等前驱症状。

2. 典型表现　早期有咳嗽、流涕和流涎等类似上呼吸道感染的症状,发热 1~2 天后开始出现皮疹。口腔黏膜皮疹出现比较早,起初为粟米样斑丘疹或水疱,周围有红晕,主要位于舌及两颊部,唇齿侧也常发生,可影响进食。手、足初起为斑丘疹,后转变为疱疹,圆形或椭圆形,3~7 mm 如米粒大小,较水痘皮疹为小,质地较硬,周围有红晕,疱内液体较少,在灰白色的膜下可以见到点状或片状的糜烂面(图 16-3)。皮疹消退后不留瘢痕或色素沉着,如有继发感染常使皮肤损害加重。

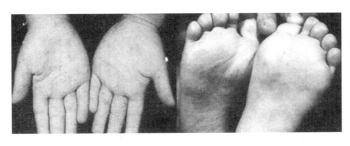

图 16-3　手足口病皮疹

3. 重型表现　病情进展迅速,在发病 1~5 天出现脑膜炎、脑炎、脑脊髓炎、肺水肿、循环障碍等,极少数病例病情危重,可致死亡,存活病例可留有后遗症。表现为精神差、嗜睡、易惊、头痛、呕吐甚至昏迷;肢体抖动、肌阵挛、眼球运动障碍。

4. 并发症

病毒性脑炎、脑膜炎、病毒性心肌炎、肺水肿等。

（三）社会心理状况

本病为自限性疾病,大多预后良好,少有并发症。但重度营养不良、免疫缺陷、大剂量应用糖皮质激素者,则并发症严重,预后较差。应注意评估患儿及家长对本病的认识程度,家长对手足口病的护理和预防知识的掌握程度。

（四）辅助检查

1. 病毒分离　自咽拭子或咽喉洗液、粪便或肛拭子、脑脊液或疱疹液,以及脑、肺、脾、淋巴结等组织标本中分离到肠道病毒。

2. 血清学检验　患儿血清中特异性 IgM 抗体阳性,或急性期与恢复期血清 IgG 抗体有 4 倍以上的升高。

3. 核酸检验　自患儿血清、脑脊液、咽拭子或咽喉洗液、粪便或肛拭子、脑脊液或疱疹液,以及脑、肺、脾、淋巴结等组织标本中检测到病原核酸。

三、护理诊断/问题

1. 皮肤完整性受损　与手足口病病毒、继发细菌感染有关。

2. 体温过高　与病毒感染、发热有关。

3. 潜在并发症　病毒性脑炎、脑膜炎、病毒性心肌炎、肺水肿。

4. 有传播感染的可能　与呼吸道、皮肤黏膜和胞液排出病毒有关。

四、护理措施

1. 体温护理　部分手足口病患儿往往伴有不同程度的体温升高,大多数患儿为低热,精神状态良好,玩耍正常,不需用退热药,鼓励患儿多饮水或用温水擦洗全身,实施物理降温。如体温持续升高者,应遵医嘱服用适量退热剂。避免应用阿司匹林、安乃近等毒副作用强的退热药。每4 h测体温1次,并观察热型及有无伴随症状。

2. 皮肤护理　保持皮肤清洁,防止继发感染(参见本章第二节)。

3. 口腔护理　因口腔溃疡疼痛,患儿往往进食困难,精神状态差,烦躁不安,易流口水。此时应鼓励家长多给患儿饮水,保持口腔清洁,可每次进食前后,嘱患儿用温水或生理盐水漱口,已有溃疡者,可给予西瓜霜喷剂局部喷雾或用0.1%氯己定含漱,以消炎止痛、促进溃疡面愈合。

4. 饮食护理　给予营养丰富的清淡稀软、无刺激性的饮食,疼痛严重不能进食时,通过静脉途径补充身体所需的营养及能量。

5. 并发症护理　手足口病容易并发脑炎、心肌炎、肺水肿等并发症,及时发现并早期诊断至关重要,一旦发现应立即通知医生,按医嘱进行相应处理。

6. 心理护理　刚入院的患儿及家属由于对疾病缺乏了解,加之对医院环境陌生,并要进行隔离,往往不知所措,患儿哭闹不安,医护人员应向家长做好耐心细致的解释工作,对患儿态度和蔼,语言行为亲切,消除患儿的陌生感和恐惧感。

五、健康指导

手足口病传播途径多,搞好个人、家庭、托幼机构的卫生,是预防手足口病的关键措施。做到饭前便后要洗手,不喝生水,妥善处理污物品。患病后及时隔离治疗,从发病开始隔离7～10天,以免传染给其他儿童。对被患儿接触、污染过的毛巾、水杯、玩具、食具、便器等物品要予以消毒。对患儿的鼻咽分泌物、粪便也应消毒。

本 章 小 结

小儿时期由于免疫功能低下,传染病发病率较成人高,而且往往起病急,症状重,病情复杂多变,容易发生并发症。对传染性疾病患儿的护理应建立预诊制度,及时报告疫情,控制传染源,切断传播途径,保护易感人群;同时做好日常生活护理,密切观察病情,加强并发症的预防和护理,做好心理护理和健康指导。

本章重点介绍了麻疹、水痘、腮腺炎、猩红热、流行性乙型脑炎、中毒型细菌性痢疾、结核等小儿常见传染性疾病。

思 考 题

一、选择题

A1 型题

1. 以下不是结核性脑膜炎的早期临床表现的是(　　　)。

    A. 性情改变 　　　　　　　　　　　　B. 低热、食欲减退、盗汗、消瘦

C. 头痛、呕吐 D. 面神经瘫痪

E. 蹙眉皱额、凝视或嗜睡

2. 麻疹的出疹顺序为（　　）。

A. 发际、耳后→面部→颈部→躯干→四肢→手心、足心

B. 手心、足心→四肢→躯干→颈部→面部→发际、耳后

C. 颈部→面部→发际、耳后→躯干→四肢→手心、足心

D. 躯干→颈部→手心、足心→发际、耳后→面部→四肢

E. 四肢→躯干→颈部→面部→发际、耳后→手心、足心

3. 卡介苗接种的方法正确的是（　　）。

A. 肌内注射 B. 皮下注射 C. 静脉注射

D. 皮内注射 E. 口服

4. 水痘皮疹的典型表现不包括（　　）。

A. 红色斑疹、丘疹 B. 清亮疱疹 C. 浑浊疱疹

D. 结痂 E. 糠麸样脱皮

5. 关于腮腺肿大特点,错误的是（　　）。

A. 一侧先肿大 B. 以耳垂为中心向前、后、下方发展

C. 腮腺局部红、肿、热、痛 D. 肿大的腮腺边缘不清

E. 腮腺管口红、肿,无脓性分泌物

6. 下列传染性疾病中属虫媒传播的疾病是（　　）。

A. 麻疹 B. 水痘 C. 腮腺炎

D. 猩红热 E. 乙型脑炎

A2 型题

7. 患儿,男,9 个月。低热、哭闹、食欲减退、睡眠不安 10 天。查体:神志淡漠,嗜睡,颈软,心肺正常。辅助检查:脑脊液清亮,白细胞 $180 \times 10^6/L$,分类中性粒细胞及淋巴细胞各占 50%,蛋白质 0.8 g/L,糖 1.68 mmol/L,氯化物 101 mmol/L,涂片革兰染色和墨汁染色阴性。诊断首先考虑（　　）。

A. 结核性脑膜炎 B. 化脓性脑膜炎 C. 病毒性脑膜炎

D. 真菌性脑膜炎 E. 流行性乙型脑炎

8. 患儿,女,4 岁。患疱疹性结膜炎,伴低热、盗汗、食欲减退和消瘦,并有结核病接触史,做 PPD 皮试时,最好从（　　）浓度开始。

A. 5 个结素单位 B. 4 个结素单位 C. 3 个结素单位

D. 2 个结素单位 E. 1 个结素单位

9. 患儿,女,5 岁。发热 1 天,腹泻 9 次,大便黏液脓血性,伴腹痛和里急后重。大便检验:满视野红、白细胞。诊断为细菌性痢疾,护理措施不包括（　　）。

A. 综合使用物理降温 B. 扩充血容量,纠正酸中毒

C. 注意保暖,紧闭门窗 D. 迅速控制感染

E. 重症患儿可短期应用地塞米松

A3 型题

10 ~ 12 题共用题干

患儿,2 岁。发热 4 天。伴咳嗽、流涕,眼结膜充血,流泪。半天前发现患儿耳后、颈部、发际边缘有稀疏不规则红色斑丘疹,疹间皮肤正常,测体温 40 ℃,心肺正常。

10. 最有可能的诊断为(　　)。

    A. 风疹　　　　　　　　　　B. 麻疹　　　　　　　　C. 幼儿急疹

    D. 猩红热　　　　　　　　　E. 水痘

11. 疹退后可能的皮肤改变(　　)。

    A. 无色素沉着,有脱屑　　　　　　　　B. 有色素沉着,无脱屑

    C. 有脱屑及色素沉着　　　　　　　　　D. 无色素沉着,也无脱屑

    E. 有瘢痕

12. 应隔离至出疹后(　　)。

    A. 2 天　　　　　　　　　　B. 5 天　　　　　　　　C. 8 天

    D. 13 天　　　　　　　　　 E. 14 天

13 ~ 15 题共用题干

患儿,男,6 岁。夏季突发高热 3 h,惊厥 2 次,面色发灰,四肢凉,血压低,心肺无异常,脑膜刺激征阴性。

13. 最可能的诊断为(　　)。

    A. 高热惊厥　　　　　　　　B. 化脓性脑膜炎　　　　C. 中毒性菌痢

    D. 脑脓肿　　　　　　　　　E. 病毒性脑炎

14. 护理目标不包括(　　)。

    A. 患儿体温恢复正常　　　　　　　　B. 患儿颅内压恢复正常

    C. 患儿血压恢复正常　　　　　　　　D. 无须对家长解释病情

    E. 患儿精神、食欲恢复正常

15. 该患儿正确护理措施应是(　　)。

    A. 患儿取头高位　　　　　　　　　　B. 护理操作分步进行

    C. 可以入住普通病房　　　　　　　　D. 每 1 h 监测生命体征一次

    E. 惊厥时用纱布包裹压舌板垫于齿间

A4 型题

16 ~ 18 题共用题干

患儿,男,7 岁,5 天前出现发热,体温最高达 39 ℃,咽痛、头痛,乏力。自行口服感冒药疗效不佳。就诊时体温 39.2 ℃。体检发现患儿扁桃体充血,表面有脓性斑片状渗出。软腭处有细小红疹及出血点。舌尖红肿,舌乳头红肿、突起、鲜红。颈部可见细小丘疹。

16. 给该患儿实施的咽拭子培养结果应为(　　)。

    A. 金黄色葡萄球菌　　　　　　　　　B. 乙型溶血性链球菌

    C. 肺炎球菌　　　　　　　　　　　　D. 流感嗜血杆菌

    E. 结核杆菌

17. 该患儿随即出现皮疹,出疹顺序为(　　)。

A. 自上而下　　　　　B. 自下而上　　　　　C. 从躯干到四肢

D. 从四肢到躯干　　　E. 从前到后

18. 若该患儿经青霉素治疗痊愈出院后半月出现双膝关节疼痛,最有可能是(　　)。

A. 生长痛　　　　　　B. 骨折　　　　　　　C. 急性白血病

D. 风湿热　　　　　　E. 骨关节炎

二、病例分析

患儿,男,5岁。因皮肤出现疱疹到医院就诊。查体:体温37.8 ℃,心率86 次/min,呼吸25 次/min。腹部、臀部可见数个清亮疱疹,额部可见一红色斑丘疹。余无异常。家长诉患儿精神、食欲好。

1. 该患儿目前存在的护理诊断/问题有哪些?

2. 应对患儿采取哪些护理措施?

第十七章 常见急症患儿的护理

学习目标

1. 掌握 常见急症的救治方法和护理措施。
2. 熟悉 常见急症的护理评估。
3. 了解 常见急症的病因。

第一节 急 性 中 毒

一、疾病概要

急性中毒是指有毒性作用的物质通过不同途径进入人体,在短期内导致组织和器官功能性和器质性损害,出现一系列中毒症状和体征,重者可危及生命。小儿急性中毒多发生在婴幼儿至学龄前期,是儿科常见的急症之一。

(一)中毒病因

1. 小儿年幼无知,缺乏生活经验,不能辨别物质是否有毒而误食。
2. 因家长或保育人员疏忽,药物或毒物保管不严而被小儿接触或食入。
3. 把毒物误作普通食物食用,如把毒蕈误作蘑菇。
4. 不恰当使用毒物(如有机磷农药等)灭鼠、蚊、蝇、虱等。
5. 服药剂量过大。

(二)中毒途径

1. 经消化道吸收中毒 是最常见的中毒途径,如食物中毒、药物或毒物误服等。
2. 经呼吸道吸入中毒 常见于一氧化碳中毒、有机磷农药吸入中毒等。
3. 经皮肤接触中毒 如农药污染衣物、虫咬、蜂刺、动物咬伤等。
4. 经注入吸收中毒 多为误注药物。若直接注入静脉,则吸收速度最快。
5. 经创口、创面吸收中毒 如大面积创伤用药不当,可经创口、创面吸收中毒。

(三)中毒机制

1. 局部刺激、腐蚀作用 常见于强酸、强碱。
2. 缺氧 多见于一氧化碳、硫化氢、氰化物中毒。

3. 麻醉作用 如麻醉药、有机溶剂。

4. 抑制酶的活力 如有机磷农药抑制胆碱酯酶,氰化物抑制细胞色素氧化酶,重金属抑制含巯基的酶。

5. 干扰细胞膜或细胞器生理功能 如四氯化碳引起肝细胞坏死,酚类妨碍 ATP 的形成和释放。

(四)治疗原则

急性中毒病情演变迅速,及早诊断和治疗尤为重要。由于病情紧急,对中毒原因尚未明确者,在抢救的同时积极查找原因。抢救内容包括立即中断毒物与机体的接触;尽快清除进入体内已被吸收或尚未吸收的毒物;尽量减少毒物对机体的损害;维持呼吸和循环等生命器官功能;采用各种措施阻滞毒物的吸收,促进毒物的排泄;对症处理等。诊断一旦明确,立即应用特效解毒剂。

二、护理评估

(一)健康史

应仔细询问患儿的发病经过,接触或摄入毒物的时间,毒物名称、浓度和剂量等。当毒物摄入或吸入史不明确时,应注意查看现场有无药物或毒性物品,如家中常备治疗药、农药、灭蚊虫药等,并收集现场残留食物、药物、呕吐物和排泄物等;询问玩耍同伴有无同时接触并出现类似症状,患儿的主要表现及经过何种处理等。

(二)身体状况

小儿既往健康,突然出现不明原因的发绀、呕吐、昏迷、惊厥、呼吸困难、休克等症状者应考虑急性中毒的可能。体格检查应迅速而有重点,测量体温、脉搏、呼吸、血压;观察神志是否清楚及对外界的反应情况;检查皮肤黏膜有无发绀、黄疸、潮红,口腔黏膜有无糜烂等;瞳孔大小及对光反射是否灵敏;神经系统有无震颤、麻痹、谵妄、昏迷及病理反射等;呼吸节律是否规则,呼吸气味有无异常;呕吐物、排泄物及衣物有无异味等。

小儿急性中毒首发症状多为腹痛、腹泻、呕吐、惊厥或昏迷,严重者可出现多脏器衰竭。家庭或集体儿童机构中数人同时发病应考虑中毒。常见急性中毒可出现特征性症状和体征(表 17-1)。

表 17-1 常见急性中毒的特征性症状和体征

部位	症状和体征	毒物
皮肤、黏膜	潮红	颠茄类、乙醇、烟酸、阿司匹林、利舍平、组胺等
	发绀	亚硝酸盐、苯胺、二氧化碳、氰化物、有机磷、巴比妥类等
	黄疸	对乙酰氨基酚、四氯化碳、鱼胆、无机磷、毒蕈、磷化锌等
	湿润	有机磷、水杨酸盐、毒蕈、蟾酥、乙醇等

续表

部位	症状和体征	毒物
瞳孔	扩大	乙醇、阿托品、莨菪碱、可卡因、颠茄类、普鲁卡因、哌替啶等
	缩小	有机磷、毒蕈、鸦片类、新斯的明、氯丙嗪、水合氯醛、咖啡因等
神经系统	昏迷	麻醉药、镇静催眠药、有机溶剂、一氧化碳、二氧化碳等
	惊厥	中枢兴奋剂、苯海拉明、氨茶碱、异丙嗪、利舍平、氰化物、异烟肼、奎宁、毒鼠强、白果、有机氯、有机磷等
	狂躁	颠茄类、异丙嗪、氯丙嗪、乙醇、毒蕈、樟脑等
	震颤	有机磷、氨基甲酸酯类等
	瘫痪	可溶性钡剂、三氧化二砷、磷酸三邻甲苯酯、蛇毒等
	精神失常	四乙铅、二硫化碳、一氧化碳、有机溶剂、乙醇、阿托品、抗组胺药等
呼吸系统	呼吸气味	水果味:见于乙醇、盐酸碳氢化合物、丙酮、酮酸等
		胡萝卜味:见于野芹中毒
		枯草味:为光气中毒
		苦杏仁味:见于氰化物、苦杏仁苷中毒
		梨味:见于水合氯醛、副醛中毒
		大蒜味:多为有机磷、铊、砷、硒酸、黄磷中毒
		臭鸡蛋味:为硫化氢、硫醇中毒
		冬青油味:为甲基水杨酸中毒
		樟脑味:见于樟脑、萘、二氯苯中毒
		来苏儿味:见于苯酚、甲酚皂中毒
	呼吸困难	氰化物、一氧化碳、亚硝酸盐中毒晚期、有机磷、硫化氢等
	呼吸加快	甲醇、刺激性气体、水杨酸类、颠茄类、咖啡因等
	呼吸缓慢	安眠剂、镇静剂、乙醇、氰化物、一氧化碳、钡等
	喉头水肿、肺水肿	刺激性气体、有机磷、白草枯、毒蕈、毛果芸香碱、安妥(毒鼠药)等
消化系统	流涎	有机磷、毒蕈、铅、新斯的明等
	腹痛、吐泻	磷、强酸、强碱、毒蕈、桐油子、蓖麻子、蟾酥等
	口腔糜烂	腐蚀性毒物:如强酸、强碱等
循环系统	心律失常	洋地黄、夹竹桃、乌头、蟾蜍、拟肾上腺素药、三环类抗抑郁药、氨茶碱、依米丁等
	心动过速	肾上腺素、颠茄类、麻黄碱等
	心动过缓	强心苷、毒蕈、奎宁、利血平等

部位	症状和体征	毒物
循环系统	心肌损害	依米丁、锑、砷等
	休克	三氧化二砷、巴比妥类药
泌尿系统	少尿、无尿	升汞、四氯化碳、头孢菌素类、氨基苷类抗生素、毒蕈、蛇毒、鱼胆、砷化氢、磺胺类药等
	血尿	磺胺类药、环磷酰胺、酚、毒蕈、松节油等
	血红蛋白尿	伯氨喹、奎宁、呋喃妥因、苯、毒蕈等
血液系统	溶血性贫血	砷化氢、苯胺、硝基苯等
	白细胞减少	氯霉素、抗肿瘤药物、苯、放射物等
	出血	阿司匹林、氯霉素、氢氯噻嗪、抗肿瘤药等
	凝血障碍	肝素、双香豆素、水杨酸类、敌鼠、蛇毒等

（三）社会心理状况

本病起病急、病情重、进展快,严重病例可导致死亡。应注意评估患儿及家长对中毒危害性的认识程度,是否有一定的安全防范意识;有无恐惧和焦虑心理;年长儿有自杀可能者,应向家长、教师、同学了解其近期生活、学习有无异常表现,情绪有无变化等。

（四）辅助检查

1. 毒物检测　对中毒原因未明、毒物性质不详者,应及时采集患儿的呕吐物、血、尿、粪或可疑的含毒物品进行毒物鉴定,是诊断中毒的最可靠方法。

2. 特异性检验　根据身体状况,做有关特异性检验,如怀疑有机磷中毒,应检验全血胆碱酯酶活力;怀疑一氧化碳中毒,应测定碳氧血红蛋白含量;怀疑亚硝酸盐中毒,应测定高铁血红蛋白含量等。

三、护理诊断/问题

1. 潜在并发症:心搏、呼吸骤停。
2. 恐惧、焦虑　与病情危重有关。
3. 皮肤、黏膜完整性受损　与毒性物质的腐蚀有关。
4. 知识缺乏　与家长及患儿缺乏安全防护知识有关。

四、护理目标

1. 患儿心搏、呼吸恢复正常。
2. 家长及患儿情绪稳定。
3. 患儿皮肤、黏膜完整无损。

4. 家长及患儿掌握一定的安全防护知识。

五、护理措施

(一)病情观察

对危及生命的中毒症状须进行紧急处理。中毒患儿到达抢救室后,首先应密切观察患儿的神志、呼吸、脉搏、血压、瞳孔等,以判断中毒的轻重。对重症患儿要边检查边抢救,保持呼吸道通畅,吸氧,建立静脉通路。昏迷、惊厥患儿应侧卧,随时清除呼吸道分泌物,防止呕吐物误吸,并做好气管插管、气管切开及安装人工呼吸机的准备。

(二)立即终止接触毒物

撤离现场,脱去污染的衣服,应停止服用由胃肠道进入的毒物。

(三)清除尚未吸收的毒物

针对毒物进入体内的不同途径,采取相应的措施。

1. 口服中毒者 采用催吐、洗胃、导泻、灌肠等方法。尽快将毒物从消化道清除。

(1)催吐 越早越好,适用于神志清楚、年龄较大、能合作的患儿。食入毒物时间在 4~6 h 以内者都应做此项处理。一般口服温开水或 1:5 000 高锰酸钾溶液,然后用手指、压舌板或筷子压迫舌根或刺激咽后壁诱发呕吐,反复进行,直至呕吐物不含毒物残渣为止。婴幼儿、惊厥患儿、严重心脏病患儿或昏迷、神志不清者以及强酸、强碱、油剂中毒者禁用。

(2)洗胃 催吐法不成功或患儿有惊厥、昏迷而需清除毒物时使用,一般在服毒后 6 h 内有效,但如果毒物进入较多或有些毒物颗粒存在于胃黏膜皱襞中时,则不应受时间限制。洗胃液一般用温开水或生理盐水,忌用热水,以免加快毒物的吸收。若已知毒物种类,可选择适当溶液或加入相应解毒剂,如汽油、煤油等有机溶剂中毒时,可先用液状石蜡使其溶解而不被吸收,然后再洗胃;强酸中毒可服用镁乳、氢氧化铝凝胶等,但避免服用碳酸氢钠,以免产气过多形成胃肠胀气;强碱中毒可服用食醋、柠檬酸、橘子汁、果子汁或 3% 醋酸等做中和剂。多采用"Y"形管回流洗胃,先抽出胃内容物,再经胃管注入洗胃液,每次灌入量不超过胃容量的 1/2,反复灌洗,直至流出液清澈无味。洗胃时,将患儿置于左侧卧位,并防止吸入性肺炎、水中毒等并发症。腐蚀性毒物、挥发性羟类化学物口服中毒者切忌洗胃。对少数中毒危重病例,饱餐后中毒、食管持续痉挛、插胃管不成功时可行急诊剖腹胃造口洗胃。

(3)导泻 在催吐或洗胃后给予泻剂,以尽快清除进入肠道的毒物,常用 25% 硫酸镁溶液。服用 2 h 后未排便者可用高渗盐水灌肠。若中毒患儿已出现严重腹泻则不必再用泻剂。油类泻剂能溶解脂溶性毒物(如酚类、磷、碘等),增加其吸收,故此类毒物中毒时不宜使用油类泻剂。

(4)灌肠 对于就诊较晚、泻剂无效的患儿须做灌肠,可用 0.5% 温盐水或 1% 肥皂水多次高位灌肠,以加快肠道内毒物排除。

2. 皮肤接触中毒者 应立即脱去被污染的衣服,用大量清水反复冲洗被污染的皮肤、指甲、毛发等。强酸或强碱中毒者需用软干布轻拭后,再用弱碱或弱酸冲洗,强酸可用 3%~5%

碳酸氢钠溶液或淡肥皂水冲洗,强碱可用 3% ~5% 醋酸或食用淡醋冲洗。用清水冲洗酸、碱毒物至少应在 10 min 以上。有机磷可用肥皂水(敌百虫除外)或清水冲洗。皮肤、黏膜发生溃疡糜烂者,清洗后应敷以消炎药粉或药膏,并保持干燥,预防感染。

3. 吸入中毒者　应立即将患儿抱离中毒现场。吸入新鲜空气,必要时吸氧。保持呼吸道通畅,必要时进行人工呼吸。

(四)促进已吸收毒物的排泄

1. 利尿　补液是促进毒物随尿液排出的最简单措施。应鼓励患儿多饮水或静脉输入葡萄糖溶液,既可稀释血液中毒物的浓度,又可通过利尿促进毒物的排泄。必要时可用呋塞米静脉注射,加速毒物排泄。

2. 碱化或酸化尿液　碱化尿液可使弱酸类毒物清除率增加,常用碳酸氢钠;酸化尿液可使弱碱类毒物排出增加,常用维生素 C。

3. 血液净化　① 透析法:常用腹膜透析和血液透析;② 血液灌流法:将患儿的血液经过体外循环,用吸附剂吸收毒物后再输回体内;③ 换血疗法:当血液中毒物浓度极高时使用,因需血量极多,临床较少用;④ 血浆置换:能清除患儿血浆蛋白结合的毒物。

4. 高压氧的应用　用于一氧化碳、硫化氢、氰化物、氨气等中毒。

(五)应用特效解毒剂

一旦毒物明确,应立即遵医嘱应用特效解毒剂。如亚硝酸盐中毒应用亚甲蓝(美蓝),可使高铁血红蛋白还原为正常血红蛋白;有机磷中毒应用阿托品,阻断乙酰胆碱对副交感神经和中枢神经系统毒蕈碱受体的作用,解除平滑肌痉挛,抑制腺体大量分泌,同时应用碘解磷定,使胆碱酯酶活性恢复。应用解毒药后,要注意观察患儿的反应及解毒剂可能产生的副作用,以决定药物的增减。

(六)阻止毒物吸收

牛奶、蛋清、豆浆、浓茶能分别与不同毒物发生沉淀作用,延缓其吸收;药用炭也可吸附毒物。

(七)详细记录液体出入量

由于催吐、洗胃、导泻等易造成患儿脱水、酸中毒,应注意保证液体出入量平衡,以维持有效循环血量。

(八)预防感染

定时翻身,做好皮肤、口腔、眼、耳、鼻及臀部的护理,以预防损伤继发感染。

(九)心理护理

急救处理后应做好心理护理,减轻和消除患儿及家长精神上的恐惧感。对中毒患儿还应指导其家长随时了解患儿的心理状态及情绪变化,发现问题应及时疏导,防止再次中毒。

六、健康指导

1. 向患儿及家长宣传预防中毒的知识,如冬季如何预防一氧化碳中毒,农村使用农药季节如何预防农药中毒等。

2. 药品存放不当是小儿药物中毒的主要原因,应教育家长妥善存放一切药品。家庭日常用的杀虫、灭蚊、灭鼠等剧毒药品更要妥善处理,避免小儿接触。

3. 未经医生指导,切勿擅自给小儿用药。

4. 教育家长及儿童不吃有毒或变质食品,不随便采食野生植物。

5. 禁止小儿玩耍带毒性物质的用具等。

常见急性中毒的临床特点和急救处理(表17-2)

表17-2　常见急性中毒的临床特点和急救处理

毒物	临床特点	急救处理
水杨酸盐类(阿司匹林、水杨酸钠)	恶心、呕吐、多汗、出血倾向、水和电解质紊乱、肺水肿、昏迷、惊厥、肾功能损害等。将胃内容物加酸,再加数滴三氯化铁可变为暗红色	2%~3%碳酸氢钠溶液洗胃,硫酸镁导泻;注意纠正水、电解质紊乱,注射维生素 K 止血,碱化尿液,加速水杨酸排出,保护肝功能,必要时可输血或用透析疗法
氨茶碱	烦躁不安、恶心、呕吐、吐咖啡色物、肌震颤、惊厥、体温上升、多汗、心动过速、血压下降、心力衰竭、呼吸衰竭	洗胃、导泻、高位结肠灌洗;早期可用足量镇静剂或人工冬眠以抗惊厥和退热,及时纠正休克、脑水肿和呼吸衰竭,忌用麻黄碱、咖啡因、肾上腺素等药物,可用利尿剂促进毒物排泄
抗组胺类药物(苯海拉明、氯苯那敏、布可利嗪等)	烦躁不安、恶心、呕吐、皮肤发红、运动失调、呼吸表浅、心动过速、肌肉震颤、惊厥、呼吸麻痹	0.02%高锰酸钾溶液洗胃,硫酸镁导泻,吸氧,必要时皮下注射磷酸组胺;抑制现象发生时忌用中枢兴奋剂,以免引起惊厥,可静脉输液促进毒物排泄
苯妥英钠	目眩、震颤、言语含糊、恶心、呕吐、吞咽困难、精神错乱、共济失调、惊厥、呼吸循环衰竭	温开水洗胃,硫酸镁导泻,控制惊厥,补液以促进毒物排泄;纠正休克,静脉滴注 γ-氨酪酸促进大脑功能恢复
颠茄类(阿托品、莨菪碱等)	口干、皮肤潮红、黏膜干燥、烦躁、瞳孔散大、心动过速、体温上升、惊厥、神志不清、呼吸麻痹	4%鞣酸溶液洗胃,口服浓茶或0.5%活性炭混悬液,硫酸镁导泻;肌内注射1%毛果芸香碱 0.5~1 mL/次,每15 min注射1次,或肌内注射新斯的明每次0.04 mg/kg,每15~20 min注射1次,以上两种药物使用至口干消失为止,其他对症治疗
利舍平	鼻塞、颜面潮红、嗜睡、心动过缓、瞳孔缩小、血压过低、呼吸深慢、呼吸和循环衰竭	洗胃,硫酸镁导泻,静脉输液以维持循环功能,必要时使用呼吸兴奋剂

续表

毒物	临床特点	急救处理
巴比妥类（包括苯巴比妥、戊巴比妥及硫喷妥钠等）	头痛、眩晕、谵妄、嗜睡、瞳孔缩小、血压下降、震颤、言语不清、呼吸缓慢而表浅，甚至可出现呼吸、循环衰竭	温水或0.02%高锰酸钾溶液洗胃，洗胃后再灌入硫酸钠和活性炭混悬液于胃中；加强利尿并碱化尿液；保持呼吸道通畅，及时纠正休克状态；可用贝美格（美解眠）静脉注射，每次1 mL/kg，每15~30 min注射1次，至清醒为止，或用洛贝林和尼可刹米，每隔2 h交替肌内注射1次
氯丙嗪（包括异丙嗪）	嗜睡、心动过速、瞳孔缩小、血压下降、昏迷、惊厥、体温降低	洗胃，导泻，平卧以防止体位性休克，保持呼吸道通畅，补液，用呼吸和心脏兴奋剂，血压下降时用去甲肾上腺素治疗
麻黄碱	恶心、呕吐、颜面潮红、出汗、烦躁、震颤、心动过速、血压上升、瞳孔散大，甚至心律失常、惊厥	用0.02%高锰酸钾溶液洗胃，导泻，氯丙嗪肌内注射或静脉滴注，高血压时使用降压药，注意心脏功能，禁用洋地黄，以免引起心律失常
奎宁	恶心、呕吐、视觉及听觉障碍、耳鸣、瞳孔散大、谵妄、昏迷、呼吸和循环衰竭	0.5%~1%鞣酸溶液或0.02%高锰酸钾溶液洗胃，导泻，对视觉和听觉障碍者应立即使用亚硝酸异戊酯吸入或服烟酸等
伯氨喹	头晕、恶心、呕吐、腹痛、发热、皮肤黏膜发绀、呼吸困难，有时发生急性溶血，甚者可发生休克及急性肾衰竭	洗胃，导泻，补液，及时处理高铁血红蛋白血症，静脉注射亚甲蓝，每次1~2 mg/kg，或合用维生素C，贫血者予以输血
硫酸亚铁	呕吐、腹泻、腹痛、胃肠出血、低血压、心动过缓、惊厥、嗜睡、休克、血清铁增高或正常	催吐，用1.5%碳酸氢钠溶液1 000 mL加2 g去铁胺洗胃，输液，纠正休克；肌内注射去铁胺，每次40 mg/kg，每4~8 h一次，好转后减量
蟾酥	恶心、呕吐、腹泻、出汗、口唇及四肢麻木、头晕、头痛、嗜睡、心律不齐、心源性休克、心源性脑缺氧综合征	洗胃、导泻，严重心律失常时可按洋地黄中毒处理
河豚	恶心、呕吐、口渴、腹泻、唇舌发麻、言语不清、感觉和运动障碍、血压下降、心动过速或不整、呼吸衰竭	催吐、洗胃、导泻、口服活性炭混悬液及输液，肌内注射维生素B_1、维生素B_2，可试用阿托品或山莨菪碱（654-2），其他对症治疗
磷化锌（毒鼠药）	恶心、呕吐、腹泻、口中有蒜臭味、昏迷、惊厥、肝及肾功能损害	0.2%~0.5%硫酸铜催吐，0.02%高锰酸钾溶液洗胃，硫酸镁导泻，补液，保护肝及肾功能，并及时对症治疗
敌鼠（毒鼠药）	恶心、呕吐、出血症状明显，重者发生失血性休克	催吐、洗胃、导泻、肌内注射或静脉注射维生素K_1、足量维生素C和糖皮质激素
毒蕈	依毒蕈不同种类而表现为下述症状：① 消化道症状；② 神经系统症状；③ 溶血；④ 肝、肾功能损害	用0.02%高锰酸钾溶液洗胃，口服活性炭混悬液，纠正水、电解质紊乱；对能使肝损害的毒蕈中毒，肌内注射5%二巯丙磺钠溶液；对有副交感神经兴奋症状者，可肌内注射阿托品；其他对症治疗

毒物	临床特点	急救处理
苦楝子	头晕、恶心、呕吐、四肢无力,心律失常、呼吸困难、抽搐	洗胃、导泻、静脉滴注糖皮质激素,保护肝功能,纠正休克及心力衰竭,控制惊厥
蓖麻子	恶心、呕吐、腹痛、腹泻、昏睡、惊厥、肝及肾功能损害	洗胃,导泻,口服蛋清、牛奶或米汤保护胃黏膜,纠正水、电解质紊乱,保护肝及肾功能,必要时使用镇静剂
桐油子	恶心、呕吐、腹痛、腹泻、肝及肾功能损害	与蓖麻子中毒处理相同
白果	恶心、呕吐、发热、腹泻、瞳孔散大、烦躁、惊厥、呼吸和循环衰竭	用盐水或0.02%高锰酸钾溶液洗胃,导泻,纠正水、电解质紊乱,及时处理呼吸衰竭,控制惊厥
含氰化物(木薯、杏仁、桃仁、李子仁、枇杷仁、樱桃仁等)	恶心、呕吐、头昏、嗜睡或烦躁,重者有呼吸困难、发绀、神志不清、抽搐、心律失常、呼吸衰竭	催吐,0.02%高锰酸钾溶液、5%硫代硫酸钠溶液洗胃;导泻;吸入亚硝酸异戊酯15~30 s,每隔2 min吸入1次(注意血压);静脉注射1%亚硝酸钠溶液,每次6~10 mg/kg,5 min内注完,随后静脉注射20%硫代硫酸钠溶液0.25 g/kg,10 min内注完,如症状未改善,1 h后重复静脉注射硫代硫酸钠1次,剂量减半或全量;也可用1%亚甲蓝溶液,每次10 mg/kg,加入20~40 mL 5%葡萄糖溶液静脉注射,与硫代硫酸钠交替注射;其他对症治疗
鱼胆	腹痛、呕吐、腹泻、肝大、黄疸、血清丙氨酸氨基转移酶转氨酶活力增高、少尿或无尿、头晕、抽搐、神志不清	洗胃、护肝,针对急性肾衰竭的治疗,早期可试用糖皮质激素
发芽马铃薯(含龙葵素)	恶心、呕吐、腹痛、腹泻、耳鸣、眩晕、发热、瞳孔散大、呼吸困难、惊厥等	催吐,0.02%高锰酸钾溶液洗胃,硫酸镁导泻,输液,对症治疗
糖精(邻磺酰苯酰亚胺钠)	呕吐、腹泻、腹痛、面部潮红、口吐泡沫、脉快、惊厥、谵妄、肌肉抽搐和疼痛等	催吐、洗胃,给予盐类泻剂,有肌肉抽搐和疼痛时,可静脉注射10%葡萄糖酸钙溶液5~10 mL(加入25%葡萄糖溶液20 mL内),其他对症治疗
一氧化碳	头晕、头痛、恶心、呕吐、全身乏力、颜面潮红、口唇呈樱桃红色、烦躁、血压下降,严重者昏迷、惊厥、呼吸衰竭	立即转移到空气新鲜的场所,注意保暖、吸氧,必要时人工呼吸,条件许可则用高压氧治疗;及时控制脑水肿,静脉滴注细胞色素C和大量维生素C,严重中毒时输新鲜血或换血,注意保护心脏及中枢神经功能

毒物	临床特点	急救处理
强酸（硝酸、硫酸,盐酸）	口腔黏膜糜烂、肿胀、灼痛、声门水肿、呼吸困难,吐出物酸性、带血	忌洗胃,忌催吐,忌用碳酸氢钠,内服牛奶或蛋清,服镁乳或氢氧化铝凝胶以中和毒物,其他对症治疗
强碱（氢氧化钾或氢氧化钠、氨水）	口腔黏膜糜烂,吐出物碱性或血性,腹痛	忌洗胃,忌催吐,服3%醋酸溶液或食醋进行中和,然后服蛋清,其他对症治疗
亚硝酸盐类	皮肤和黏膜青紫、四肢发冷、呕吐、腹痛、烦躁,重者嗜睡、神志不清、惊厥、昏迷、血压降低,甚至呼吸和循环衰竭	催吐,0.02%高锰酸钾溶液洗胃,硫酸镁导泻,25%葡萄糖溶液加维生素C 1 g 静脉注射或1%亚甲蓝溶液,每次 0.1~0.2 mL/kg,用25%葡萄糖溶液稀释后静脉注射,其他对症治疗
有机磷农药	流涎、出汗、肌肉纤维颤动、瞳孔缩小、恶心、呕吐、血压升高或降低,严重者烦躁、昏迷、呼吸麻痹等	清除毒物和防止毒物继续吸收（患儿移离现场,口服中毒者立即洗胃,除敌百虫外,可用2%~4%碳酸氢钠溶液洗胃;皮肤吸收中毒者,用肥皂水清洗皮肤和毛发）。轻度中毒者肌内注射阿托品,每次 0.02~0.03 mg/kg,必要时每隔 2~4 h 静脉注射 1 次,或用氯解磷定每次15 mg/kg。中度中毒者,阿托品与氯解磷定或碘解磷定合用。每 30~60 min 肌内注射 1 次,后者每次 15~30 mg/kg;前者每次 0.03~0.05 mg/kg,每 2~4 h 静脉注射 1 次（剂量减半）。重度中毒:阿托品每次 0.05 mg/kg 静脉注射,每 15~20 min 一次,同时静脉注射氯解磷定或碘解磷定,症状好转后剂量减少,注射间隔时间延长。苯克磷和长效托宁也有较好疗效

第二节 小 儿 惊 厥

一、疾病概要

惊厥(convulsions)是指全身或局部骨骼肌群突然发生不自主的强直或阵挛性收缩,常伴意识障碍。小儿惊厥的发病率为成人的 10~15 倍,尤以婴幼儿多见,是小儿时期最常见的急症之一。这是由于婴幼儿中枢神经系统发育不完善,大脑皮质分析鉴定及抑制功能都较差,兴奋冲动易泛化,导致神经细胞大量异常反复放电而引起。

（一）病因

1. 感染性疾病

（1）颅内感染　各种细菌、病毒、原虫、寄生虫、真菌等引起的脑炎、脑膜炎、脑膜脑炎、脑脓肿，或随之引起的脑水肿等。

（2）颅外感染　热性惊厥、严重感染，如败血症、重症肺炎、中毒型细菌性痢疾或其他传染病引起的中毒性脑病和破伤风等，其中急性上呼吸道感染所致的高热是小儿惊厥最常见的原因。

2. 非感染性疾病

（1）颅内疾病　颅脑损伤，如产伤、外伤等；颅内出血，如新生儿颅内出血、脑血管瘤破裂出血等；先天发育异常，如头小畸形、脑积水、脑血管畸形、神经皮肤综合征等；颅内占位性病变，如脑肿瘤、脑囊肿等；脑退行性病；各型癫痫如强直、阵挛性发作，婴儿痉挛症等；各种脑疾患后遗症等。

（2）颅外疾病　代谢性疾病，如低钙血症、低镁血症、低糖血症、低钠血症、苯丙酮尿症、半乳糖血症等；中毒，如有机磷农药、一氧化碳、氰化物等引起的急性中毒；心源性疾病，如心源性脑缺血缺氧综合征、法洛四联症等；肾源性疾病，如尿毒症、急性肾炎并发高血压脑病及多种肾性高血压。

（二）治疗原则

1. 立即控制惊厥发作　即使惊厥是轻微的局部小抽动也应立即控制惊厥，以免引起缺氧性脑损伤。① 应用抗惊厥药物，首选地西泮静脉注射，必要时 30 min 后重复，静脉注射有困难时可保留灌肠，其他止惊药物有苯妥英钠、苯巴比妥、10% 水合氯醛交替等；② 针刺法，上述药物暂时缺乏时可通过针刺水沟（人中）、合谷、百会、涌泉、十宣、内关等穴位来控制惊厥发作。

2. 对症处理及支持治疗　密切监测生命体征变化。高热惊厥时，必须采取正确、合理的降温措施，如头部冷敷、冷盐水灌肠、药物降温等。保持呼吸道通畅，必要时吸氧或人工机械通气。监测血气、血糖、血浆渗透压及电解质。防治颅内压增高。

3. 病因治疗　针对病因治疗是控制惊厥的关键。如热性惊厥的患儿必须控制感染、退热和控制惊厥，三者同时进行。

4. 预防惊厥复发。

二、护理评估

（一）健康史

应仔细询问患儿年龄，出生情况，有无窒息、产伤或感染病史；患儿喂养情况，有无维生素D 缺乏；有无细菌性痢疾、流行性乙型脑炎等感染及传染性疾病；有无急性中毒；是否患有心脏或肾疾病；有无颅脑损伤、肿瘤或血管畸形；有无诱因（如原发性癫痫），是否突然停药；发作前有无先兆；发作时的表现，如抽搐方式、持续时间，有无意识丧失、大小便失禁等；发作时的伴随症状，如发热、头痛、呕吐等；询问患儿既往有无抽搐史，发作频率及发作间隔时间等。已确诊的患儿,应了解其抗癫痫药物的使用情况。健康史的询问要分清主次、掌握时机,紧急情况下应边抢救边重点询问,待急救处理后再详细询问。

(二) 身体状况

1. **惊厥** 发作前可有先兆,但大多突然发生全身性或局部肌群的强直性或阵挛性抽搐,双眼凝视、斜视或上翻,常伴不同程度的意识改变。发作持续数秒钟或几分钟后自行停止,严重者可持续数十分钟或反复发作,抽搐停止后多呈嗜睡或昏迷状态。根据抽搐表现分为 3 种类型:① 局限性抽搐:表现为一侧眼轮匝肌、面肌或口轮匝肌抽动,或一侧肢体、手指、脚趾抽动,或眼球转动、眼球震颤或凝视,或呼吸肌痉挛以致呼吸频率减慢、呼吸节律不规整甚至呼吸停止,患儿皮肤阵发性苍白或发绀,以上抽搐多见于新生儿或小婴儿。局限性抽搐如抽搐部位恒定不变,有定位意义。② 全身性强直阵挛性抽搐:表现为躯干及四肢呈对称性抽搐,眼球上斜固定,呼吸暂停,面色苍白或发绀,意识丧失。③ 强直性抽搐:表现为全身及四肢肌张力增高,上、下肢伸直,前臂旋前,足跖屈,有时呈角弓反张状。见于破伤风、脑炎或脑病后遗症。

2. **惊厥持续状态** 指惊厥发作持续 30 min 以上,或两次发作间歇期意识不能恢复者。见于严重感染引起的脑炎、脑膜炎,或中毒性脑病、破伤风等;还可见于脑血管病、颅内出血、颅脑外伤、代谢紊乱、脑发育缺陷、脑炎后遗症、脑瘤和脱髓鞘病等。惊厥持续状态由于持续时间长,机体氧消耗过多,脑组织缺氧可导致脑水肿及脑损伤,并出现颅内压增高及脑损伤的表现。

3. **高热惊厥** 是婴幼儿最常见的惊厥,多由急性病毒性上呼吸道感染引起。根据其发作特点和预后不同分为 2 型。

(1) **单纯型高热惊厥** 主要标准是:① 首次发作年龄在 4 个月 ~ 3 岁,最后复发不超过 6 ~ 7 岁;② 体温在 38.5 ℃以上,先发热后惊厥,惊厥多发生于发热 24 h 内;③ 呈全身性发作,伴意识丧失,持续数分钟以内,发作后很快清醒。次要标准是:① 发作 2 周后,做脑电图检查正常;② 脑脊液检查正常;③ 体格发育及智力正常;④ 有遗传倾向。

(2) **复杂型高热惊厥** 主要标准是(至少具有其中 1 项):① 惊厥发作持续 15 min 以上;② 在 24 h 内惊厥发作 1 次以上;③ 呈部分性发作,发作后有暂时性麻痹;④ 高热性惊厥复发 5 次以上。次要标准是:① 首次发作年龄可小于 6 个月,或大于 6 岁;② 体温不太高时即出现惊厥;③ 可有高热惊厥家族史。

(三) 社会心理状况

本病发作时多伴有意识丧失,病情严重时可有生命体征的改变。应注意评估患儿及家长对本病的认识程度,有无恐惧与焦虑心理;惊厥患儿有无自卑心理。了解患儿及家长对医护人员的态度及要求。

(四) 辅助检查

1. **实验室检查** 如血常规、尿常规、大便常规及虫卵、血糖、血电解质(钠、钾、钙、镁、磷)、肝肾功能(尿素氮、肌酐)、血脂测定,可了解是否由寄生虫感染或代谢病所致。脑脊液在特发性惊厥时正常,症状性惊厥可异常。

2. **其他检查** 根据需要做脑电图、脑部超声,以及头颅 CT、MRI 或脑血管造影等了解颅内情况。

三、护理诊断/问题

1. 有窒息的危险　与惊厥发作时意识障碍、咳嗽反射和呕吐反射减弱导致误吸有关。
2. 有受伤的危险　与肌群不自主收缩、痉挛有关。
3. 体温过高　与感染或惊厥持续状态有关。
4. 潜在并发症：颅内压增高或脑水肿。

四、护理措施

1. 预防窒息

（1）保持病室安静，避免一切不必要的刺激。

（2）发作时不要搬动，就地抢救，让患儿去枕仰卧，头偏向一侧，松解患儿衣服及领扣，以防衣服对颈、胸部束缚而影响呼吸及呕吐物误吸发生窒息；及时清除呼吸道及口腔中分泌物、呕吐物；将舌轻轻向外拉，防止舌后坠阻塞呼吸道引起呼吸不畅。

（3）针刺水沟（人中）、合谷、百会、涌泉等穴位，并按医嘱应用止惊药物，如地西泮舌下含服、苯巴比妥、10% 水合氯醛保留灌肠等，及时控制抽搐，观察患儿用药后的反应并记录。

（4）暂时禁食，避免误吸发生窒息。

2. 防止外伤

（1）已出牙的患儿可在上、下牙之间放置牙垫以防舌咬伤。牙关紧闭时，不能强行撬开紧闭的牙关。

（2）对有可能发生皮肤损伤的患儿应将纱布放在患儿手心、腋下，以防皮肤摩擦受损。

（3）避免紧抱、摇晃患儿，以免外伤或加重抽搐，造成机体缺氧引起脑损伤。不要强行约束、按压、牵拉患儿肢体，以免造成骨折、关节脱臼。

（4）病床设置防护床档，防止坠地摔伤。有栏杆的儿童床应在栏杆处放置棉垫，防止患儿抽搐时碰到栏杆，同时将患儿床上的一切硬物移开，以免造成损伤。

（5）对有可能再次发生惊厥的患儿要有专人守护，以防患儿发作时受伤。

3. 及时降温　密切监测体温变化，高热时及时采取正确、合理的降温措施。① 物理降温：用温水擦浴或冰盐水保留灌肠；戴冰帽、冰敷，将冰袋放置在患儿头部、颈旁、腋下、腹股沟等大血管经过处降温，以迅速降低头部温度，保护脑组织；② 药物降温：按医嘱用解热镇痛药、肌内注射或口服，也可配合人工冬眠降温。用药后注意观察体温及出汗情况，及时更换汗湿的衣服，保持口腔、皮肤清洁。

4. 病情观察　密切观察患儿体温、脉搏、呼吸、血压、瞳孔及神志改变，发现异常及时报告医生。惊厥发作时，应注意惊厥类型。若惊厥持续时间长、频繁发作，应警惕有无脑水肿、颅内压增高的表现。如发现患儿收缩压升高、脉率减慢、呼吸节律慢而不规则、双侧瞳孔扩大，则提示颅内压增高，应及时报告医生，并及时采用降低颅内压措施。

5. 心理护理　关心体贴患儿，及时告知家长其患儿的病情，给予心理支持，以取得患儿家长信任，使家长消除恐惧心理，避免家长不良情绪对患儿产生负面影响。

五、健康指导

1. 指导家长掌握止惊的急救处理措施,如发作时要就地抢救,针刺(或指压)水沟(人中)穴,保持安静,不能大声喊叫、用力摇晃或抱起患儿往医院跑,以免加重惊厥或造成机体损伤。发作缓解后迅速将患儿送往医院查明原因,防止再次发作。

2. 高热惊厥患儿在日后发热时可能还会发生惊厥,指导家长如何进行物理或药物降温,预防惊厥复发。

3. 对惊厥发作持续时间长或反复发作的患儿,应指导家长在病愈出院后要定期随访,并教会观察患儿有无神经系统后遗症的方法,以便及时发现异常并及时就医,获得治疗和康复锻炼指导等。

第三节 心搏呼吸骤停

一、疾病概要

心搏呼吸骤停(cardiopulmonary arrest,CPA)是临床上最危重的急症,表现为呼吸、心搏停止,意识丧失或抽搐,脉搏消失,血压测不出。心电图示心动极缓－停搏型或心室纤颤。此时患儿濒临死亡,但如能及时抢救可起死回生。

(一)病因

引起小儿心搏呼吸骤停的原因很多,如新生儿窒息、婴儿猝死综合征(sudden infant death syndrome,SIDS)、喉痉挛、喉梗阻、气管异物、重症肺炎及呼吸衰竭、药物、严重心律失常、中毒、感染、心肌炎、心肌病、心力衰竭、心血管介入治疗操作过程、代谢性疾病、各种意外损伤等。心搏呼吸骤停很难预料,但触发的高危因素应引起足够的重视,其中危险的因素包括以下方面。

1. 心血管系统的状态不稳定 如大量失血、难治性心力衰竭、低血压和反复发作的心律失常。

2. 急速进展的肺部疾病 如哮喘持续状态、重症肺炎、气道严重烧伤、新生儿呼吸窘迫综合征等。

3. 外科手术后的早期 如应用全身麻醉及大量镇静剂使患儿对各种刺激的反射改变等。

4. 安有人工呼吸道的患儿 如气管插管发生堵塞或脱开。

5. 患儿神经系统疾病有急剧恶化时 如昏迷患儿常无足够的呼吸驱动以保证正常的通气。

6. 意外事件 如触电、溺水、严重创伤、麻醉意外等。

7. 电解质与酸碱平衡紊乱 如血钾过高或过低、严重酸中毒、低钙性喉痉挛等。

8. 某些临床操作对有高危因素的患儿能加重或触发心搏呼吸骤停 如呼吸道吸引,不适当的胸部物理治疗,任何形式呼吸支持的撤离,镇静剂的应用,引起迷走神经过度兴奋的操作等。

（二）病理生理

1. 缺氧　心搏呼吸骤停首先导致机体缺氧。心肌对缺氧十分敏感，缺氧可导致心肌劳损、心肌收缩力减弱；严重缺氧时心率减慢，心排血量减少，血压下降，心律失常。机体组织缺氧时出现无氧代谢，产生过多的乳酸而引起代谢性酸中毒，从而抑制心肌收缩力，可使心脏出现心室颤动而致心脏停搏。因脑耗氧量占全身耗氧量的 20% ~ 50%，严重缺氧使脑组织受损者，一旦呼吸心搏停止，脑血液循环停止，很快出现昏迷。心搏呼吸停止 4 ~ 6 min 即可导致脑细胞死亡。

2. CO_2 潴留　一旦心搏呼吸骤停，体内即出现 CO_2 潴留，引起呼吸性酸中毒。CO_2 浓度增高可抑制窦房结的传导，导致心动过缓与心律失常，并直接抑制心肌收缩力。同时 CO_2 潴留可引起脑血管扩张，导致脑水肿。

（三）治疗原则

一旦确诊心搏呼吸骤停，立即实行心肺复苏术（cardio-pulmonary resuscitation, CPR）。抢救的目的是用人工的方法重建呼吸和循环，尽快恢复患儿肺部气体交换及全身血液和氧的供应。抢救措施可归结为 C、A、B、D、E、F 6 点，以利于抢救工作有条不紊地进行。C（circulation）：心脏按压，建立人工循环；A（airway）：畅通气道；B（breathing）：建立呼吸；D（drugs）：应用复苏药物；E（ECG）：心电监护；F（defibrillation）：消除心室颤动。心肺复苏后为防止心搏和呼吸再度骤停、脑缺氧或发生严重的并发症和后遗症，应积极进行：① 病因治疗；② 改善心、肺功能；③ 促进脑复苏；④ 维持水、电解质与酸碱平衡，防止多器官衰竭。

二、护理评估

（一）健康史

应仔细询问患儿有无呼吸道梗阻和外伤史；了解患儿以前是否有心脏病、感染、过敏等病史；发作是否属意外情况，以及心搏呼吸骤停的时间。

（二）身体状况

身体状况包括：① 意识突然丧失，出现昏迷、抽搐；② 大动脉（如颈动脉和股动脉）搏动消失，血压测不出；③ 心搏、呼吸相继停止，心音消失或心动严重过缓；④ 瞳孔散大，对光反射消失，面色苍白迅速转为发绀；⑤ 心电图检查呈等电位表现、严重的心律失常（心室颤动等）、电机械分离。

（三）社会心理状况

患儿濒临死亡，家长对突然发生的事件难以接受。应注意评估家长对本病的认识程度，有无恐惧、焦虑，甚至自责心理；对医护人员的要求，避免由于情绪激动而妨碍医护人员抢救。评估家长是否担心患儿的康复和遗留后遗症等。

（四）辅助检查

1. 心电图 小儿心搏呼吸骤停的心电图类型以心搏徐缓、心室停搏多见,室性心动过速及心室颤动少见。

2. 实验室检查 可提供电解质和酸碱平衡紊乱(如高钾血症、低钾血症、低镁血症等)的依据,确定与心搏呼吸骤停的关系。

三、护理诊断/问题

1. 生命体征改变 与呼吸循环衰竭、脑缺氧有关。
2. 心排血量减少 与循环衰竭有关。
3. 有受伤的危险 与意识障碍及心肺复苏操作不当有关。
4. 有感染的危险 与异物吸入或长期机械呼吸有关。
5. 恐惧 与患儿濒临死亡有关。

四、护理措施

1. 准备好一切急救用品,协助医生按心肺复苏操作步骤进行抢救,重建循环和呼吸,尽快使生命体征恢复正常。

2. 心肺复苏后应专人监护,监测生命体征,密切观察病情变化。

（1）心电监护,注意心率变化和异常波形,监测呼吸、血压、血氧饱和度、血气及电解质的变化等。

（2）注意神志、精神、瞳孔及周围循环的变化并记录。

（3）加强呼吸管理,定时湿化气道,及时吸痰,保持呼吸道通畅。

（4）维持有效循环及水、电解质平衡,准确记录液体出入量,保证热量供给。

3. 人工呼吸时,吹气的压力、快慢应适当,防止压力过大、过猛而致肺泡破裂;胸外心脏按压应防止用力过猛或部位不准确而发生肋骨骨折或内脏损伤。

4. 做好口腔、鼻、眼及皮肤护理,防止继发感染。

5. 关心体贴患儿,消除其恐惧心理。

五、健康指导

1. 根据患儿发生心搏呼吸骤停的原因,向家长介绍安全防护知识。
2. 耐心向家长做好病情解释工作,鼓励他们树立信心,积极与医务人员配合。
3. 对年长儿应积极进行安全教育,防止溺水、触电、中毒等意外事故发生。

小儿心肺脑复苏术

一、心脏复苏,建立血液循环

1. 胸外心脏按压 将患儿移至硬板上。对年长儿术者可采用双手按压法。抢救者跪在患儿身旁或站在床旁的椅凳上,将手掌重叠于患儿胸骨中、下 1/3 交界处或乳头连线下方,肘关节伸直,凭借体重、肩臂之力垂直向患儿脊柱方向按压,使胸骨下陷 3～4 cm。对幼儿可用平卧位双指按压法(图 17-1),使胸骨下陷 3~4 cm。对较小婴儿可用环抱法(图 17-2),抢救者双手环抱婴儿胸部,将第 2~5 指并拢置于其背部,双手大拇指置于胸骨中 1/3 处,然后用双手拇指与其余 4 指同时相对按压,深度为 1.5~2 cm。新生儿则多采用单掌环抱法(图 17-3),即将拇指置于胸骨中 1/3 处,然后向背部 4 指方向按压。按压频率同该年龄小儿正常心率或为其 3/4。心脏按压时,应注意防止用力过猛或部位不准确而发生肋骨骨折或内脏损伤。同时,应注意防止胃内容物反流造成窒息。不同年龄儿童胸外心脏按压法见表 17-3。

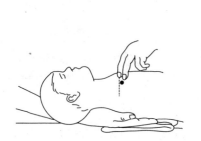

图 17-1 平卧位双指按压法

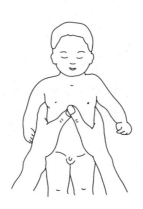

图 17-2 环抱法心脏按压

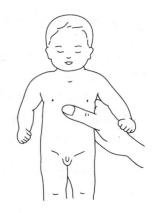

图 17-3 单掌环抱法心脏按压

表 17-3 不同年龄儿童胸外心脏按压法

年龄	<1 岁	1~7 岁	>7 岁
按压部位	乳头连线中点下一横指下缘处	胸骨中下 1/3 交界处	胸骨中下 1/3 交界处
按压手法	双拇指按压法	单掌按压法	双手掌按压法
按压深度	1.5~2 cm	3~4 cm	4~5 cm
按压频率	100~120 次/min	100 次/min	100 次/min
按压/通气比	3:1	30:2	30:2

2. 胸内按压 如胸外按压 10~15 min 无效,应迅速开胸进行胸内心脏按压,但在小儿较少采用。

二、呼吸复苏

(一)畅通气道

首先迅速清除患儿口、鼻、咽和气管内分泌物、呕吐物及异物,移去枕头、抬高下颌,使患儿头颈伸展成后仰位,使气道平直确保呼吸道通畅,必要时行气管插管或气管切开。可采用以下手法开放气道。

1. 托下颌法 术者用双手将患儿左右下颌角托起,使其头后仰,同时将下颌骨前移(图 17-4)。

2. 仰面抬颈法 术者一手抬起患儿颈部,另一手以小鱼际侧下按患者前额,使头后仰,颈部抬起。但对疑有头、颈外伤患儿,禁用此法,以避免进一步损伤脊髓(图 17-5)。

3. 仰头抬颏法 术者一手置于患儿的前额,手掌稍用力向后压使头向后翘,另一手的手指在靠近额部的下颌骨下方,将颏部上抬(图17-6)。

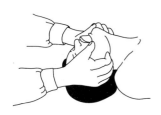

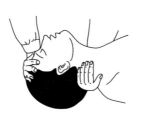

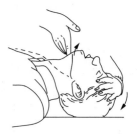

图17-4 托下颌法　　　　　　　图17-5 仰面抬颈法　　　　　　　图17-6 仰头抬颏法

(二)人工呼吸

1. 立即进行口对口人工呼吸,操作时置患儿于仰卧位,肩背稍垫高,使头尽量后仰,保持气管伸直,但不能过度,以免气管塌陷。术者一手托起患儿下颌,以免舌根后坠阻塞咽喉部;另一手的拇指和示指捏住其鼻孔,深吸气后双唇紧贴患儿口部吹气,直到患儿胸部稍膨起,则停止吹气,放松鼻孔,让患儿肺部气体排出。如为幼婴,可口对婴儿的口鼻一并吹气。牙关紧闭者可采用口对鼻孔吹气。吹气与排气的时间之比为1:2。呼吸频率儿童为20~24次/min,婴幼儿为30~40次/min。次数过多不利于静脉血回流。对婴幼儿吹气不可用力过猛,以免肺泡破裂。

2. 尽快采用气管插管,插管后接呼吸机,以利于加压给氧和辅助呼吸。

心肺复苏成功的标志:① 扪到颈、肱、股动脉搏动,测得血压>60 mmHg;② 听到心音,心律失常转为窦性心律;③ 瞳孔收缩,为组织灌流量和氧供给量足够的最早指征;④ 口唇、甲床颜色转红。

如复苏过程中患儿未出现上述改变,说明复苏效果不佳或无效,应积极改进和纠正不当操作,绝不能轻易放弃抢救。只有出现以下指征,且进行了30 min以上的心肺复苏者才可考虑停止心肺复苏:① 深昏迷,对疼痛刺激无任何反应;② 自主呼吸持续停止;③ 瞳孔散大、固定;④ 脑干反射全部或大部分消失;⑤ 无心跳和脉搏。

三、应用复苏药物

为促进心搏及呼吸的恢复,在人工呼吸和心脏按压的同时,应根据心电图监护显示心搏骤停的类型,由静脉或气管内注射复苏药物。静脉穿刺部位首选肘前静脉,此处血管粗大易于穿刺成功,且不影响CPR的进行,药物到达心内路径短、发挥作用快。气管内给药仅限于应用肾上腺素、利多卡因、阿托品等,在一时无静脉通路而气管已插管时可将复苏药物加生理盐水稀释至10 mL左右,经气管插管注入气管。心腔内注射原则上只在不得已时才采用,以剑突下进针(剑突左侧向胸骨后上方刺入)。促进心脏复跳首选药物是肾上腺素,其次是利多卡因,它是治疗心室颤动或室颤反复发作的首选药物,其他尚有阿托品、异丙肾上腺素、溴苄胺等。

1. 心脏停搏 选用1:1 000的肾上腺素静脉注射(最好由中心静脉导管注入)或气管内滴入。注意肾上腺素不能直接加入碳酸氢钠溶液中输入,因碱性药物可降低其效果。

2. 心搏徐缓 可用阿托品静脉注射,或用肾上腺素,用法同上。

3. 室性心动过速 可选用利多卡因静脉注射,此药半衰期为 30 min。如一次静脉注射无效,可每隔 5 min 重复注射 1 次,直到心动过速停止或在 20 min 内总量已达 5 mg/kg 为止。

四、心电监护和除颤

在心肺复苏的同时进行心电监护,明确心搏骤停的原因及心律失常的类型,以指导抢救和用药,同时有助于了解所采用复苏措施的效果。对心室颤动者,选用胸外直流电除颤,发现室颤或心搏骤停 2 min 内可立即除颤;或心搏骤停未及时发现者,必须在基础生命支持 2 min 后进行除颤。可采用轻便除颤器,其电极涂以导电胶,一极置于胸骨右缘,另一极置于左腋后线相当于心尖的水平面处。开始用 2 J/kg,以后根据病情用 3~5 J/kg,直到总量为 400 J 为止。除颤前应保证氧的供应,并纠正酸中毒。

五、脑复苏

脑完全缺血超过 4~6 min 时可导致不可逆的损害,故应积极抢救。主要措施:① 氧疗:6 h 内可用纯氧,6 h 后氧疗浓度不要超过 60%,通常采用简易呼吸器、机械人工呼吸、机械人工循环;自主呼吸恢复者可选用鼻导管给氧、面罩及氧气罩给氧;② 人工冬眠疗法:因亚低温 (34~36 ℃) 对脑细胞有保护作用,应在 5 min 内(最晚不超过半小时)给患儿头部置冰帽和冰敷体表大血管走行处,配合人工冬眠药物,使最初 24 h 内肛温不高于 30~32 ℃,24 h 以后维持在 33~35 ℃;对不能立即复苏者应持续低温 3~5 d,待听力开始恢复时逐渐复温;③ 降低颅内压:采用脱水剂、利尿剂、激素及减少入水量等;④ 保护和促进脑细胞代谢药物的应用,由于葡萄糖为脑获得能量的主要来源,ATP 可供应脑细胞能量,恢复钠泵功能,减轻脑水肿,辅酶 A、细胞色素 C 可加强脑代谢。因此,应用这一组能量合剂可促进脑细胞代谢,维护脑细胞功能。

六、心肺复苏后的护理

复苏后患儿仍面临脑缺氧性损害、心律失常、低血压、电解质紊乱及继发感染等威胁,因此须专人监护,密切观察病情变化,防止心跳、呼吸的再次停止及各种并发症的发生。

1. 监测生命体征及血氧饱和度、血气及电解质的变化。

2. 注意神志、精神、瞳孔及周围循环的变化并记录。

3. 加强呼吸管理,定时湿化呼吸道,及时吸痰,保持呼吸道通畅。

4. 维持有效循环及水、电解质平衡,准确记录出入量,保证热量供给。

5. 维持正常体温,高热时给予药物或物理降温,体温过低时适当保温。

6. 做好口腔、鼻、眼及皮肤护理,防止继发感染。

7. 备好一切急救用品。

8. 做好患儿家长的心理护理,消除恐惧心理。

本 章 小 结

急性中毒是指有毒性作用的物质通过不同途径进入人体,在短期内引起组织和器官功能性和器质性损害,出现一系列中毒症状和体征,因其病情演变迅速,及早诊断和治疗尤为重要。护理要点为密切观察生命体征,保持呼吸道通畅,清除未吸收毒物,促进已吸收毒物的排泄。

惊厥是指全身或局部骨骼肌群突然发生不自主的强直或阵挛性收缩,常伴意识障碍。控制惊厥、对症处理是治疗的关键。护理要点为防止窒息,避免外伤。

心搏呼吸骤停表现为呼吸、心搏停止,意识丧失或抽搐,脉搏消失,血压测不出。心电图示心动极缓—停搏型或心室颤动。此时患儿濒临死亡,但如能及时抢救可挽救生命。复苏的措施可归结为 C、A、B、D、E、F 6 点。

思 考 题

一、选择题

A1 型题

1. 强酸食入中毒后的首要处理措施为( )。
    A. 洗胃或催吐　　　　　　　　B. 胃内注射纯碱以中和强酸
    C. 胃内注入少量弱碱并禁食　　D. 尽快手术切除受损组织
    E. 硫酸镁导泻

2. 口服毒物患儿在洗胃时,每次灌入洗胃液体量为( )。
    A. 不超过胃容量的 1/6　　　　B. 不超过胃容量的 1/5
    C. 不超过胃容量的 1/4　　　　D. 不超过胃容量的 1/3
    E. 不超过胃容量的 1/2

3. 小儿最常见的中毒途径是( )。
    A. 经消化道吸收　　　　B. 经呼吸道吸入　　　　C. 经皮肤接触
    D. 经注入吸收　　　　　E. 经创面吸收

4. 关于小儿惊厥,( )是正确的描述。
    A. 全身或局部肌群张力过高所致　　B. 脑神经细胞异常放电所致
    C. 神经系统损伤的表现　　　　　　D. 肌肉收缩力增强的表现
    E. 神经、肌肉发育不成熟的表现

5. 颅外感染引起小儿惊厥最常见的病因是( )。
    A. 细菌性或病毒性肠炎　　　　B. 急性尿路感染
    C. 急性中耳炎　　　　　　　　D. 急性上呼吸道感染
    E. Reye 综合征

6. 心搏呼吸骤停最严重的危害是( )。
    A. 中枢神经不可逆损害　　　　B. 心功能损害　　　　C. 再灌注损伤
    D. 肾功能损害　　　　　　　　E. 复苏后坏死性肠炎

7. 在心肺复苏抢救中,最基本的措施是( )。
    A. 保持呼吸道通畅　　　　B. 人工辅助呼吸　　　　C. 循环支持
    D. 肾上腺素静脉注射　　　E. 阿托品静脉注射

A2 型题

8. 患儿,男,2 岁。食咸菜数小时后出现面色及四肢发绀。入院体检:神志清楚,呼吸稍急促,心率、血压正常,应考虑的可能诊断是( )。
    A. 有机磷中毒　　　　B. 亚硝酸盐中毒　　　　C. 曼陀罗中毒
    D. 重症肺炎　　　　　E. 血红蛋白 M 病

9. 患儿,5 岁。因不慎服毒昏迷不醒,被送入急诊室抢救。其家属不能准确说出毒物的名称及性质,体检发现患儿双侧瞳孔缩小。根据患儿瞳孔变化初步判断患儿可能为(　　)。

    A. 强酸中毒   B. 强碱中毒   C. 有机磷中毒

    D. 颠茄类中毒   E. 乙醇中毒

10. 患儿,女,3 岁。在玩耍时不慎将强碱食入,10 min 后来医院急诊。此时,应首先给予的处理是(　　)。

    A. 立即洗胃   B. 立即催吐或导泻

    C. 立即将少量食醋注入胃内   D. 洗胃后将少量食醋注入胃内

    E. 洗胃后将少量盐酸稀释后注入胃内

A3 型题

11 ~ 13 题共用题干

患儿,10 岁。因游泳时溺水被同伴送入急诊室抢救。查体:呈昏迷状,心搏、呼吸停止,瞳孔散大,面色发绀。

11. 此患儿诊断为(　　)。

    A. 小儿惊厥   B. 急性颅内压增高   C. 心搏呼吸骤停

    D. 休克   E. 急性呼吸衰竭

12. 现应为患儿实施的首要抢救措施是(　　)。

    A. 止惊   B. 降低颅内压   C. 实施心肺复苏

    D. 扩充血容量   E. 呼吸机辅助呼吸

13. 该患儿经医护人员积极抢救无效死亡。你认为抢救失败的主要原因是(　　)。

    A. 没有实施现场抢救,错过了抢救时机

    B. 抢救措施不对

    C. 未加强监护

    D. 吸氧浓度过低

    E. 未及时用呼吸机辅助呼吸

14 ~ 16 题共用题干

患儿,女,4 个月。午后晒太阳时突然发生全身抽搐、眼球上翻、意识不清,体温 36.7 ℃,呼吸 35 次/min,脉率 120 次/min,发育正常,营养状况中等,有"枕秃"。

14. 患儿惊厥最可能的致病因素是(　　)。

    A. 颅内出血   B. 血清钙降低   C. 原发性癫痫

    D. 药物中毒   E. 低血糖

15. 对该患儿的护理,错误的操作是(　　)。

    A. 按医嘱应用止惊药物   B. 针刺水沟(人中)穴止惊

    C. 立即转送抢救室   D. 保持安静,避免刺激

    E. 避免用力约束患儿肢体

16. 健康教育的内容应除外(　　)。

    A. 可隔着玻璃窗晒太阳以防着凉

    B. 按时服用鱼肝油浓缩制剂

    C. 及时添加相应的辅助食品

    D. 向家长讲解惊厥的护理知识

    E. 指导家长掌握再次惊厥的预防、急救原则

A4 型题

17~20 题共用题干

患儿，女，8 岁。午休后出现头晕、头痛、恶心、呕吐、全身乏力，家长带其急诊就诊。患儿烦躁，颜面潮红、口唇呈樱桃红色。体温 36.7 ℃，脉搏 96 次/min，呼吸 16 次/min，血压 55/30 mmHg。

17. 应首先询问家长（   ）。

    A. 是否食用不洁食品　　　　　　B. 家里是否开启煤气或生火取暖

    C. 是否服用农药　　　　　　　　D. 是否食用发芽马铃薯

    E. 是否误服药物

18. 家长述患儿室内生火取暖。应立即采取的措施是（   ）。

    A. 安慰家长　　　　　　B. 吸氧　　　　　　C. 建立静脉通路

    D. 人工呼吸　　　　　　E. 应用升压药物

19. 经诊断为一氧化碳中毒，最有效的治疗措施是（   ）。

    A. 碱化尿液　　　　　　B. 保护中枢功能　　　　　　C. 高压氧治疗

    D. 利尿治疗　　　　　　E. 血液净化

20. 若进行高压氧治疗，下列不用向家长及患儿宣教的内容是（   ）。

    A. 高压氧治疗的目的　　　　　　B. 高压氧治疗的适应证

    C. 高压氧治疗的费用　　　　　　D. 高压氧治疗次数、剂量、时程

    E. 高压氧治疗入舱时注意事项

二、病例分析

患儿，男，6 岁。暑假时一人在家。父母回家时发现患儿神志不清，口中流涎，皮肤湿冷，多汗，身旁有打翻的装敌敌畏的可乐瓶，呕吐物中有强烈的农药味。急送医院抢救。查体：昏迷，瞳孔缩小，肌肉震颤，两肺可闻及干、湿啰音，心率 60 次/min。

1. 该患儿目前存在的护理诊断/问题有哪些？

2. 应对患儿采取哪些相应的抢救和护理措施？

实习八　常见急症患儿的护理

一、实习目标

1. 了解常见急症患儿的身心状况特点。

2. 掌握常见急症患儿的抢救与护理要点。

3. 熟悉常见急症患儿的健康教育。

二、实习内容

1. 常见急症患儿的身心状况特点。

2. 常见急症患儿的抢救与护理要点。

三、用物准备

1. 急救药品的准备。

2. 各种无菌急救包的准备。

3. 其他用物,如体温计、血压计、手电筒等。

4. 急救器械的准备,如洗胃机、简易呼吸器、除颤仪等。

四、实习方法

1. 实习地点　医院儿科病房或儿科护理模拟病房。

2. 实习方法

(1) 先集中由带教老师讲述后分组。每6～8人为1组,由老师带领,选择急性重症患儿进行护理评估的过程演示,边观察、边讲解、边提问,最后总结。

(2) 若无条件去医院病房见习,可在儿科护理实训室组织学生观看视频,开展病例讨论并在模型上进行急救措施的演练。

参考答案

第二章　儿科基础

1. A　2. A　3. D　4. E　5. A　6. C　7. B　8. C　9. B　10. B　11. B　12. C　13. E　14. C　15. E　16. C　17. A　18. A

第三章　儿童护理基础

1. D　2. E　3. C　4. A　5. D　6. E　7. A　8. C　9. E　10. D　11. C　12. B

第四章　儿童护理技术操作

1. A　2. D　3. D　4. A　5. C　6. D　7. D　8. C　9. D　10. C　11. B

第五章　营养与营养障碍性疾病患儿的护理

1. E　2. D　3. E　4. A　5. B　6. B　7. C　8. C　9. D　10. A　11. A　12. D　13. D　14. D　15. D　16. C　17. E　18. B　19. D

第六章　新生儿与新生儿疾病患儿的护理

1. B　2. A　3. E　4. D　5. E　6. A　7. B　8. D　9. E　10. C　11. C　12. D　13. C　14. D　15. B　16. D　17. A　18. A

第七章　消化系统疾病患儿的护理

1. D　2. B　3. D　4. E　5. A　6. B　7. E　8. B　9. D　10. D　11. C　12. B　13. A　14. C　15. A

第八章　呼吸系统疾病患儿的护理

1. A　2. C　3. A　4. E　5. E　6. B　7. A　8. C　9. B　10. A　11. D　12. D　13. D　14. C　15. E　16. E　17. C　18. D　19. C　20. C　21. E　22. A　23. B　24. E　25. E　26. E

第九章　循环系统疾病患儿的护理

1. D　2. B　3. B　4. A　5. D　6. D　7. C　8. B　9. B　10. C　11. E　12. D　13. D　14. A　15. C

第十章　泌尿系统疾病患儿的护理

1. D　2. A　3. C　4. E　5. A　6. E　7. B　8. E　9. D　10. D　11. A　12. C　13. D
14. C　15. B　16. D　17. D　18. C　19. D　20. E　21. D　22. A　23. A　24. E

第十一章　造血系统疾病患儿的护理

1. B　2. C　3. E　4. D　5. C　6. C　7. A　8. B　9. C　10. C　11. C　12. A　13. B
14. E　15. B　16. A　17. D　18. E

第十二章　神经系统疾病患儿的护理

1. D　2. C　3. D　4. E　5. C　6. A　7. C　8. D　9. C　10. B　11. C　12. C　13. C

第十三章　内分泌系统疾病患儿的护理

1. A　2. E　3. E　4. E　5. E　6. E　7. C　8. C　9. D　10. B　11. C　12. A　13. E
14. C　15. C　16. A　17. E　18. C　19. E

第十四章　免疫性疾病患儿的护理

1. B　2. B　3. D　4. E　5. E　6. D　7. E　8. D　9. E　10. C　11. A　12. E　13. B
14. D　15. C　16. A

第十五章　遗传性疾病患儿的护理

1. A　2. D　3. E　4. A　5. E　6. C　7. D　8. E　9. B　10. E　11. C　12. E　13. D
14. A　15. E　16. A　17. E　18. A　19. E

第十六章　传染性疾病患儿的护理

1. D　2. A　3. D　4. E　5. C　6. E　7. A　8. E　9. C　10. B　11. A　12. B　13. C
14. D　15. E　16. B　17. A　18. D

第十七章　常见急症患儿的护理

1. C　2. E　3. A　4. D　5. D　6. A　7. C　8. B　9. C　10. C　11. C　12. C　13. A
14. B　15. C　16. A　17. B　18. B　19. C　20. B

参考文献

1. 诸福棠,吴瑞萍,胡亚美.实用儿科学.4 版.北京:人民卫生出版社,1985.

2. 胡亚美,江载芳,诸福棠.实用儿科学.7 版.北京:人民卫生出版社,2002.

3. 王慕逖.儿科学.5 版.北京:人民卫生出版社,2000.

4. 魏克伦.儿科学.4 版.北京:人民卫生出版社,2002.

5. 薛辛东.儿科学.北京:人民卫生出版社,2002.

6. 杨锡强,易著文.儿科学.6 版.北京:人民卫生出版社,2004.

7. 沈晓明,王卫平.儿科学.7 版.北京:人民卫生出版社,2008.

8. 姚在新.儿科学.3 版.北京:人民卫生出版社,2002.

9. 杨建宏.儿科学.北京:高等教育出版社,2005.

10. 夏泉源.临床护理.5 版.北京:人民卫生出版社,2002.

11. 胡雁.儿科护理学.3 版.北京:人民卫生出版社,2005.

12. 叶春香.儿童护理学.北京:人民卫生出版社,2006.

13. 杨运霞.儿科护理学.北京:科学出版社,2007.

14. 朱延力.儿科护理学.2 版.北京:人民卫生出版社,2001.

15. 崔焱.儿科护理学.4 版.北京:人民卫生出版社,2006.

16. 范玲.儿科护理学.2 版.北京:人民卫生出版社,2006.

17. 黄力毅.儿科护理学.北京:人民卫生出版社,2004.

18. 朱念琼.儿科护理学.北京:人民卫生出版社,2002.

19. 戴宝珍.临床护理教程.上海:复旦大学出版社,2005.

20. 周莉莉.儿科护理学.北京:高等教育出版社,2003.

21. 王朝晖.儿童护理.北京:高等教育出版社,2005.

22. 王野坪.儿童护理.北京.高等教育出版社,2004.

23. 王丽霞,臧伟红.儿童护理.2 版.北京:科学出版社,2008.

24. 洪黛玲,张玉兰.儿科护理学.2 版.北京:北京大学医学出版社,2008.

25. 江景芝.儿科护理学题库.北京:北京科学技术出版社,2000.

26. 王明明.儿科护理学.北京:中国协和医科大学出版社,2004.

27. 梅国建.儿童护理.北京:高等教育出版社,2005.

附录 "儿童护理"教学基本要求

（60学时）

一、课程性质和任务

"儿童护理"是护理高职高专教育的核心专业课程之一,是一门研究小儿生长发育、卫生保健、疾病预防和护理,以促进小儿身心健康的护理专业课程。其内容包括儿科基础、儿童护理基础、儿童护理技术操作、儿童常见疾病的护理等。本课程的任务是以培养学生良好的职业素质为核心,在整体护理理念的指导下,使学生掌握儿童护理的基本知识、基本理论、基本技能,并能初步运用所学知识和技能为护理对象服务。

二、课程教学目标

（一）知识教学目标

1. 掌握小儿体格生长发育指标、儿童护理常用技术操作、儿童常见疾病的护理措施。
2. 熟悉小儿生长发育规律、各年龄期保健重点、儿童常见疾病的病因及治疗原则。
3. 了解小儿各系统生理解剖特点。

（二）能力培养目标

1. 具有与患儿及家长进行沟通的能力。
2. 具有对儿童身心状况进行评估的能力。
3. 具有运用护理程序对患儿进行整体护理的能力。

（三）基本态度培养目标

1. 树立为儿童护理事业尽职尽责的思想,具有较高的医德修养。
2. 深化对护理专业的理解,充分认识护理行为的重要性,进一步形成现代护理理念,逐渐养成正确的护理行为意识。

三、教学手段

在充分利用挂图、教具、模型等传统教学手段的同时,尽量使用现代教育技术手段（录像、课件、光盘）展示教学内容,以调动学生学习的主动性和积极性。用现代技术手段突出重点,化解难点,便于学生学习和掌握。配套习题集及题库光盘（题型包括护理执业考试全部题型),利于学生及时巩固相关知识,方便老师及时测评及反馈。实习实训课还应充分利用儿童医疗机构及护理模拟病房等教学资源。

四、内容和要求

教学内容分为理论教学模块和实践教学模块。理论教学模块重在基本理论、基本知识内容的设计,实践教学模块旨在培养学生的基本技能。两个模块渗透了对学生能力和态度的培养。

理论教学模块

教 学 内 容	教 学 要 求		
	了解	熟悉	掌握
一、绪论			
(一)儿童护理的范围和任务			
1. 儿童护理的范围		√	
2. 儿童护理的任务		√	
(二)儿童护理的特点			
1. 儿科的特点	√		
2. 儿童护理的特点		√	
(三)儿童护理人员的角色和素质要求	√		
二、儿科基础			
(一)小儿年龄分期			
1. 胎儿期			√
2. 新生儿期			√
3. 婴儿期			√
4. 幼儿期			√
5. 学龄前期			√
6. 学龄期			√
7. 青春期			√
(二)生长发育			
1. 生长发育规律及影响因素		√	
2. 体格生长			√
3. 与体格生长有关的其他系统的发育			
(1)骨骼的发育			√
(2)牙齿的发育			√
(3)脂肪组织与肌肉的发育		√	
(4)生殖系统的发育		√	
4. 神经心理发育及评价			

教 学 内 容	教 学 要 求		
	了解	熟悉	掌握
（1）神经系统的发育	√		
（2）感知的发育		√	
（3）运动功能的发育			√
（4）语言功能的发育		√	
（5）心理活动的发展	√		
（6）神经心理发育的评价		√	
5. 生长发育中的特殊问题	√		
（三）儿童保健			
1. 各年龄期小儿的保健		√	
2. 社区儿童的保健		√	
3. 计划免疫			√
三、儿童护理基础			
（一）儿童医疗机构的设置与护理管理			
1. 小儿门诊		√	
2. 小儿急诊		√	
3. 小儿病房		√	
（二）护理程序在儿童护理中的应用			
1. 护理评估			√
2. 护理诊断			√
3. 护理计划			√
4. 执行计划或实施			√
5. 护理评价			√
（三）与患儿的沟通			
1. 小儿沟通的特点			√
2. 与患儿沟通的方法			√
3. 与患儿沟通的技巧			√
（四）住院患儿的心理护理			
1. 不同年龄阶段住院患儿的心理护理		√	
2. 临终患儿的心理护理		√	
（五）儿科常见症状的护理			
1. 哭闹			√
2. 呕吐			√

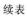

续表

教学内容	教学要求		
	了解	熟悉	掌握
3. 发热			√
4. 腹痛			√
5. 厌食			√
6. 腹胀			√
（六）小儿用药的护理			
1. 小儿用药的特点		√	
2. 药物的选用		√	
3. 给药方法			√
4. 药物剂量计算		√	
四、儿童护理技术操作			
（一）一般护理操作			
1. 更换尿布法			√
2. 婴儿沐浴法		√	
3. 约束保护法		√	
（二）协助诊断的护理操作			
1. 颈外静脉穿刺法		√	
2. 股静脉穿刺法		√	
（三）治疗技术操作			
1. 口服给药法			√
2. 静脉输液法			√
3. 婴幼儿灌肠法			√
五、营养与营养障碍性疾病患儿的护理			
（一）能量与营养素的需要			
1. 能量的需要		√	
2. 营养素的需要		√	
（二）小儿喂养与膳食安排			
1. 婴儿喂养			√
2. 儿童、少年的膳食安排	√		
（三）蛋白质—能量营养障碍			
1. 蛋白质—能量营养不良	√		
2. 单纯性肥胖	√		

教 学 内 容	教 学 要 求		
	了解	熟悉	掌握
（四）维生素营养障碍			
1. 营养性维生素 D 缺乏性佝偻病			√
2. 维生素 D 缺乏性手足抽搐症			√
（五）微量元素缺乏			
1. 锌缺乏	√		
2. 碘缺乏	√		
六、新生儿与新生儿疾病患儿的护理			
（一）新生儿分类			√
（二）正常足月儿特点及护理			
1. 正常足月儿特点			√
2. 正常足月儿护理			√
（三）早产儿特点及护理			
1. 早产儿特点			√
2. 早产儿护理			√
（四）新生儿重症监护	√		
（五）新生儿窒息			√
（六）新生儿缺氧缺血性脑病			√
（七）新生儿颅内出血			√
（八）胎粪吸入综合征			√
（九）新生儿呼吸窘迫综合征			√
（十）新生儿黄疸			√
（十一）新生儿感染性疾病			
1. 新生儿败血症			√
2. 新生儿感染性肺炎			√
3. 新生儿脐炎			√
（十二）新生儿寒冷损伤综合征			√
（十三）新生儿低血糖			√
（十四）新生儿低钙血症			√
七、消化系统疾病患儿的护理			
（一）小儿消化系统解剖生理特点	√		
（二）口炎			
1. 鹅口疮		√	

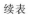

续表

教 学 内 容	教 学 要 求		
	了解	熟悉	掌握
2. 疱疹性口炎		√	
3. 溃疡性口炎		√	
（三）液体疗法			
1. 小儿体液平衡特点	√		
2. 常用溶液及其配制		√	
3. 补液方法			√
（四）小儿腹泻			√
八、呼吸系统疾病患儿的护理			
（一）小儿呼吸系统解剖生理特点	√		
（二）急性上呼吸道感染			√
（三）急性支气管炎			√
（四）肺炎			√
（五）支气管哮喘	√		
（六）急性呼吸衰竭	√		
九、循环系统疾病患儿的护理			
（一）小儿循环系统解剖生理特点			
1. 心脏的胚胎发育	√		
2. 胎儿新生儿血液循环转换		√	
3. 小儿心脏、心率、血压的特点	√		
（二）先天性心脏病			
1. 疾病概要			√
2. 临床常见的先天性心脏病			√
（三）病毒性心肌炎			√
（四）充血性心力衰竭			√
十、泌尿系统疾病患儿的护理			
（一）小儿泌尿系统解剖生理特点	√		
（二）急性肾小球肾炎			√
（三）肾病综合征			√
（四）尿路感染		√	
十一、造血系统疾病患儿的护理			
（一）小儿造血和血液特点	√		
（二）小儿贫血概述			√

续表

教 学 内 容	教 学 要 求		
	了解	熟悉	掌握
（三）营养性缺铁性贫血			√
（四）营养性巨幼细胞贫血			√
（五）急性白血病	√		
十二、神经系统疾病患儿的护理			
（一）小儿神经系统解剖生理特点及常用检查方法	√		
（二）化脓性脑膜炎			√
（三）病毒性脑炎			√
（四）急性颅内压增高	√		
十三、内分泌系统疾病患儿的护理			
（一）先天性甲状腺功能减退症			√
（二）儿童糖尿病		√	
十四、免疫性疾病患儿的护理			
（一）风湿热			√
（二）过敏性紫癜			√
（三）川崎病			√
十五、遗传性疾病患儿的护理			
（一）唐氏综合征			√
（二）苯丙酮尿症		√	
十六、传染性疾病患儿的护理			
（一）麻疹			√
（二）水痘			√
（三）流行性腮腺炎			√
（四）猩红热			√
（五）流行性乙型脑炎			√
（六）中毒型细菌性痢疾			√
（七）结核病			√
十七、常见急症患儿的护理			
（一）急性中毒			√
（二）小儿惊厥			√
（三）心搏呼吸骤停			√

实践教学模块

单元题目 （对应理论教学模块序号）	教 学 内 容	教学要求		
		会	掌握	熟练掌握
二、儿科基础	小儿生长发育常用指标的测量			√
三、儿童护理基础	参观儿童医疗机构	√		
四、儿童护理技术操作	儿童护理技术操作（口服给药法、更换尿布法、婴儿盆浴法、约束保护法；颈外静脉与股静脉穿刺法、静脉输液法、婴幼儿灌肠法）			√
五、营养与营养障碍性疾病患儿的护理	哺喂法 1. 鲜牛乳的配制方法 2. 乳瓶喂乳法、滴管喂乳法		√	
六、新生儿与新生儿疾病患儿的护理	新生儿与新生儿疾病患儿的护理 1. 新生儿和早产儿皮肤护理，脐部护理；新生儿、早产儿喂养 2. 新生儿面罩/头罩给氧法 3. 温箱、蓝光箱的使用		√	
七、消化系统疾病患儿的护理	腹泻患儿的护理		√	
八、呼吸系统疾病患儿的护理	支气管肺炎患儿的护理		√	
十七、常见急症患儿的护理	常见急症患儿的护理		√	

五、说明

1. 本大纲对学生的学习提出了不同层次的要求。在基本理论、基本知识方面分为"掌握、熟悉、了解"三个层次。

掌握：教师要详细讲解和辅导，学生能深入理解和牢记，并能灵活地联系实际加以运用。

熟悉：教师重点讲解，学生在全面理解的基础上，抓住要点。

了解：教师做一般介绍，学生有一般认识，做到一般理解。

2. 在实践技能方面的要求分为"会、掌握、熟练掌握"三个层次。

熟练掌握：能独立、流畅、正确地完成护理常用技术操作。

掌握：能正确完成护理常用技术操作和配合。

会：能在老师的指导下正确完成难度较大的技术操作。

3. 教学过程应多采用现代教育技术、实际案例讨论、示教、角色扮演和参观等，注意理论联系实际。操作内容注意讲明要点，分解难点，示教清晰，应提供充足的操作训练设备和训练时间，增加学生动手机会，提高动手能力。

4. 考核方法可采用实践操作考核和书面考核相结合，必考与抽查相结合，回示评议与运用评价相结合等。考核内容包括评估、操作前准备、实施及方法、态度、总体质量的评价。

5. 在教学及评价中,贯穿以人为本的护理理念;注重培养学生的整体化、个性化护理能力。

六、学时分配建议(60学时)

序号	教学内容	学 时 数		
		理论	实践	合计
1	绪论	1		1
2	儿科基础	3	2	5
3	儿童护理基础	3	2	5
4	儿童护理技术操作	2	2	4
5	营养与营养障碍性疾病患儿的护理	3	2	5
6	新生儿与新生儿疾病患儿的护理	6	2	8
7	消化系统疾病患儿的护理	2	2	4
8	呼吸系统疾病患儿的护理	3	2	5
9	循环系统疾病患儿的护理	3		3
10	泌尿系统疾病患儿的护理	2		2
11	造血系统疾病患儿的护理	3		3
12	神经系统疾病患儿的护理	2		2
13	内分泌系统疾病患儿的护理	1		1
14	免疫性疾病患儿的护理	2		2
15	遗传性疾病患儿的护理	1		1
16	传染性疾病患儿的护理	3		3
17	常见急症患儿的护理	2	2	4
	机动	2		2
	总计	44	16	60

郑重声明

高等教育出版社依法对本书享有专有出版权。任何未经许可的复制、销售行为均违反《中华人民共和国著作权法》，其行为人将承担相应的民事责任和行政责任；构成犯罪的，将被依法追究刑事责任。为了维护市场秩序，保护读者的合法权益，避免读者误用盗版书造成不良后果，我社将配合行政执法部门和司法机关对违法犯罪的单位和个人进行严厉打击。社会各界人士如发现上述侵权行为，希望及时举报，本社将奖励举报有功人员。

反盗版举报电话　　（010）58581897　58582371　58581879
反盗版举报传真　　（010）82086060
反盗版举报邮箱　　dd@hep.com.cn
通信地址　北京市西城区德外大街4号　高等教育出版社法务部
邮政编码　100120

护理微信教学平台

护理专业教材均配套建设基于微信的教学平台。您可以打开手机微信，查找公众号"护理专业资源库"，或者扫描教材封底的二维码添加关注。

该微信平台融医护最新信息推送与护理专业资源库教学内容于一身，对应护理专业多门主干课程，可直接查询各知识点、技能点对应的微课、图片、动画、视频、虚拟仿真等全媒体资源，并支持学生在线自测以及错题汇总，能有效服务于移动教学的需求。